■《广州大典》与广州历史文化研究资助专项
项目批准号：2017GZY05

岭南妇科三书

韩宇霞　黎健鹏◎校注

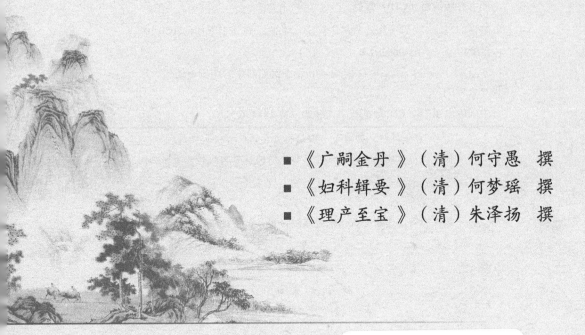

■《广嗣金丹　》（清）何守愚　撰
■《妇科辑要　》（清）何梦瑶　撰
■《理产至宝　》（清）朱泽扬　撰

科学出版社

北　京

内 容 简 介

　　《广嗣金丹》《妇科辑要》《理产至宝》是广州大型历史文化丛书《广州大典》子部医家类收录的三种清代岭南妇科文献。《广嗣金丹》是何守愚编撰的一部以妇产科内容为主、兼收儿科学内容的善书，重视积德寡欲、关注情志劳逸等因素对孕产的影响、强调慎用稳婆、重视用药安全，讲究药物产地与炮制及儿科疾患重护阳气、善用外治是该书的特点。《妇科辑要》是何梦瑶的妇科专著，涵盖经、带、胎、产数十种妇科病证，载方百余首，诊断疾病注重望问二诊、立法处方重视气血、反对滥用温补是该书的特点。《理产至宝》由朱泽扬所著，是随药赠送的健康宣教书籍，以产科内容为主，书末附蛇咬伤、食物中毒、烫伤等急救良方，用药精专、强调预防、师法经典、参以实践是该书论治产科病的特点。

　　三书内容不同，特点各异，对今天的诊治调护仍然具有指导意义，故将三书合辑，便于读者互相检阅，而为表里。本书可供中医专业临床与科研工作者阅读。

图书在版编目（CIP）数据

岭南妇科三书／韩宇霞，黎健鹏校注.—北京：科学出版社，2020.10

ISBN　978-7-03-066262-0

Ⅰ.①岭…　Ⅱ.①韩…　②黎…　Ⅲ.①中医妇科学－中国－清代
Ⅳ.①R271.1

中国版本图书馆 CIP 数据核字（2020）第 184496 号

责任编辑：郭海燕　国晶晶／责任校对：王晓茜
责任印制：徐晓晨／封面设计：北京图阅盛世文化传媒有限公司

科 学 出 版 社出版

北京东黄城根北街 16 号
邮政编码：100717
http://www.sciencep.com

北京捷迅佳彩印刷有限公司 印刷
科学出版社发行　各地新华书店经销

*

2020 年 10 月第 一 版　开本：787×1092　1/16
2020 年 10 月第一次印刷　印张：15 1/2
字数：397 000

定价：**88.00** 元
（如有印装质量问题，我社负责调换）

前　言

古代岭南医家注重临床实效，淡泊于著书立说，因此岭南地区的古医籍数量不多。在大型地方文献丛书《广州大典》中，子部医家类共收录125种医著，以清代著作为主，其中的妇产科专著更少，仅有3种，即《广嗣金丹》《妇科辑要》《理产至宝》。

这三部妇科医著的作者，既有声闻颇著、被称誉为"粤东医界古今第一国手"的何梦瑶，亦有生平已不可考的何守愚、朱泽扬。三位医家名声显隐或有不同，但重视妇产科的心意相通，三书对岭南妇科学术发展具有重要影响，书中的诊治思想、调护方法等内容，对今天中医妇科临床仍有指导意义及借鉴作用。这三部妇科医著的传世，有助于我们对岭南妇科的发展探寻其源流、稽考其脉络。中医文献研究应为中医临床提供服务，已成为业界共识，而屠呦呦关于青蒿素的研究则是成功利用中医文献的典范，研究这三部妇科医著，有助于挖掘其临床应用价值，丰富岭南中医妇科的内涵，促进岭南中医妇科学术发展，亦有助于深化岭南医学、岭南医史研究。

此外，三部医籍中关于孕、产、育等习俗的记载，可为民俗研究提供文献依据。作为粤地医家所编医著，书中散在的粤语词汇，可资粤语方言研究之用。而《广嗣金丹》作为一本善书，又可为善书研究提供文本资料。

但年移代革，三书传世数量极少，且纸张老化脆弱，多保存于图书馆特藏室，借阅不易，施行亦难。在中共广州市委宣传部、广州市社科规划领导小组组织的"《广州大典》与广州历史文化专题研究"中，"《广州大典》三种妇科医籍的研究"于2017年获得立项，校注、出版这三部妇科医著是课题申报之时拟定的研究成果之一。此三书的校注、出版有助于增强其可读性，扩大其在中医妇科临床的影响，并提升《广州大典》的实践应用价值。不忍明珠蒙尘、藏于金匮，虽水平有限，亦尽力将此三书校注、刊出，以飨同道。在这三部妇科医著的研究、校注、出版过程中，我的老师、同事、朋友鼎力相助，许多前辈、同道也提供了宝贵的指导意见，在此一并致以衷心的感谢！

编　者

2019 年 11 月

目　录

广 嗣 金 丹

妇 科 辑 要

理 产 至 宝

广 嗣 金 丹

（清）何守愚　辑

韩宇霞　校注

整 理 说 明

　　《广嗣金丹》是岭南医家何守愚编撰的一部妇产科、儿科善书。何守愚，字芥园，广东南海人，生卒年不详，当在清道光至光绪年间。何氏"性好善，著辑善书甚富"，《广嗣金丹》即为何守愚所辑诸书之一。该书现存主要版本，一为光绪十二年青湘阁书坊刻本，一为光绪二十二年佛山天禄阁重刻本。

一、《广嗣金丹》内容

　　《广嗣金丹》共十余万字，以摘录前人言论为主，均经何氏严加遴选，间亦附以何氏个人观点。全书由广嗣金丹要言录、广嗣金丹群方录、广嗣金丹徵信录三部分组成，广嗣金丹要言录又分种子编、安胎编、保产编、福幼编四部分，广嗣金丹群方录分成种子方、安胎方、保产方、福幼方四类。全书共四卷，第一卷为种子编、安胎编，第二卷为保产编、福幼编，第三卷为广嗣金丹群方录，第四卷为广嗣金丹徵信录。

二、《广嗣金丹》学术特点

　　《广嗣金丹》虽非原创为主，但从原文的选择，仍可窥见何氏妇儿疾病防治的学术主张。全书具有以下特点。

1. 重积德寡欲

　　何氏云："种子之法，首在积德，次在寡欲。"种子编共25篇医论，论节欲者过半，亦有数篇专论行善积德。安胎、保产诸篇亦反复论述行善节欲的重要性。卷四所载果报事例，占全书四分之一篇幅，旨在"俾知感应昭昭，捷如影响。果能真心毅力，遵而行之，未有不如响斯应者也"。

　　而《广嗣金丹》全书更是处处显其善书特点，何氏指出："此编尤宜家喻户晓，为人生不可少之书。若能于大小试场、贡院、龙门分送，则所及似更广远。伏望善人君子，刻印流通，利济斯民，则种德无穷，种福亦自无穷矣。"全书较少述及脉象、舌象，而是以简单易察的症状指导辨证治疗，书中少用贵重药物，大多价廉不费、药味易得、随地皆有，汤方多以病症命名，皆方便贫病者使用。对于某些需用贵重药物的病症，书中亦提供了备用治疗方案，供贫贱之家选用。对于一些制作过程繁琐费时的药物，书中提倡预先制备以应济人之需。

2. 重视情志、劳逸等因素对孕产的影响

　　《广嗣金丹》重视孕妇生活习惯、言行举止、心理状态对胎儿的影响，反复论述了孕期劳逸结合对保证顺利分娩的作用、产时情志不畅与难产的关系。

3. 强调慎用稳婆

《广嗣金丹》重视稳婆的接生经验在保证顺利生产中的作用，但认为产妇亦要有主见，需提防居奇射利的狡恶稳婆，书中多处提及因稳婆操作失当而致的难产、产伤，强调对于稳婆"但要我用他，不可他用我，全凭自家做主，不可听命于彼耳"。

4. 重视用药安全，讲究药物产地与炮制

《广嗣金丹》重视孕产期用药安全，对妊娠早期、妊娠晚期及生产过程中的用药问题都进行了关注。全书讲究药物产地及炮制方法，注重使用道地药材，不少方剂中的药物专门标注了产地，并对炮制方法、过程予以详细说明。

5. 儿科症治，重护阳气

《广嗣金丹》对吐泻、惊风、痘证、麻症等儿科常见疾病治疗均强调固护阳气，对当时社会上的医生误用、滥用凉药，书中提出了严肃批评，在气候炎热潮湿、用药多主寒凉清热的岭南之地，实为独树一帜。

6. 善用外治法治疗儿科疾患

《广嗣金丹》对儿科各病症的治疗，除了内服方药，也列出了不少外治法，既符合小儿不易喂服药物的特点，又可使幼儿稚体免除伤阳气、损脾胃、生寒聚热诸虞。

三、书中存在的问题

《广嗣金丹》强调寡欲在求嗣种子中的作用，但书中对于节欲的要求过于繁琐，如延生种子戒期列出的夫妻禁行房事的日子，全年多达两百余天，禁欲日期过多反而易令错失受孕最佳时机。在某些特定的日子，除禁房事外，还有其他要求，如焚香守夜、斋戒、存想吉事、虔诚顶礼等，除与健康、疾病相关的犯禁后果外，得祸、遭凶、父母有灾等已超出医学范畴，具有一定的迷信成分。

受认知水平所限，书中某些内容有违科学常识，如："妇人怀孕，有七八个月生者，有一年二年，乃至四年而后生者，不可不知。""妇人觉有孕，以雄黄一两，缝囊盛之佩带，自可转女为男。"

《广嗣金丹》记载的某些治疗方法过于荒诞，如难产方，"用现年皇历宪书，面上有钦天监印记者，剪取烧灰，白滚水送下，勿令人知"；催生方，"于洁净空室内，纸书本府或本州、本县官姓名，灯上烧灰，水调服下"；小儿夜啼不止方，"用黄纸书此二字'甲寅'，照式贴在大床脚"。

四、《广嗣金丹》的价值

《广嗣金丹》一书虽然存在不足之处，但瑕不掩瑜，该书作为善书，对于普及当时民众的妇科、产科、儿科知识具有积极作用，该书的学术观点与主张、治疗方法与处方用药，对于现代中医临床的诊治调护仍然具有指导意义。

五、校注方法

以光绪二十二年佛山天禄阁重刻本为底本，以光绪十二年青湘阁书坊刻本为参校本，以书中所引著作之通行本为他校本，综合使用对校法、本校法、他校法、理校法进行点校。对原文的注释主要参考的工具书有《说文解字》《现代汉语词典》《辞源》《辞海》《中医大辞典》等。主要采取了以下整理方法。

（1）将原书繁体竖排改为简体横排，并以现代标点符号对原书进行标点。凡底本中代表前文的"右"字，一律改为"上"字；代表后文的"左"字，一律改为"下"字。原书双行小字夹注，整理后改为同样字号，并加圆括号予以区别。

（2）对原书中个别段落较长者，根据文义重新划分为若干小段，以便习览。

（3）原书于卷一之下分列种子编要言、安胎编要言、保产编要言、福幼编要言目次，于卷三下分列种子编群方、安胎编群方、保产编群方、福幼编群方目次，卷四下列出徵信录目次，整理后统为一目，置于序言之前。

（4）底本中因写刻致误的明显错字及俗写字，予以径改；书中俗写之药名，一律径改为现行标准用名，如牛七改为牛膝、蒲王改为蒲黄、只壳改为枳壳、泡羌改为炮姜、川练改为川楝、射香改为麝香、不拔改为荜茇、京芥改为荆芥、麻王改为麻黄、伏神改为茯神、付子改为附子、红黄改为雄黄、青代改为青黛、吴于改为吴萸、末药改为没药、玉桂改为肉桂、牛膝稍改为牛膝梢、具麦改为瞿麦、石羔改为石膏等。

（5）凡底本与校本互异，若显系底本误脱衍倒者，予以改正；若难以判定是非，或两义均通者，则不改原文；若显系校本讹误者，亦不予处理。若底本与校本虽同，但原文仍属错误者，亦据理校予以改正。

（6）对本书常用的部分通假字、古字，改作本字、今字，如"羌"作"炮姜"、"干姜"用时，以"姜"律之，"悮"以"误"律之，等等。

此书乃同人集资重刻，板寄佛山绒线街天禄阁书坊。诸君印送不受板赀，惟纸价靡常，书价不能预限。然该书坊亦当公平取值也。

重刻同人谨识

广嗣金丹序

　　《书》称肯构[①]，《易》著克家[②]，嗣续之于人大矣。承门祚[③]以奉宗祧[④]，固世人所欲得而不尽得者也。然有时愈求之而愈不可得者，岂天固有所靳[⑤]欤？抑求之而未得其道欤？不知子嗣之有无，定之自天，而实操之自人。定自天者，天得而拘限之。操自人者，人得而转移之。所赖乎挽天心而尽人事矣。岂无说以处此欤？岁癸未，予叨捷礼闱[⑥]，告假旋里。明年春初，祗谒[⑦]海口房祖，得与逸林叔祖宴谈，累日杯酒流连致足乐也。应酬偶暇，叔祖出《广嗣金丹》书稿，嘱予为序，以弁其首。予细阅其书，所言皆广嗣妙法、保婴良方，乃其乡何芥园先生所手辑者也。先生性好善，著辑善书甚富，俱已刊刻流通。年来复成《广嗣金丹》一书，普惠斯民，厥功甚巨。梨枣[⑧]之费，叔祖为之募捐，以成其美。先生之乐善与叔祖之好善，可谓有同心矣。书凡三卷，类分四门，曰种子，曰安胎，曰保产，曰福幼，皆本昔贤名言、格论、妙法、良方荟萃而成。此编洵为人生日用所不可少者，允宜家喻而户晓也。读福幼一编，足令举世婴孩咸登寿域，其保赤之功，不诚大哉？末卷附载果报，信而有徵，尤足醒迷觉误，引人于善。世之会切子嗣者，知此固由天数所定、实由积善可延，诚能取是书而熟玩之，勉力遵行，循之勿懈，人事既尽，天心可回，求子之道斯得矣。予喜其书之切近而有济于世也，谨遵其命，息酒染墨而为之序。

　　时光绪十年岁次甲申长至[⑨]后三日，容城庞桂庭窦五氏谨序，光绪二十二年丙申十月番禺高祖元伯吉书。

---

① 肯构："肯堂肯构"缩略语，亦作"肯构肯堂"。语出《尚书正义·大诰》："以作室喻治政也。父已致法，子乃不肯为堂基，况肯构立屋乎？"堂：立堂基；构：盖屋。原意是儿子连房屋的地基都不肯做，哪里还谈得上肯盖房子。后反其意而用之，比喻儿子能继承父亲的事业。
② 克家：能承担家事，继承家业。《周易·蒙》："纳妇，吉。子克家。"
③ 门祚（zuò）：家世。
④ 宗桃：宗嗣。
⑤ 靳：吝惜，不肯给予。
⑥ 捷礼闱：通过了礼部会试，成为"贡士"。
⑦ 祗谒（zhī yè）：恭敬地进见。
⑧ 梨枣：旧时雕版印书用梨木、枣木，故称书版为"梨枣"。
⑨ 长至：夏至或冬至。

重 刻 小 序

　　《广嗣金丹》一书，乃何芥园先生编辑，庞逸林仁丈募刊，业已锓行有年矣。板存佛镇金谷楼书坊，岁印以数千计，盛传两粤，益及群生，所言孕育有方，益人有后，共叶[①]华封[②]之祝，均无伯道[③]之嗟，信而有徵，其功亦伟。嗣因该书坊休业，坊主人将此板转付省垣[④]，镇中有欲印送此书，未免迢隔，爰约同人醵[⑤]赀重刻，旋请芥园先生细加校勘，随付梓人[⑥]。今既告成，喜为之序。

　　光绪二十有三年丁酉百花生日[⑦]宁阳余祖襄撰书。

---

　　① 叶：通"叶"（"叶"为"协"的异体字）。
　　② 华封：典出《庄子·天地》："尧观乎华，华封人曰：'嘻，圣人。请祝圣人，使圣人寿。'尧曰：'辞。''使圣人富。'尧曰：'辞。''使圣人多男子。'尧曰：'辞。'封人曰：'寿、富、多男子，人之所欲也。女独不欲，何邪？'尧曰：'多男子则多惧，富则多事，寿则多辱。是三者，非所以养德也，故辞。'"成玄英疏："华，地名也，今华州也。封人者，谓华地守封疆之人也。"华封人以长寿、富贵及多男子三愿赠尧，今以"华封三祝"为祝颂之辞。
　　③ 伯道：晋邓攸，字伯道，历任河东吴郡和会稽太守，官至尚书右仆射。永嘉末，因避石勒兵乱，携子侄逃难，途中屡遇险，恐难两全，乃弃去己子，保全侄儿。后终无子。见《晋书·良吏传·邓攸》。南朝宋刘义庆《世说新语·赏誉》："谢太傅重邓仆射，常言：'天道无知，使伯道无儿。'"后用作叹人无子之典。
　　④ 省垣：省行政机关所在地。
　　⑤ 醵（jù）：聚集，聚敛。
　　⑥ 梓人：刻版工人。
　　⑦ 百花生日：阴历二月十二日或十五日，亦称为"花朝"。

广嗣金丹自叙

　　祥徵麟趾，千秋广似续①之延；美济凤毛，弈世②衍蕃昌之庆。是以植燕山之桂③，厚德滋培；栽王氏之槐④，深仁布濩⑤。盖由克尽乎人事，乃能默契乎天心也。懿夫玉燕⑥来投，石麟⑦诞降，产神驹于渥水⑧，翔威凤⑨于丹山。异徵宏景，感日精⑩之在怀；瑞纪青莲⑪，应长庚⑫而入梦。乐史则明珠福授，虞延则匹练能飞畤⑬。不羡卢氏添丁⑭、苏瑰有子⑮，等仲谋⑯之堪誉，类荀淑⑰之知名矣。乃或蓬矢⑱空张，桑弧⑲莫设，弄璋⑳何日，绕膝谁人？掌无可羡之珠，田有难生之玉。书香孰嗣，长遗恨于香山㉑；天道无知，反兴悲于伯道㉒。叹箕裘㉓之莫绍㉔，悼堂构㉕以无传，良足伤已。岂知嗣续可延，赖回天之有术，后昆㉖能裕㉗，岂求

---

　　① 似续：继嗣。《诗经·小雅·斯干》："似续妣祖，筑室百堵。"《毛诗故训传》："似，嗣也。"
　　② 弈世：累世，世世代代。弈，通"奕"，累、重。
　　③ 燕山之桂：窦禹钧，燕山人，即《三字经》提到的"窦燕山"。窦氏年逾三十仍无子嗣，先祖托梦劝其行善。窦氏遂立志诸恶莫作、众善奉行。后生下五子，家教甚严，均中进士。冯道赠诗曰："灵椿一株老，丹桂五枝芳。"
　　④ 王氏之槐：北宋丞相王旦之父王佑（一作"王祐"），于庭院植槐树三株，曰："吾之后世，必有为三公者。"遂称三槐王氏始祖。
　　⑤ 布濩（hù）：遍布，布散。
　　⑥ 玉燕：传说中预兆生育贵子的白燕。
　　⑦ 石麟：聪明有文采的儿子。
　　⑧ 产神驹于渥水："渥水驹"喻少年英俊的人。
　　⑨ 威凤：难得的人才。
　　⑩ 日精：太阳的精光。
　　⑪ 青莲：一种睡莲，叶子宽而长，青白分明。印度人认为具有伟人眼睛的特征，所以用来形容佛的眼睛。
　　⑫ 长庚：傍晚出现在西方天空的金星。
　　⑬ 虞延则匹练能飞畤：汉·王充《论衡·吉验》曰："虞子大，陈留东莞人也，其生时以夜。适免母身，母见其上若一匹练状，经上天。"虞延：字子大，东汉初年一代贤臣。
　　⑭ 卢氏添丁：唐代诗人卢仝，生一子名添丁。唐制男子至二十一岁服丁役事耕耘，添丁者，意谓为国添一丁役。韩愈作《寄卢仝》诗庆贺："去年生儿名添丁，意令与国充耘耔。"后以"添丁"指生男孩。
　　⑮ 苏瑰有子：唐中宗曾经召见宰相苏瑰、李峤之子，二子同年。中宗言道："尔宜记所通书言之。"苏瑰子苏颋回答说："木从绳则正，后从谏则圣。"李峤之子答："斫朝涉之胫，剖贤人之心之。"中宗感叹道："苏瑰有子，李峤无儿。"
　　⑯ 仲谋：孙权字。《三国志·吴书·吴主孙权传》裴松之注引《吴历》："曹公出濡须，作油船，夜渡洲上。权以水军围取，得三千余人，其没溺者亦数千人。权数挑战，公坚守不出。权乃自来，乘轻船，从濡须口入公军。诸将皆以为是挑战者，欲击之。公曰：'此必孙权欲身见吾军部伍也。'敕军中皆精严，弓弩不得妄发。权行五六里，回还作鼓吹。公见舟船器仗军伍整肃，喟然叹曰：'生子当如孙仲谋，刘景升儿子若豚犬耳！'""生子当如孙仲谋"是曹操在濡须口见孙权英武异常而发出的赞语。后常以"生子当如孙仲谋"比喻希望晚辈英爽。宋辛弃疾《南乡子·登京口北固亭有怀》词："年少万兜鍪，坐断东南战未休。天下英雄谁敌手？曹刘？生子当如孙仲谋。"
　　⑰ 荀淑（公元83—149年）：字季和，东汉颍川颍阴人（今河南许昌人），以品行高洁著称。有子八人，号八龙。其孙荀彧是曹操著名的谋士。
　　⑱ 蓬矢：蓬梗制成的箭。
　　⑲ 桑弧：以桑木作的弓。古代男子出生，以桑木作弓，蓬梗为矢，射天地四方，象征男儿应有志于四方。
　　⑳ 弄璋：璋，玉器。古时拿玉给男孩玩，期望将来有如玉一般的品德。后指生男孩为"弄璋"。
　　㉑ 香山：白居易晚年在洛阳居处，因之号香山居士。此指晚年。
　　㉒ 伯道：见《重刻小序》注。
　　㉓ 箕裘：箕：扬米去糠的器具或畚箕等竹器。裘：皮衣。箕裘原指由易而难、有次序的学习方式，语本《礼记·学记》"良冶之子必学为裘，良弓之子必学为箕。"后用来指父亲的技艺或事业。
　　㉔ 绍：连续，继承。
　　㉕ 堂构：殿堂或房舍的构筑，喻子承父业。
　　㉖ 后昆：亦作"后绲"，后嗣，子孙。
　　㉗ 裕：本义富饶，此指造福、遗惠。

子之无方。思夫郎有缁称，胞传紫色；尧夫玉箸，梦里相诒[1]；任昉金铃，怀中忽坠[2]；平反功大，比干则胤锡多男[3]；利济恩深，仲杲则福诒后嗣。岂独王庆有玉童之赐[4]、温峤来英物之称[5]而已哉？是用[6]广撷[7]遗闻，旁搜秘录，采奇方于金匮，征福报于瑶篇[8]。辑已经年，编成四种，条分缕析，由种子而并究安胎，纲举目张，缘保产而兼详福幼，颜[9]曰广嗣金丹。悯忧独以堪悲，收之桑榆[10]而未晚。念炽昌[11]之可卜，培诸根本以无难。所愧胸无二酉[12]，目识一丁[13]，局[14]管下以窥天[15]，等牖中之观日[16]。聊凭苦口呼寐者以俱醒，遄[17]望回头返迷途于已觉。普愿心地[18]常栽，福田[19]广种，兰芽[20]毓秀，桂子[21]生香。有基勿坏，积德者裕后[22]之基；务本为先，寡欲者清心之本。易简[23]协阴阳之撰[24]，大德曰生；中和阐位育之功[25]，仁心为质。

---

① 尧夫玉箸，梦里相诒：邵雍，字尧夫，谥康节，北宋著名理学家。邵伯温（邵雍子）《邵氏闻见前录》："伯温曾祖母张夫人遇祖母李夫人严苛，李夫人不能堪。一夕，欲自尽，梦神人令以玉箸食羹一杯，告曰：'无自尽，当生佳儿。'夫人信之。……及期，生康节公。"

② 任昉金铃，怀中忽坠：《南史》："任昉，字彦升，乐安博昌人，汉御史大夫敖之后也。父遥，齐中散大夫。遥妻裴氏，尝昼寝，梦有彩旗盖四角悬铃，自天而坠，以一铃落入裴怀中，心悸动，既而有娠，生昉。"

③ 平反功大，比干则胤锡多男：胤，子嗣，后裔。《说文解字》："胤，子孙相承续也。"《尔雅·释诂上》："胤，继也。"比干，即何比干，西汉汝南汝阴人，字少卿。经明行修，通法律。武帝时为汝阴县狱史决曹掾，崇尚仁恕，治狱多平反，活者数千人。后为丹阳都尉。共生九子，其子孙后裔在朝为官者，代不乏人，列入正史的就有何敞等人。因用为劝人积德行善之典。

④ 王庆有玉童之赐：宋·文莹《湘山野录》："仆射相国王公至道，丙申岁，为谯幕，因按逃田饥而流亡者数千户，力谋安集，疏奏乞贷种粒、牛、粮，恳诉其苦，朝廷悉可之。一夕，次蒙城驿舍，梦中有人召公出拜，空中紫绶象简者，貌度凝重，如牧守赴上之仪，遣一绿衣卅童遗公曰：'以汝有忧民深心，上帝嘉之，赐此童为宰相子。'受讫即寤。……是夕，夫人亦有祥兆而因娠焉。后果生一子，即庆之是也。器格清粹，天与文性，未十岁，公贵，荫为奉礼郎。……祥符壬子岁，谓所亲曰：'上元夫人命我为玉童，只是吾父未受相印，受，则吾去矣。'不数日，公正拜，庆之已疾，公忆丙申之梦，默不敢言。不逾月，庆之卒，年十七。真宗闻其才，矜恤特异，命尚宫就宅加赙襚，诏赐进士及第，焚诰于室。"

⑤ 温峤来英物之称：温峤（公元288－329）：字泰真，一作太真，谥号忠武，东晋名将，先后参与平定王敦、苏峻的叛乱，官至骠骑将军、江州刺史，封始安郡公。《晋书》："桓温，字元子，宣城太守彝之子也。生未期而太原温峤见之，曰：'此儿有奇骨，可试使啼。'及闻其声，曰：'真英物也！'"

⑥ 是用：因此。

⑦ 撷（zhí）：摘取。

⑧ 瑶篇：优美的诗文。

⑨ 颜：题字于书籍封面上。

⑩ 收之桑榆：为"失之东隅，收之桑榆"缩略语。东隅，日所出处；桑榆，落日所照处。典出《后汉书·冯异传》："始虽垂翅回溪，终能奋翼黾池，可谓失之东隅，收之桑榆。"东汉刘秀即位为光武帝后，派大将冯异率军西征平定赤眉军。赤眉佯败，在回溪之地大破冯军。冯异败回营寨后，重召散兵，复使人混入赤眉，内外夹攻，在黾池大破赤眉。事后，汉光武帝刘秀下诏奖之，谓冯异初虽在回溪失利，但终能在黾池获胜。后以"收之桑榆"谓事犹未晚，尚可补救。

⑪ 炽昌：昌盛。指子嗣繁盛。

⑫ 二酉：指大酉小酉二山，在今湖南省沅陵县西北。二山皆有洞穴，相传小酉山洞中有书千卷，秦人曾隐学于此，后以"二酉"称丰富的藏书。

⑬ 一丁：《旧唐书·张弘靖传》："今天下无事，汝辈挽得两石力弓，不如识一丁字。"宋·吴曾《能改斋漫录·辨误三》："因知个误为丁，无可疑者。""丁"与"个"形近，故误。后因谓不识字或学极浅陋者为"不识一丁"。

⑭ 局：近。《小尔雅·广诂》："局，近也。"

⑮ 管下以窥天：即"以管窥天"，用竹管看天，喻见闻狭隘。语本《庄子·秋水》："是直用管窥天，用锥指地也，不亦小乎！"

⑯ 牖中之观日："牖中窥日"，指从窗内看太阳，喻见识不广。牖，窗户。语出刘义庆《世说新语·文学》："北人看书如显处视月，南人学问如牖中窥日。"

⑰ 遄：疾，速。《尔雅·释诂下》："遄，疾也。"

⑱ 心地：佛教语，指心，即思想、意念等。佛教认为三界唯心，心如滋生万物的大地，能随缘生一切诸法，故称。语本《心地观经》卷八："众生之心，犹如大地，五谷五果从大地生……以是因缘，三界唯心，心名为地。"

⑲ 福田：佛教语。佛教以为供养布施，行善修德，能受福报，犹如播种田亩，有秋收之利，故称。

⑳ 兰芽：兰的嫩芽，喻弟挺秀。

㉑ 桂子：称誉他人子嗣。

㉒ 裕后：遗惠后代。

㉓ 易简：平易简约。语出《周易·系辞上》："易则易知，简则易从。易知则有亲，易从则有功。有亲则可久，有功则可大。可久则贤人之德，可大则贤人之业。易简而天下之理得矣。天下之理得，而成位乎其中矣。"

㉔ 撰：天地阴阳等自然现象的变化规律。

㉕ 中和阐位育之功：中和，儒家以中正平和为中庸之道的精神修养，后亦泛指平衡稳定、不受干扰的状态。语出《礼记》："喜怒哀乐之未发，谓之中；发而皆中节，谓之和；中也者，天下之大本也；和也者，天下之达道也。致中和，天地位焉，万物育焉。"

将见天事直统乎人事，人功克补乎天功。芣苢①效风人②之采，定卜③宜男；梦兰为燕姞之徵④，预占得子。共羡充闾之庆⑤，兼符跨灶⑥之名。嗣⑦徽音⑧于太姒⑨，长发其祥；等福命于汾阳⑩，克昌厥后⑪。公侯衮衮⑫，且吟杜少陵⑬积善之歌；子嗣绵绵，试读王丹麓⑭多男之考。是为序。

　　光绪十二年岁次丙戌小阳月⑮中浣⑯南海何守愚芥园氏自叙。二十二年丙申七月香山林郁华星舫氏书。

---

　　① 芣苢（fú yǐ）：《本草》名车前子，亦称车轮菜，古人认为它的子实可以治妇人不孕。《诗经·周南·芣苢》："采采芣苢，薄言采之。"《毛诗故训传》："芣苢，马舄；马舄，车前也，宜怀任（妊）焉。"苢，亦作"苡"。

　　② 风人：古代采集民歌民俗等以观民风的官员。

　　③ 定：判定，断定。卜：料定。

　　④ 梦兰为燕姞之徵："燕姞梦兰"喻女子受宠怀孕得子。燕姞，春秋时郑文公妾，尝梦天使赐兰，后生穆公，名之曰兰。见《左传·宣公三年》。

　　⑤ 充闾之庆：充闾，光大门户。晋人贾逵，晚年生子，为了祝福后当有"充闾之庆"，故取名贾充。见《晋书·贾充传》："贾充，字公闾……父逵……晚始生充，言后当有充闾之庆，故以为名字焉。"后以"充闾之庆""充闾之喜""充闾佳话"作祝贺人家生儿子之语。

　　⑥ 跨灶：比喻儿子超越父亲。《诗律武库·跨灶撞楼》引三国魏王朗《杂箴》："家人有严君焉，井灶之谓也，是以父喻井灶。或曰：灶上有釜，故生子过父者，谓之跨灶。"

　　⑦ 嗣：继承。

　　⑧ 徽音：美誉、美德。

　　⑨ 太姒：周文王妻，周武王母，与周文王育有十子。太姒天生姝丽，聪明淑贤，分忧国事，严教子女，尊上恤下，深得文王厚爱和臣下敬重，被尊称为"文母"，在《诗经》和《列女传》中都有对太姒的赞美。《诗经·大雅·思齐》："太姒嗣徽音，则百斯男。"言太姒继承太任、太姜的美德，必能多生儿子。

　　⑩ 汾阳：唐朝大将郭子仪，功勋卓著，屡被封升，直至汾阳王，故后世称其郭汾阳。郭子仪高官厚禄，多子多寿，活了八十多岁，儿子八人及女婿七人亦因其功劳受封，成为朝廷重臣。《旧唐书·郭子仪传》："子曜、旰、晞、昢、晤、暧、曙、映等八人，婿七人，皆朝廷重官。"

　　⑪ 克昌厥后：《诗经·周颂·雝》："燕及皇天，克昌厥后。"郑玄笺："文王之德，安及皇天……又能昌其子孙。"后因称子孙昌大为"克昌"。

　　⑫ 衮衮：纷繁众多貌。

　　⑬ 杜少陵：杜甫，字子美，自号少陵野老，唐代诗人。

　　⑭ 王丹麓：王晫，原名棐，号木庵、丹麓、松溪子。清代浙江仁和人，博学多才，四方人士过杭州者，必往访问。有《遂生集》《霞举堂集》《墙东草堂词》《今世说》。

　　⑮ 小阳月：即小阳春，指农历十月，因有些地区此时温暖如春，故称。

　　⑯ 中浣：原指古时官吏每月中旬的休沐日，后泛指每月中旬。

广嗣金丹例言

是书专言广嗣之法，类分四门，曰种子，曰安胎，曰保产，曰福幼。各门中皆采昔贤格论与及前人妙法经验良方，分类纂入，俾阅者一览了然，易于知所适从。

种子之法首在积德，次在寡欲。德不积则回天无术，无以为昌后之本。欲不寡则养身无具，无以为孕育之基。寡欲积德，二者交修，乃广子嗣之捷径良法也。一部全书，大旨皆不离此四字。

种子妙法，昔人言之详矣。编中所引皆是格言至论，与妄谈房术者不同。欲求嗣者，请尝试之。

妇人受孕，避忌多端，总要慎举动、节饮食、谨风寒，三者不可偏废。是以古者妇人妊子，寝不侧，立不偏，坐不跸，口不食邪味，目不视邪色，耳不听淫声，此即所谓胎教也。妇人能明此义，生子定当贤且贵矣[1]。

孕妇胎动，最要调护，皆由气血两虚所致。编内所载各方，择善而从，更或延医诊视，以免堕落之虞。

生产一事，乃生死关头所系。无论富贵贫贱，皆当有以保护而安全之。编中采录各种良方妙法，皆从经验得来，录成一帙，以便临产之时，知所取择焉。

《石天基保产心法》及《达生编》各书，备言保产之要，其法无有逾于此者矣，是编兼收并蓄，汇而录之，得一卷不啻得数卷之妙，倘能加置一编，临时检阅，亦未必无小补云。

婴儿初生，呱呱堕地，保护尤须切要。如《诗》所云先生如达、无菑无害[2]者，古今曾有几人？为父母者，担惊受吓，日夕操持，恒虑其不能养育，百方保护，正复无已时也。是编所采，皆保婴之妙法、福幼之良方，阅者幸勿视为泛常，幸甚，幸甚！

小儿自初生至七八岁，三朝七日则有脐风锁喉之症，两三岁内则有急慢惊风之症，五六岁后则有痘疹之症起灭，随时者又有疳积、腹痛、泻痢之症。诸症相沿，陡然而至，为父母者一时仓皇无措。是编所录各方，皆属前人经验，取效如神，方敢采入。倘能临症取阅，依方用药，藉以挽回，俾举世婴儿咸登寿域，诚余之所大愿也。

医书所载良方甚夥[3]，皆足以资活人之用。是编所录，不无挂一漏万。然择之不精，旋恐用之不当，欲活人而反以害人矣。编中采择綦[4]严，不敢苟且滥录，防误人也。更望依方取用者细加详审，分别虚实寒热，药果对症，则取用自可奏功，万不可率意而为之也。

---

① 《列女传·母仪传》："（文王之母）及其有娠，目不视恶色，耳不听淫声，口不出敖言，能以胎教。溲于豕牢，而生文王。文王生而明圣，大任教之，以一而识百，卒为周宗。君子谓大任为能胎教。古者妇人妊子，寝不侧，坐不边，立不跸，不食邪味，割不正不食，席不正不坐，目不视于邪色，耳不听于淫声。夜则令瞽诵诗，道正事。如此，则生子形容端正，才德必过人矣。"跸，站立不正，《篇海类编·身体类·足部》："跸，足偏任也。"

② 先生如达、无菑无害：《诗经·大雅·生民之什》"诞弥厥月，先生如达。不坼不副，无菑无害。"言后稷之母姜嫄虽是首次生育，但如羊生产般顺利地生下后稷。先生，首生，始生，头胎。达，《郑笺》："达，羊子也。……生如达之生，言易也。"菑，同"灾"。

③ 夥（huǒ）：多。

④ 綦（qí）：极。

　　求嗣之法，昔贤与及近人奉行有效者，载在简编，彰彰可考。世人无征不信，故于末卷附载果报，俾知感应昭昭，捷如影响。果能真心毅力，遵而行之，未有不如响斯应者也。

　　编中所引，如种子、安胎、保产、福幼各门中，间有大同小异、语多复叠之处，时以急于付梓，未暇细加较订也，阅者谅之。

　　编中所引药方，俱列明某药治某病，某症用某药，一一胪列清楚，俾得临时取用，一览了然。

　　编中所论某症宜用某方、某丸、某散，俱一一附载各方中，庶几见症用药，不烦寻检。

　　是编采辑为时无几，鲁鱼亥豕①之讹，势所难免，大雅君子，匡所不逮②，有厚望焉。

　　凡为善济人及有一切阴骘③者，子孙定当昌炽。若将善书刻印广传，使天下后世活人无穷，又似非寻常阴骘可比，其子孙更不知当何如昌盛。为善君子，未知以为然否？

　　近来刊送善书甚多，而此编尤宜家喻户晓，为人生不可少之书。若能于大小试场、贡院④、龙门⑤分送，则所及似更广远。伏望善人君子，刻印流通，利济斯民，则种德无穷，种福亦自无穷矣。

芥园谨识

---

　　① 鲁鱼亥豕："鲁"和"鱼"、"亥"和"豕"篆文形似，以致引起误写错读。《吕氏春秋·察传》："有读《史记》者曰：'晋师三豕涉河。'子夏曰：'非也；是己亥也。夫己与三相近；豕与亥相似。'"后以"鲁鱼亥豕"泛指书籍传写刊印中的文字错误。
　　② 匡所不逮：对于达不到的地方给予纠正或帮助。匡，纠正。逮，及，达到。语出《汉书·文帝纪》："乃举贤良方正能直言极谏者，以匡朕之不逮。"
　　③ 阴骘：语出《尚书·洪范》："惟天阴骘下民，相协厥居。"指上苍默默地安定下民，后引申指默默行善的德行。
　　④ 贡院：举行会试、乡试的场所。
　　⑤ 龙门：科举试场的正门。

广 嗣 要 言

芥园撰

　　昔孔圣尝有言曰："始作俑者，其无后乎。"①子舆氏亦云："不孝有三，无后为大。"②是则无后之苦，古圣贤尝以此示警于世也。夫百世宗祧③，千秋胤祚④，上承祖考，下荫儿孙。所系固綦重矣。子以传子，孙以传孙，子子孙孙，无有尽时，则祖宗之血脉长留，似续之家声勿替⑤，承先启后，岂非人生之大幸哉？夫何香烟寂寞，门祚衰零，先人之血食⑥，至己身而遽斩乎？试思无子之惨，贫贱者固难为情，无子之悲，富贵者尤深抱痛。何也？贫贱之人，所遗有限，承欢膝下，侍奉无人，敻⑦独堪怜，有徒叹我命之不犹而已。若夫富贵者则不然，金玉锦绣既充溢于无穷，财产田庐更留遗于靡尽，履丰席厚，坐享豪华，正欲为子孙万世之业也。而乃姬侍盈前，兰芽⑧未兆，子嗣无望，付托何人？此日之资财，半侵没于弟兄叔侄，良可痛矣！即或预祝螟蛉⑨，分当过继，究竟属毛离里⑩，恩义终疏。谓他人子以为己子，亦不得已而为之者也。独不思子之有无，天也。天薄我以福，我厚吾德以集之。天绝我以嗣，我积吾德以延之。广种阴功，力行方便，则无不可尽之人事，即无不可回之天意矣。世人梦梦半生，何若回头一想？试思我之资财，累万盈千，而影只形单，无儿付托，尽为他人所有，亦均之一散而已矣。何如放开手段，大出资财，以济人利物为心，以积德累功为事，解衣推食，救急扶危。种种阴功，惟期勉力。行之既久，其效验自有不可测者。不独子嗣可延，即富贵功名，亦无不可操券而得之矣。夫贫贱为善难，富贵为善易。富者用其富，贵者用其贵，又何善之不可为，何功之不可立，而何子嗣之不可求哉？假令为富不仁，爱财如命，一毫不拔，徒抱无后之悲，则身后既属伶仃，资财尽为人有。以视散财积德而子嗣可延者，又孰得而孰失哉？则何如广出资财以行善事，人事修而天心可格。求子之法，舍是其谁与归？若夫贫贱之人，则有不费钱之善事，日日存好心，时时说好话，处处行好事，在在做好人，则天必福之，神必鉴之，而嗣续之蕃昌，不求而自至矣。世之以乏嗣为忧者，亦将有感于斯篇。

---

　　① 语出《孟子·梁惠王上》："仲尼曰：'始作俑者，其无后乎！'为其象人而用之也。"第一个用俑陪葬的人，大概会断子绝孙吧！现常以"始作俑者"指代恶劣风气的开创者。俑，古代殉葬用的木制或陶制的俑人。
　　② 语出《孟子·离娄上》。子舆，即孟子。
　　③ 宗祧：家族世系，宗嗣，嗣续。
　　④ 胤：后代。祚：流传。
　　⑤ 替：衰废。
　　⑥ 血食：受享祭品。古代杀牲取血以祭，故称。
　　⑦ 敻（xiòng）：常常。
　　⑧ 兰芽：兰的嫩芽，常喻子弟挺秀。
　　⑨ 螟蛉：《诗经·小雅·小宛》："螟蛉有子，蜾蠃负之。"螟蛉是一种绿色小虫，蜾蠃是一种寄生蜂，蜾蠃常捕捉螟蛉存放在窝里，产卵在它们身体里，卵孵化后就拿螟蛉作食物。古人误认为蜾蠃不产子，喂养螟蛉为子，因此用"螟蛉"比喻义子。
　　⑩ 属（zhǔ）毛离里：语本《诗经·小雅·小弁》："靡瞻匪父，靡依匪母，不属于毛，不罹于里。"毛亨传曰："毛在外，阳，以言父；里在内，阴，以言母。"比喻亲子关系的密切。离，依附。

广嗣金丹要言录卷一

南海何守愚芥园编辑　男翰臣若霖校字

种　子　编

孟子有云："不孝有三，无后为大。"是子嗣为最重矣。人当毕姻①数年以后，或未有所生，或生而不育，或所生皆女，急宜回头猛醒，积德累功以立其基，清心寡欲以培其本，随分随时，力行方便，自然天报不爽矣。吾愿世之求子者，急将此篇反覆寻玩，量力而勉行之，不惟有子，且生贵子，更可必子孙蕃衍。

感　应　篇　说

人之生子，上以承祖宗，下以衍嗣续，所关最重。其无子者，或系命犯孤辰②，或系禀赋薄弱，似亦数之无可如何。若能力行善事，久而不倦，则人事修而天意回，自然绳绳继继③，凤毛麟趾之祥，可操券得矣。

朱　乐　圃　说

闺房之乐，本非邪淫。妻妾之欢，疑无伤碍。然而乐不可极，欲不可纵。纵欲成患，乐极生悲，古人已言之矣。人之精力有限，淫欲无穷。以有限之精力，恣无穷之淫欲，无怪乎年方少而寿遽夭，人未老而力先衰也。况人之一身，上承父母，下抚妻子，大之有功名富贵之期，小之有产业家私之受，关系非浅，乃皆付之不问，而贪一时之晏④乐，不顾日后之忧危，则何也？且寡欲者必多男，贪淫者每无后。盖精力衰薄，养育难成，遂至子息单微，甚而后嗣绝灭，是其为祸可殚述哉？苟能节欲以保守精神，更能力行方便，则子嗣可延，而寿命可永矣。

张景岳先生说

张景岳曰：凡小产有随孕随产者，自来艰嗣之家，犯此患也，十居五六。其故总由纵欲而然，第人所不知所不信耳。兹谨以笔代舌，用呼迷者。倘济后人，实深愿也。试言之。盖

---

① 毕姻：完婚。
② 孤辰：古代卜者的术语。天干为日，地支为辰，六甲中无天干相配之地支称孤辰。如甲子旬中无戌亥，戌亥即为孤辰；甲戌旬中无申酉，申酉即为孤辰。余类推。迷信认为人的生辰八字犯孤辰即主不吉利。
③ 绳绳继继：前后相承，延续不断。
④ 晏：同"宴"。

胎元始肇，一月如露珠，二月如桃花。三月四月而后血脉形体具，五月六月而后筋骨毛发生。方其初受，不过一滴玄津耳。此其橐籥[1]正无依，根荄尚无地，巩之则固，决之则流。故凡受胎之后，极宜节欲以防泛滥。而少年纵情，罔知顾忌。虽胎固欲轻者，保全亦多。其有兼人之勇者，或恃强而不败，或既败而复战。当此时也，主方欲静，客不肯休，狂徒敲门撞户，顾彼水性热肠，有不启扉而从、顺流而逝者哉？斯时也，落花与粉蝶齐飞，火枣并交梨[2]共逸，合污同流，已莫知其昨日孕而今日产矣，朔日孕而望日产矣。随孕随产，本无形迹。在明产者，胎已成形，小产必觉。暗产者，胎形似水，直溜何知？故凡今之衒衒[3]家，多无正产，以小产之多也。婆娼妓者，多少子息，以其子宫滑而惯于小产也。又尝见艰嗣之人而求方者，问其阳事，则曰能战；问其工夫，则曰尽通；问其意况，则怨叹曰："人皆有子我独无。"亦岂知人之明产，而尔已暗产耶？此外如受胎三五月，而每有堕者，虽衰弱之妇常有之，然必由纵欲不节致伤母气而堕者为尤多也。故凡恃强过勇者，多无子，以强弱之自相残也。纵肆不节者多不育，以盗损胎元之气也。岂悉由妇人之罪哉？人苟自问，果能寡欲仍然无子，此必天命有在，惟多积德，则天可回、命可立。寡欲积德，两者交修，乃广子嗣之至圣至神、最验最速之良方也。

褚尚书广嗣说

褚尚书曰：古者男子三十而娶，女子二十而嫁，欲其阴阳完足，故交而孕，孕而育，育而寿。后世不能遵，男未满十六，女未满十四，早通世故，则五脏有不满之处，后来有奇怪之病。是以生多不育，民多夭亡。总因未知为人父母之道，此道关系不小，却是为父者不便教子，为师者不便传弟，后来始觉，悔之晚矣。特以粗浅之言，欲使后生都晓。凡女子十四岁后，经水每月一来，三日方止，总以三十日来一次为正。若二十九日便来，或三十一日方来，便为经水不调，多难生子。世人服药，先调女经，经调然后夫妇相合，大概在三日已净之后，方可行之。袁了凡先生云：凡妇人行经将尽，只有一日氤氲之候，谓春意动也，但含羞不肯言；为丈夫者，平日密告之，令其至此自言，可以一举而得。张景岳先生云：男女交姤成胎者，精血还是后天有形之物，而一点先天无形之气到，然后成孕。男子先天之气盛，多生男。女子先天之气盛，多生女。正在两气齐到，适逢其会处分也。但女子非情动之极不易到，到则子宫必开，吸而受孕矣。但恐男子精薄不能久耐，施于无用耳。故上等者，保精数月才一行，古云寡欲多生子是也。中等者，待女子经净之后则行，或月明星朗，无风雨之夜亦可；平常之日，不近女身，或另一房、另一床、另一被，不唯生子易成，自己身体亦保。若下等者，不论时日，或一夜一次，三五夜一次，此人必成内伤。又有下而又下者，夜夜一次，或一夜两次，如此亡命之徒，必定精如水薄，不久得暴病而亡。凡朔望先夜，不可行。五更半夜，身中阳气初生，一次当百次，不可行。身有小病，不可行（轻病变重，重病必死）。醉饱之后，坐船走路二三日内，不可行。大风大雷，大冷大热，日蚀月蚀，神前枢后，吃斋祭祀，日月灯烛光照，不可行。庚申日、甲子日、本命生辰日、每月廿八日（人神在阴），不可行。且男女交姤与梦遗之后三五日内，莫下冷水，不可沾一切冷饭食，不可吃凉药。如必要服药之病，宁可对医明言，犹之孕妇不可全靠勘脉，庶不误事。暑天不可贪凉，冷天不

---

① 橐籥（tuó yuè）：造化。
② 火枣、交梨：传说中的仙果，食之能羽化飞行。
③ 衒衒（yuàn）：行院，即妓院。

可冒风雨,若犯之必有厥阴之症,男缩阳,女缩乳,四肢冰冷,肚疼而死,非参附不救。女子行经体虚者禁忌亦同。又如小产,大半由夫妇不谨。三五月内明产,人得而知。一月半月内暗产,人多不知。盖一月属肝,肝主疏泄。夫妇不谨,常有前半月受胎,后半月已堕而不知者。其有屡孕屡堕,肝脉屡伤,遂至终身不孕者有之。凡妇人受胎后,谨戒不犯,百不失一。况子在腹中,赖母精血保养,交姤一次,胎元便损一次;幸得生下,病患必多,痘症必险,多难养成。世之爱子者,多方提防,保全至十六七岁,根本不伤。一生小病,哪知在母腹中,早已受此伤惨,出世不得成人,是谁之过?岂不痛哉!有用丸散入宫而种子,岂精血中更容渣滓混合乎?古语云种子而生子,断筋穿骨死;甚言种未必生,生未必育,徒造孽也。是皆为父母之道,昔者乐与人言。今老矣,不能遍及,作此以代口传,世人各知自爱,以爱其子可也。

张顾堂先生节欲说

古语云:寡欲多生男子。又云:寡欲可以延年。盖人生骨肉之躯,全赖精血气以为之贯。诚能宝之,不独可以广嗣、可以延年,而一生功名事业,多从此出焉。此古人遏欲防淫之说,所以兢兢致戒也。夫遏之防之类,不过于钟情花柳之地,严其果报以杜邪缘外合。而于夫妇之道,人所不能废者,一无节度,则肆情纵欲,暗犯禁忌多矣。余故综天地神祇、圣贤先佛,及四时八节、风云雷雨、种种宜忌之辰,稽考释道诸书,逐一开列。俾养生之家、艰嗣之士,存心敬畏,不敢纵肆房帏。则年可延而嗣可广,一生受福无穷,有可操券者。

崇善堂种子说

夫种子之法有二。一曰尽人力,在清心寡欲四字。盖寡欲则精壮气实,结胎有基。但肾水主智,若劳心而焦思,则肾伤矣。艰于嗣者,半为少年过欲伤肾所致。犹复多遘妾婢、广服丹药,致热药内伤脏腑,渔色①外役精神,甚至损身。深可痛惜!一曰回天意,在积德存仁四字。博爱之谓仁,即不忍人之心也。时行方便,广积阴功,生机自然充溢,犹天地气候闭藏,一遇阳春,靡不生育。盖仁心如桃杏瓜果之仁,若无核中之仁,虽种腴壤,何能生发?袁了凡《立命篇》,是绝妙种子方,求子者须心体力行。

孙念劬先生种子说

人生具此生理,仁者天地之心,而人之所以生也。生理流溢,决当有嗣。古来求嗣者,贵者用其贵,富者用其富,有言者用其言,处处宽人容人,爱人救人,时时以好生为心,虽年过商瞿②,无不有子,得生之道也。天地为万物父母,人民者,天地之子孙也。以爱人利物为心,必能以救人生命为事,是为天地救子孙。为天地救子孙,而天地不以子孙报之,无是理也,故积仁未有无子孙者也。今有残忍为心,阴贼为行,好杀为快,淫于色,刻于财,

---

① 渔色:猎取美色。
② 商瞿:孔子弟子。《史记·仲尼弟子列传》:"商瞿年长无子,其母为取室。孔子使之齐,瞿母请之。孔子曰:'无忧,瞿年四十后当有五丈夫子。'已而果然。"

狷①而隘，清而刻②，好洁而绝物，其人往往乏嗣，少生生之意也。春夏之气多长养，故万物生。秋冬之气多肃杀，故万物凋。凡近于肃杀之气者，皆不利于子嗣。是以求子之方有二：凡近于残忍诸病，即改易性情，洗涤肺肠，如袁了凡之求子得焉；凡近于敛财紧刻，即分散家赀，济人利物，如吴颐山之求子得焉。二方异名，蔽之曰仁而已矣，生意而已矣。心未诚，仁未深，而遽期有报，无是事也。处处存实心，在在含生意，将化育之功在于方寸，又岂仅沾沾于子嗣之有无哉？

又曰：种子之说，前已备详，尚有其二，则寡欲与不淫是也。昔人有艰于子息，医者教以节欲静摄，勿劳心神。心静则精不摇，神完则气不走。每妻经净，乃一交媾，否则各榻，如是半年，妻果有娠。娠后即异榻，足月之后，果生男子，后来天花只三五粒。彼求子而不知节欲，甚至广蓄婢妾，先已自摇其精，自耗其气矣，乌得有娠？此理之可信者也。昔贾仁五十无子，梦至一府第，曰生育祠，仁因叩求子嗣。主者曰："汝曾奸良人妻，欲求子嗣，何可得也？"仁哀恳曰："愚民无知，乞容赎罪。"神曰："汝既知改，更劝十人不淫，方可赎罪。再能劝化多人，则有子矣。"仁醒，痛自改悔，广劝世人，多感而化者。后连举二子。

汤自铭种子论

万物发生，全是天工造化，不藉谋为，才说道种，便有个人力在。人是天地间最灵的，人力所至，可夺天工。云谷禅师说："极善的人，数固拘他不定。极恶的人，数也拘他不定。"今人终身求子，究不能得子者，毕竟人力不到。若要收成，先除去诸般荆棘，方能㲉③开出个种子的心田。《不可录》云："残恶之人多无子，阴贼之人多无子，好杀之人多无子，淫乱之人多无子，财紧之人多无子，清刻之人多无子，狷隘之人多无子，好洁之人多无子。"这都是荆棘，除了这荆棘，露出个心田，不但生意勃勃，就是琪花④瑶草⑤，也种得出来。古语云："但存方寸地，留与子孙耕。"你可知方寸地正有种不尽的子在。会种的，贫也好，贱也好，富贵越发好，有了一块地场，哪怕根枯苗槁，天下要儿子的，可拼得鬅⑥头赤脚，种一番否？不然，贫贱的人，卑卑不足数；富贵的，在生时衣紫腰金、堆珠积玉，何等势焰，到死后还是个无主孤魂，岂不是空空富贵了一世？我愿人趁早，努力种去。古人云："种瓜得瓜，种豆得豆。"人欲求子，独有育婴一节，先要着脚。有财的具一副真实心肠，捐资倡善，无财的出一番真实力量，广募普劝，最切近而有功，天必报之。于铁樵曰："近来京师、扬州、苏州三处，好善者起造育婴堂。其法聚资置大空房一所，四面高墙，堂中床灶食用一切物件都有。前设小门关紧，男子不得入，拣老成严毅之人守之。凡贫家妇之肥健有子，愿做乳母者，悉令携子居其中，量给工食。门外置大鼓一面。生子不欲举者，置儿筐中，写其姓及生年月日，作纸标插其上，候暮夜无人，送至门外，置儿于地，打鼓一声。堂中闻鼓，出门取儿，而送来之人已去。恐其或怀惭，或畏祸，不要使人见也。儿至即以乳之者为母，以其姓为名呼之，恐久而忘、多而误也。请小儿医一人，诊看疾病。设义冢一所，有夭亡即埋之。另雇老妇之勤谨者四五人，儿不吃乳，即令抚之，一妇人可抚数儿，所以让后来之儿

---

① 狷（juàn）：胸襟狭窄，性情急躁。
② 清而刻：清严苛刻。
③ 㲉：通"够"。
④ 琪花：仙境中玉树之花。
⑤ 瑶草：神话传说中的仙草。
⑥ 鬅（péng）：头发松散。

也。乳母数年后出堂，若爱其所养之儿，听其领去。儿生五六岁，看其质之高下而教之。堂外另设一馆，延蒙师一人。男子之秀颖者，教之读书。愚鲁者，即命执堂中、馆中洒扫之役。女子之端好者，乳母为裹足，教之以针指。愚拙者，亦命服役。男子过十岁，不许入堂中，恐其情窦开也，或与无子者为嗣，或与僧道为徒，或与有余之家给事。随才发放，随缘栖托，不取身价。若头角①异人者，日后自能成立，非育婴主人之责也。若年长而能自谋生、能娶家室者，即娶堂中之女为妻，不许令姻他姓，教以不忘本也。女子不及笄，不出堂门，既笄则出嫁平民，聘金稍具衣饰，有余入堂中公用，不得鬻②为奴婢。如有容色美丽，富贵家欲纳为妾，须访其主母，性情温良者与之，否则恐不得其所，不如一夫一妇为妙。诸善信中，公举忠正、精明、才足办事而身多暇日者，总司其事。凡男女之出、钱财之入，以及日用纤悉之事，无不点检。设柜于门，俟过往好义之人，乐善喜舍者，一钱握米，无不毕登。规模既成，善缘渐广，久久行之，可以不废。此与天地参之大善也，所难者聚资耳。然大郡弃婴者多，则为费多，而善信亦多。小邑善信少，则弃婴者少，而为费亦少。好善，人心所同，苟得一二人倡之，无地不可行者。天下不患无有力之人，患无能发大宏愿之人耳。"

兴善堂保元护命说

木有根则荣，根绝则枯。鱼有水则活，水涸则死。灯有膏则明，膏尽则灭。人有真精，保之则寿，戕之则夭，不异于此。《医家明堂图》载肾命为藏精穴，与心包络相系，上透泥丸③髓海，乃人生安身立命之本。一或受伤，其害莫测。每见人家子弟，年方髫稚④，情窦初开，或偷看淫书小说，或同学戏语亵秽，妄生相火，寻求伤命之路；或有婢仆之事，而断送真元；或无男女之欲，而暗泄至宝；渐见肢体羸弱、饮食减少，内热、咳嗽、咯血、梦遗、虚劳等症递见。父母惊忧而无措，汤药救治而难痊。一以为先天不足，一以为补养失宜，一以为风寒所感，不知皆自作之孽。其事隐微，而戕贼其性命者深也。幸知自爱其身，翻然悔悟，万端调治，而后得痊。然其人早年受伤，终身致病，下元虚冷，而子嗣艰难，腰疼腿痛，中年阳痿，目晕头眩，未老先衰，一切劳心用力之事，皆不能任。虽留此躯，亦属无用。何以承先启后，建功立业，而享富寿康宁诸福乎？孔子曰："少之时，血气未定，戒之在色。"夫子弟之致病多端，咸宜谨慎。独是以少年柔嫩之躯，而为幽独伤生之事，父母不及料，家人不及觉，师友不及言，而不知中害于膏肓久矣。如木之绝其根也，如鱼之涸其水也，如灯之竭其膏也。虽欲延年益寿，难已！为子弟者幸自珍惜爱身，即所以孝亲保身，斯可以扬名也。至于成人之后，一犯淫条，显黜功名，阴遭罪谴，更不待言矣。

调　经　至　言

天地生生之理，止阴阳二气。男秉阳，女秉阴。男肖日，女肖月。男子生气，一日一动。女子生气，一月一周。夜半子时，男子生机所发。月经行日，女子生意所萌。能于此生生之时，加意保护，便可却病延年，此一定之理也。每思世间女子，较男子常逸。至于富贵之家，

---

① 头角：年少而才气出众。
② 鬻（yù）：卖。
③ 泥丸：脑为泥丸。泥丸一词是道家根据大脑的解剖结构而创出的一种形象化的名称，道家认为，脑色黄，象于土，故曰"泥丸是土"。
④ 髫（tiáo）稚：幼年。

闺阁妇女，锦衣美食，曲房深屋，无饥寒风露、筋力劳苦之事，然痨瘵偏多，疾病时作，此何故哉？盖其受病甚微，中于所忽而不自知也。大抵女子年十四则天癸至，月事时下，此时生意勃然，凡以生以育，皆由于此。第其将行之时，新者未生，旧者欲去，意中必有烦躁之状，异乎平日。彼时自知，经将欲行，一切起居，便当加意调摄。劳碌气恼，悲郁忧惊，俱不宜犯。最不可饮食冷物，坐卧冷处，盖寒冷乃肃杀之气，最害生意。况经行之时，四肢、百骸、毛孔皆开，然后旧血入于冲脉而下。彼时若一受寒气，不论何处，其欲下之血，即停留不行。初则止须毫毛之聚，逐日血行周身，至于所凝之处，则滞而不行。日积日多，此瘀血、痨伤、癥瘕、痞块、瘰疬、膈噎、行经疼痛、短缩诸病所由来也。至于净后一二日内，百骸四肢皆生新血。此时一受冷气，则生意郁遏。无论何处受冷，则此处便不生发，此血枯、痨症、黄瘦无力、心脾胀闷、月经过期、带下诸病所由生也。当其时感之至微，原不知觉，至病已成，医家又随病施治，不究所由，此妇人所以多病而难治也。况富贵之家，妇女素习娇恣，又善掩饰，甜瓜冷果，一时可口，禁之不能，且好啖生冷，则胃气内寒，见热便怕，不知一时之爽利有限，日久之疾痛难当，以致不能生育。种种受害，皆由于此。今特指出，凡天下妇女，能于行经时，慎避风寒，戒食生冷及一切难以消化之物，与夫劳碌气恼、悲郁忧惊，加意禁制，如产后调摄一般。每月不过五六日，使百病自除。此时服药亦易收效，故去积行瘀，须于经行之时，趁势下之，补养调理，须于经净一日，乘机助之，其奏功必速于往日。此中转弱为强，挽回造化，实具至妙元机。奈世俗庸医，未尝深论及此。若能深信而力行之，有疾妇女，半年之内，有不脱体①安吉者，誓断吾舌。且可使永无疾苦，广嗣多男，其所益岂浅鲜哉？

钱二愚求嗣说

钱二愚曰：忆余二十一岁毕姻，二十三岁生子，至八岁痘殇，只余二女，时余年已三十外矣。一日过江，遇张君舜期，问及余子。余因道所以，且云余命中原算无子，恐不能勉强。张曰："兄亦知子可求而得乎？"余曰："不知也。"张曰："试与兄言之。吾今已四旬外，前颇患女多子少。因得一方，可以求得。四年之间，约费银二十余两，今已得两子矣。"因问其详。张曰："兄若诚心欲得，愿陈其说。如人所必不可少者，衣食两字。求子之法，于此可得。设有一衣焉，其价一两，吾减之，就其五六钱者。设有一食焉，其价或三五钱，吾减之，就其一二钱者。并一切食用零星，及游玩器具等物，时刻以减省为事。因用一小囊，凡有前项减省之物，或三五分，或一二钱不等，俱另包储，收拾其中。出入道路，遇有目击心伤、饥寒无告者，密以与之。或放生，或惜字。如是行之，永无怠悔，日久必有奇验。吾之两子，皆从此求得。兄试求之，此不费之惠，而有实惠存焉。"斯时余疑信参半，因念若果无子，更要积蓄何为？遂除仰事俯育之外，即依其说，发愿行之，立一簿，曰"日积月累"。凡有所遇，悉书之。然初行甚无术，所遇甚少，复生二女。此志不懈，三十五岁冬，果生子。因查积累簿，适与张君所输之数谐合。呜呼！特患行之不诚，而不患行之无效，何可以获报而忽之？故此愿至今不衰。而五十七岁时，且得一孙矣。此不但可作种子方，有子者亦可作培子方。余感张君之意，而无以报之，因识其事，以示不忘，并以是为世之艰于嗣者播告云。

---

① 脱体：全身。

石天基种子心法

一要回天

生子虽云天数，然而人能积德，便可回天。果能推广良心，常行方便，随分随时，说好话，行好事，自然食天之报，如执左券①，又何子嗣之不可求耶？昔日窦禹钧夜梦故父谓曰："汝不惟无子，而且不寿。速修善行，挽回天意。"钧自是佩服，力行种种利人事。复梦父谓曰："上天鉴之，延寿三纪，锡②五子荣显。"其后果应。晋国公裴度，相③主饿死，因香山还带④，出将入相，子孙蕃衍。冯商还妾，果生冯京，状元及第，时有为三元记传奇以劝世者，词云："请看还妾事，便是种儿方。"人因积德多子者，不可胜数。今略指三公以为求嗣式，凡无子改为有子，细读袁了凡《立命说》则知矣。予有《愚批命铨》一卷，已刻于传家宝书内，兹不重载。可知回天是种子第一法，其风水命相卜数等说，皆未足论也。

二要寡欲

男以精为主，其病有五：一精寒薄，二精无力，三精顽缩，四精易泄，五阳痿弱。凡此皆淫欲无度，或醉饱行房，或热药助长，或思虑忧愁，或惊恐郁结，或强力久战，以至真阳耗散，肾虚精少，不能融结而成胎也。但肾为藏精之府，盖人未交感之时，精皆涵于元气之中，未成形质。惟男女交媾，则欲火炽盛，此气化而为精，自泥丸顺脊而下，充溢于两肾，由尾闾至膀胱、外肾而施泄。是以周身通泰，气畅情欢。当强壮之年，美快不可胜言。至于中年交感，精从面上进来，髓涸精枯，虽泄不畅，亦不甚乐，乃人之可以自验者。欲种子者，必要寡欲，积精养气，始能成胎。盖男寡欲则实，女寡欲则虚。前人云："寡欲多男。"是知求嗣者，须要诚心寡欲，专俟红将尽之时，男欢女悦，一种成胎。倘好色多欲者，是自废也。如男精未通而御女，则血体有不满之处，异日必有难状之疾。如阳已痿而强色，则精竭内败，切须忌戒。是以男女寡欲，夜必分房独宿，要知不见可欲，心即不乱。至于日间言笑举止，亦不可戏狎，致动欲心。如欲心一动，虽不交感，而阳气先已泄矣。佛老家修心炼性，谓之内感病，同外感也，不可不谨。

三要选雌

如要娶妇生子，必须慎选眼睛不露、颧骨不高、卧蚕⑤不陷，人中不平，声扬不雄，发不粗卷。察此不犯，方可有子。如因艰嗣，置妾已多，精神既分，心不专一，又有所制，情意不孚，虽合不欢，胎亦难结。凡不得已而娶妾者，只以生子为重，不必务求美色，惟气血壮旺，形体适中，不肥不瘦。太肥则脂塞生门，动则必喘，太瘦则尫羸骨立，肌热易生，皆不能孕。然所以不可求美者，何也？盖入宫而姤⑥，人情之常。为夫者，平时先晓喻

---

① 左券：古时契约分为左右二片，双方各执一片，合在一起为信。左券由债权人收执，用为索债的凭证。后常以比喻有充分的把握。

② 锡：同"赐"。

③ 相：面相，容貌。

④ 香山还带：又名"裴度还犀"。唐代晋国公裴度，占卜者谓其面相主饿死，裴一日经香山，捡到犀带三条，就在原处等待失主，后一妇人来寻，裴问明缘由，遂将犀带归还。后裴度再遇占卜者，占卜者告知，因其行善，不但不会饿死，反而会大富大贵，福寿延年，子孙蕃衍。后以"香山还带"指做善事。

⑤ 卧蚕：又名眼轮、眼苔，即笑时下眼睫毛下方凸起的部分，实际由眼轮匝肌构成。

⑥ 姤：同"妒"。

主母①以宗祀之大、无后之苦，又令诸妾重尊卑之分，一家和顺，上下皆得其欢心。然后交会之时，无复顾忌，必能一举而成也。前人云："妇人和乐则有子。"此至言也，艰嗣者须要知之。

四要疗治

女以血为主，女病有四：一经或前或后，二临经作痛，三赤白带下，四崩隔枯淋。凡此皆血气不调，或经行之时，恼怒过甚，饮食过多，交接不已，以致真元耗竭，诸病交侵，不可不加疗治。盖血者水谷之精气也，调和五脏，洒陈六腑，在男子则化为精，女子上为乳汁，下为血海。心虽主血，肝虽藏血，然皆统摄于脾，补脾和胃，血自生矣。东垣所谓脾为生化之源，心统诸经之血者是也。又曰：人之有胎者，阳精之施也，阴血能摄之。今妇人无子者，皆由血少不足以摄精也。欲得子者，必须补其阴血，方能有孕。何世人用秦桂姜丸热剂，煎熬脏腑，气血沸腾，祸不旋踵②，良可悯哉！又曰：世之艰嗣者，专以妇人为重，是舍本而求末。间有兼治男子者，亦未得理之肯綮。凡男子或年老，或有病，或阳事不坚不射，或精冷精轻，或向未受胎，或胎而小产，或产而不男，或男而不育，须求明医诊治。必令精神完固，血气充盈，不独多男，抑且多寿。故凡求嗣者，男须养精神、服药饵，女要调经血、知交候。男女血足神全，彼此欢爱，自然精血混融。所谓二五之精，妙合而凝也。

五要知时

世人种子，往往以妇人经至前三后三之说。所谓"三日时辰两日半，二十八九君须算，落红将尽是佳期，经水还时空霍乱。"此四句虽指常情，亦有不尽然者。大抵妇人因秉赋不同，则经来多寡不定，有一二日止者，有七八日止者，有血多者，有血少者。其法不拘几日，只要经尽体旺无疾，引诱其欢兴，一种即成矣。

六要和窍

凡天地生物，必有氤氲之气；万物化生，必有发育之候。观猫犬畜类，将受胎也，雌者必号呼而奔跳，其氤氲乐育之气，融融有不能自止耳。此天然之节候，生化之真机也。妇人行经之后，必有一日氤氲正候于一时辰间，或气蒸而热，或神昏而闷，有欲交接不可忍之状，此的候也。但妇人含羞不肯自言，男夫须预密告之，若有此候，即便直说。再以手探阴内子宫门，有如莲蕊挺开，便是真确。此时交合，一举即成胎矣，万无一失，此最妙最应之法也。又曰：男女交合，欲心俱炽。当其精血之至，彼此先后有不能自持者，必平昔熟审女情所向如何，迎机可令先至。而在我临御，尤不可色情浓迫，以致力难坚忍，必俟女至方冲，则精血二事交融，胎孕已结于不识不知之中矣。然男又不可纵酒力，仗热药，恃强而御弱女，令其缓泄，则气衰不能摄精，均非种子之道也。

孙太初学

人为万物之灵。微贱如禽畜，尚若能生育。无知如草木，尚生花果。人而无子，便与禽兽草木之不如矣，急向心田求觅。

---

① 主母：妾对妻的称呼。
② 祸不旋踵：灾祸很快就要来临。踵，脚跟。不旋踵，来不及转身，指极为短暂快速。

不 可 录 说

富者赋性悭吝，厌人借贷，坐拥厚资，但知以财为命，不知以子孙为命。谁知一口气不来时，任你天大家私，无人受管，瓦裂瓜分，争讼竟起，肉未及寒，钱财四散，荒坟垒垒，谁人祭扫？岂不可怜？嗟夫！人有钱财，不能挽回天意，求得一子，亦辜负天恩，辜负祖宗，辜负家财矣。又曰：无子而不求子，是自绝于祖考也。求子而不以其道，是自绝于天地也。其道有二：改易性情，洗涤肺肠，是袁了凡求子之道；中分家财，济人利物，是吴颐山求子之道。总之不外一个仁字，仁者生生不息之理。有人谓我曰："善画者多长寿，善棋者每无后。"予问何故。答曰："画者一团生意，棋者一片杀机。"此言虽小，可以悟大。又曰："每见贫贱之家多男，富贵之人少子。"丰于此者啬于彼，非天有所厚薄于其间也。虽然贫贱而求富贵，其势难。富贵而求子息，其事犹易。今天既予之以所难，而又限之以所易，此非前世功行之未有圆，即恐今生业力之所自取。富贵之家，中年无子，广置姬妾，恣行淫欲，更有求娶良家女子，以为姣媵①，则有渔猎宣淫②之罪。姣媵既多，不能遍御，幽闭一室，上干天和，则又有怨恨郁抑成疾之罪。且姣媵既多，防闲必密，因嫌生疑，疑似影响，拷掠婢仆，则有冤曲横死之罪。因无子而造诸业，因造业而愈无子，正如求暖加冰，畏暑添裘。久之又久，死而后悔，不亦哀哉！富贵者用其富贵，有言责者用其言，有官职者尽其职，掌兵者用其兵，掌刑者用其刑，大种福田，普行方便，誓戒邪淫，种子第一法门也。

黄 正 元 说

世人无不急于生子，亦知生子之道，真精交媾，气清精浓，镕液成胎。故少欲之人恒多子，且易育，气固而精凝也。多欲之人恒少子，且易天气泄而精薄也。譬之酿酒然，斗米下斗水，则酒浓且耐久，其质全也。斗米下倍水则淡，三倍四倍则酒非酒、水非水矣，其真元少也。今人夜夜相纵，精气妄泄，邪火上升，邪火愈炽，真阳愈枯，安能成胎？即侥幸生子，亦不能育，或殇于痘，或殇于惊。痘者热毒，惊者热风。毒者父母之真精不足，风者父母之真气不固也。

传 家 宝 说

人无老少，总要谨戒房事，不可过纵，使我精神坚实，自然百病潜消，而延嗣、延生两得矣。至于身体素弱之人，更须节欲保固，尤不可纵。谚云：油尽灯灭，髓竭人亡；添油灯亮，补髓人强。慎之哉！

李 仲 麟 说

人惟精神耗散，情不专一，且不知撙③节，时相侵犯，故往往不能成胎。若能戒淫，则

---

① 媵（yìng）：姬妾婢女。
② 宣淫：公然做淫乱的事。
③ 撙（zǔn）：抑制。

阴骘既大，元气复充，必然得子，又能清秀无毒，易于长成。谚所谓"寡欲多男子"，洵①不诬也！夫娶妻本为生子，人顾徒思淫欲，岂知姬妾满房，莫延宗嗣，寡妻是守，多获佳儿。苟知嗣续为重，尚其慎尔邪淫。

汪认庵说

男子二八而天癸至，女子二七而天癸至，交合太早，斫②丧天元，乃夭之由。男子八八而天癸绝，女子七七而天癸绝，精血不生，入房不禁，是自促其寿算。人身之血，百骸贯通。及欲事作，损一身之血。至于命门，化精以泄。夫精者，神倚之，如鱼得水；气依之，如雾覆渊。不知节啬，则百脉枯槁。交接无度，必损肾元。外虽不泄，精已离宫。定有真精数点，随阳之痿而溢出，如火之有烟焰，岂能复还于薪哉？

徐元直语

天地氤氲，男女构精。圣人不教人绝欲，而教人节欲，盖寡欲则延嗣、延生两得之矣。若纵恣过度，广置姬妾，耽卧娼家，又或多宠，阴阳不分，昼夜早晚，耗精散气，形羸多病，与死为期，昔人比于甘餐毒药，而戏猛兽之爪牙，良为痛切！且凡人精足则神足，神足则智慧生，聪明强固，将何所为而不成？有志之士，尤当念此。若少年斫丧，壮年应刚不刚，英气颓阻，一世之事去矣，追悔无及，可不惜哉！可不惧哉！

吕嗣林说

冬夏二至，乃阴阳绝续之交，宜前后七日独宿，庶精神强固，易于得子。古人云，欲求子者，先积德，后养身，二者不可偏废。良有以也，戒之慎之！

静涵子说

世尝戒色戒淫，妃匹③之际，则不言戒，非不戒也。匡衡说《关雎》④曰，情欲之感，无介乎容仪；宴私之意，不形乎动静。不言戒而戒之深矣。又曰，人之运动百骸者气，有气生，无气绝，夫人知之也。灵通一心者神，有神清，无神昏，夫人知之也。孰知气与神之舍在精，则精固生人至宝哉！今寡欲养精之不暇，而乃明去其所藏之舍，俾气动神越而立见渐灭，抑可慨矣！又曰，余更目击新婚之子，不逾时而亏症形，阴症感。父母不知其由，医者难言其故，而其症逐多至不起。余间知之，为之探其原，防其流，以切晓而深喻，而病乃渐平。夫世之新婚者众矣，其不免于纵情肆欲者，概可知矣。请以斯言赠之，而或者未犯知所戒，即已犯知所悔，推之纵恣于少时，衰颓乎壮岁，徒以有用之精神，销磨于床笫者，亦将以终保其天年也。新婚之子，得此节欲妙方，不特于正身齐家有补，抑亦于延年昌后可希，其切要为何如耶！

① 洵（xún）：实在。
② 斫（zhuó）：原指斧刃，喻摧残、伤害，特指因沉溺酒色而伤害身体。
③ 妃匹：婚配之事。
④ 《关雎》：《诗经》中的第一首诗《国风·周南·关雎》，通常认为是一首描写男女恋爱的情歌。

种子刍言

方书每载种子一门，诚属绵延宗祀之苦衷。窃谓子孙蕃衍，皆由祖宗积德，己身修善，上天锡①以嗣息，使获多男之庆，得逐燕翼②之谋，所关非浅，岂可强求？每见富贵之家，年未四十，托名无子，藉号体虚，广蓄姬妾，遍觅奇方，金石杂投，辛温并进，以为毓麟有望。谁知肾火炽而情欲肆，情欲肆而津液漓，神衰形丧，终叹无儿，兼之年寿不永，中道而殂，而与寡欲多男之说，不大谬哉？上天好生，挽回甚速，奉劝艰嗣君子，深体天心，广行阴骘。出言酝天地之和，居心存忠厚之意；肃房帏而勿求美色，淡嗜欲而毋斫乃躬；或敦宗睦本，或济急扶危，或流传善书，或创修寺院，或兴义学，或恤孤婺，或施棺助葬，或馈药送衣，或有力而独为，或无资而劝募。一切善事，次第力行，自然螽斯载咏，麟趾呈祥也。况夫人而求子，原为家业无人可付，宗祧无人可承耳。如有家业而乏子嗣，财已无主，不思修为，专图朘刻③，继嗣觊夺，构讼多端，身未寒而家已破，仍饱他人之腹，徒增一己之愆④，愚孰甚焉！何如以无主之财，而作有用之事乎？伏愿求子者，勿恃药饵，坚守仁心，身其康强，子孙其逢吉矣。即或不然，早立应嗣，饮之食之，教之诲之。虽毛里不属，而恃怙有恩，如同己出，亦可守祧也。有心求嗣者，当不河汉斯言⑤。

求嗣得孕

昔褚澄言，男精泄于先，而女精后至，则阴裹阳，主男孕；女精泄于先，而男精后至，则阳裹阴，主女孕。又云，月信初尽，其浊气未清而交媾，即女；务待经止两足日，则女体虚而浊气尽，再男子保养月余，阳胜于阴，定成男孕。又论子宫左右，如男精泄于妇人之左生男，右则生女。男清女浊，男左女右，阳壮阴衰之至论也。夫疾风暴雨、或醉饱、或服春药而受胎者多夭。必俟天气晴明、日暖风和、明星亮月而受胎者，多聪明富贵。倘时令不正，或迷雾气怒而受胎者，多愚蠢贫贱。或雷电之候而受胎者，定生怪状之物。诚不可不慎也！

经闭不通治法

妇人女子，经闭不行，其候有三。如脾胃伤损、饮食减少、气耗血枯而不行者，法当补其脾胃、养其血气，以待气充血生，经自行矣。不可妄用通经之剂，致中气益损、阴血益干，成痨瘵之疾而不可救。所谓索千金于乞丐，箠楚⑥日加，徒毙其生而已。一则忧愁思虑、恼怒怨恨、气郁血滞而经不行者，法当开郁气、行滞血，而经自行。苟用补剂，则气得补而益结，血益凝聚，致成癥瘕胀满之疾，所谓养虎自遗患也。一则躯肢迫塞、痰涎壅滞而经不行者，法当行气导痰，使经得行。斯之谓良工矣！又曰，凡服调经之药，宜于行经时多服数剂，下次经期即准矣。若丸药则宜常久服之，乃效。

---

① 锡：同"赐"。
② 燕翼：语出《诗经·大雅·文王有声》："武王岂不仕，诒厥孙谋，以燕翼子。"毛传："燕，安；翼，敬也。"孔颖达疏："思得泽及后人，故遗传其所以顺天下之谋，以安敬事之子孙。"后以"燕翼"比喻为子孙谋划，或辅佐君王。
③ 朘（juān）刻：克扣，搜刮。
④ 愆（qiān）：罪业。
⑤ 河汉斯言：把这番话看作是虚夸不实的言论，比喻大而无当，不可置信的话。河汉，银河，喻言论夸张荒诞。
⑥ 箠楚：鞭杖之类的刑具。

求福集说

淫念不除，既有损于德，尤有伤于命。一身之精神有限，而欲火焚烧、煎熬易竭精神，不充足于身，遂至窒其聪明，短其思虑。有用之人，不数年而废为无用，而疾病缠绕，痨瘵可怜。近日少年犯此病者，往往如是，尚何子嗣之可求哉？

延生种子戒期

夫妇居室，人之大伦也。至于房帏好合，每月有必须敬避之期，或为天忌，或为时忌，或为地忌，或为人忌。偶尔失检，性命攸关，则所系诚非浅鲜也。爰将敬避日期，分别详载。人能恪守此戒，则广嗣、延生两得之矣。又何患命之不可立哉？

正月　共十八日

初一：天腊①，玉皇校世人神气②禄命③，犯者削禄④夺纪⑤。又月朔犯者夺纪。每月同。

初三：万神都会⑥，犯者夺纪。又斗降⑦犯者，夺纪。每月同。

初五：五虚忌⑧。

初六：六耗忌⑨。又每月初六为雷斋日，犯者减寿。

初七：上会日，犯者损寿。

初八：五殿阎罗王诞，犯者夺纪。又四天王巡行，每月同。

初九：玉皇上帝诞，犯者夺纪。

十三：杨公忌⑩。

十四：三元降，犯者减寿。又四天王巡行，每月同。

十五：三元降，犯者减寿。又上元神会，犯者夺纪。又月望，犯者夺纪，每月同。又四天王巡行，每月同。

十六：三元降，犯者减寿。

十九：长春真人诞。

廿三：三尸⑪神奏事。又四天王巡行，每月同。[11]

廿五：每月廿五为月晦日，犯者减寿。又天地仓开日，犯者损寿。

廿七：斗降，犯者夺纪，每月同。

---

① 天腊：道家称夏历正月初一。

② 神气：道家所谓存养于人体内的精纯元气。

③ 禄命：禄食命运，宿命论谓人生的盛衰、祸福、寿夭、贵贱等均由天定。

④ 禄：福。

⑤ 夺纪：减少寿命。纪，古代计年的量词，一纪为十二年。

⑥ 万神都会：道教及民间传说，腊月廿四送神之后，返回天庭述职之人间神祇与驻守九重天之众仙班，于农历正月初三，同于凌霄宝殿，接受玉皇大帝赐宴聆训，并互相叙旧，该聚会称为万神都会。

⑦ 斗降：道教名词。斗降日指北斗星君降临的日子，道教认为在此日行善，善报加倍，在此日行恶，恶报加倍，或致削禄夺寿。

⑧ 五虚忌：夫妻生活禁忌的一种，正月初五的禁忌称为五虚忌。

⑨ 六耗忌：阴、阳、晦、明、风、雨所导致的六种病。

⑩ 杨公忌：相传唐代风水宗师杨筠松根据二十八星宿顺数，订定了"杨公十三忌"，正月十三为其中一忌日。

⑪ 三尸：道教认为，人身中有三条虫，称为上尸、中尸、下尸，分别居于上、中、下三丹田。三尸姓彭，上尸名踞，中尸名踬，下尸名蹻。尸者，神主之意。

廿八：人神在阴，犯者得病，宜先一日即戒，每月同。

廿九：四天王巡行，每月同。

三十：月晦，司命奏事，犯者减寿。如月小，即戒廿九，每月同。又四天王巡行，每月同。

二月　共十八日

初一：月朔，又一殿秦广王诞，犯者夺纪。

初二：万神都会，犯者夺纪。又福德土地正神诞，犯者得祸。

初三：斗降，又文昌帝君诞，犯者削禄夺纪。

初六：雷斋日，犯者减寿。又东华帝君诞。

初八：三殿宋帝王诞，张大帝诞，犯者夺纪。又四天王巡行。

十一：杨公忌。

十四：四天王巡行。

十五：月望。又太上老君诞，犯者削禄夺纪。又四天王巡行。

十七：东方杜将军诞。

十八：四殿五官王诞，又至圣先师孔子讳辰，犯者削禄夺纪。

十九：观音大士诞，犯者夺纪。

廿一：普贤菩萨诞。

廿三：四天王巡行。

廿五：月晦日，犯者减寿。

廿七：斗降，犯者夺纪。

廿八：人神在阴，犯者得病。

廿九：四天王巡行。

三十：月晦，司命奏事，犯者减寿。月小戒廿九。又四天王巡行。

三月　共十七日

初一：月朔，又二殿楚江王诞，犯者夺纪。

初三：斗降，又元天上帝诞，犯者夺纪。

初六：雷斋日，犯者减寿。

初八：六殿卞城王诞，犯者夺纪。又四天王巡行。

初九：牛鬼神出，犯者产恶胎。又杨公忌。

十二：中央五道诞。

十四：四天王巡行。

十五：月望，昊天①诞，元坛诞，犯者夺纪。又四天王巡行。

十六：准提菩萨诞，犯者夺纪。

十八：中岳大帝诞，又后土娘娘诞，又三茅诞。

二十：天地仓开日，犯者损寿。又子孙娘娘诞。

廿三：四天王巡行。

廿五：月晦日，犯者减寿。

---

① 昊天：泛指天。

廿七：斗降，又七殿泰山王诞，犯者夺纪。

廿八：人神在阴，犯者得病。又仓颉至圣先师诞，犯者削禄夺纪。又东岳大帝诞。

廿九：四天王巡行。

三十：月晦，司命奏事，犯者减寿。月小戒廿九。又四天王巡行。

四月　共十八日

初一：月朔，又八殿都市王诞，犯者夺纪。

初三：斗降，犯者夺纪。

初四：万神善化，犯者失瘄夭胎。又文殊诞。

初六：雷斋日，犯者减寿。

初七：南斗北斗西斗同降，犯者减寿。又杨公忌。

初八：释迦文佛诞，犯者夺纪。又万神善化，犯者失瘄夭胎。又善恶童子降，犯者血死。又九殿平等王诞。又四天王巡行。

十四：纯阳祖师诞，犯者减寿。又四天王巡行。

十五：月望，犯者夺纪。钟离祖师诞。又四天王巡行。

十六：天地仓开日，犯者损寿。

十七：十殿转轮王诞，犯者夺纪。

十八：天地仓开日，又紫微大帝诞，犯者减寿。

二十：眼光圣母诞。

廿三：四天王巡行。

廿五：月晦日，犯者减寿。

廿七：斗降，犯者夺纪。

廿八：人神在阴，犯者得病。

廿九：四天王巡行。

三十：月晦，司命奏事，犯者减寿。月小戒廿九。又四天王巡行。

五月　共廿二日

初一：月朔，又南极长生大帝诞，犯者夺纪。

初三：斗降，犯者夺纪。

初五：地腊①，玉帝校定生人官爵，犯者削禄夺纪。又九毒日，犯者夭亡，奇祸不测。又杨公忌。

初六：九毒日，犯者夭亡，奇祸不测。又雷斋日。

初七：九毒日，犯者夭亡，奇祸不测。

初八：南方五道诞。又四天王巡行。

十一：天仓开日，犯者损寿。又天下都城隍诞。

十二：炳灵公诞。

十三：关圣降神，犯者削禄夺纪。

十四：四天王巡行，子时为天地交，犯者三年内夫妇俱亡。

---

① 地腊：道家五斋祭日之一，时在农历五月五日。

十五：月望，九毒日，犯者夭亡，奇祸不测。又四天王巡行。

十六：九毒日，又天地玄气造化万物之辰，犯者三年内夫妇俱亡。

十七：九毒日，犯者夭亡，奇祸不测。

十八：张天师诞。

廿二：孝娥神诞，犯者夺纪。

廿三：四天王巡行。

廿五：九毒日，犯者夭亡，奇祸不测。又月晦日。

廿六：九毒日，犯者夭亡，奇祸不测。

廿七：九毒日，犯者夭亡，奇祸不测。又斗降。

廿八：人神在阴，犯者得病。

廿九：四天王巡行。

三十：月晦，司命奏事，犯者减寿。月小戒廿九。又四天王巡行。

六月　共十七日

初一：月朔，犯者夺纪。

初三：斗降，犯者夺纪。

初四：南瞻部州转大法轮，犯者损寿。

初六：天仓开日，又雷斋日，犯者损寿。

初八：四天王巡行。

初十：金粟如来诞。

十三：井泉龙王诞。

十四：四天王巡行。

十五：月望，犯者夺纪。又四天王巡行。

十九：观音大士成道，犯者夺纪。

廿三：南方火神诞，犯者遭回禄①。又四天王巡行。

廿四：雷祖诞，又关帝诞，犯者削禄夺纪。

廿五：月晦日，犯者减寿。

廿七：斗降，犯者夺纪。

廿八：人神在阴，犯者得病。

廿九：四天王巡行。

三十：月晦，司命奏事，犯者减寿。月小戒廿九。又四天王巡行。

七月　共二十日

初一：月朔，犯者夺纪。

初三：斗降，犯者夺纪。

初五：中会日，犯者损寿。一作初七。

初七：道德腊②，玉帝校生人善恶，又魁星诞，犯者削禄夺纪。

---

① 回禄：相传为火神之名，引伸指火灾。

② 道德腊：道教五斋祭日之一，时在农历七月七日。

初八：四天王巡行。

初十：阴毒日，大忌。

十二：长春谭真人诞。

十三：大势至菩萨诞，犯者减寿。

十四：三元降，犯者减寿。又四天王巡行。

十五：月望，又三元降，地官校籍，犯者夺纪。又四天王巡行。

十六：三元降，犯者减寿。

十八：西王母诞，犯者夺纪。

十九：太岁诞，犯者夺纪。

廿二：增福财神诞，犯者削禄夺纪。

廿三：四天王巡行。

廿五：月晦日，犯者减寿。

廿七：斗降，犯者夺纪。

廿八：人神在阴，犯者得病。

廿九：杨公忌。又四天王巡行。

三十：地藏王诞，犯者夺纪。月晦，司命奏事，月小戒廿九。又四天王巡行。

八月　共十八日

初一：月朔，犯者夺纪。又许真君诞。

初三：斗降，又北斗诞，犯者削禄夺纪。又灶君诞，犯者遭回禄。

初五：雷声大帝诞，犯者夺纪。

初六：雷斋日，犯者减寿。

初八：佛取般涅槃，大忌色欲。又四天王巡行。

初十：北斗大帝诞。

十二：西方五道诞。

十四：四天王巡行。

十五：月望，太阴朝元，宜焚香守夜，犯者暴亡。又四天王巡行。

十六：天曹掠刷真君降，犯者贫夭。

十八：天人兴福之辰，宜斋戒，存想吉事。

廿三：四天王巡行。又汉垣侯张显王诞。

廿四：灶君李氏夫人诞。

廿五：月晦日，犯者减寿。

廿七：斗降，又至圣先师孔子诞，犯者削禄夺纪。又杨公忌。

廿八：人神在阴，犯者得病，又四天会事。

廿九：四天王巡行。

三十：月晦，司命奏事，犯者减寿。月小戒廿九。又诸神考校，犯者夺算①，又四天王巡行。

---

① 夺算：削去寿数，缩短寿命。

九月　共廿二日

初一：月朔，又南斗诞，犯者削禄夺纪。

自初一至初九，北斗九皇降世，犯者夺纪。此九日俱宜斋戒，虔诚顶礼①，有无量功德。

初三：五瘟神诞。

初八：四天王巡行。

初九：斗母诞，犯者削禄夺纪。又酆都上帝诞，元天上帝飞升。

初十：斗母降，犯者夺纪。

十一：宜戒。

十三：孟婆尊神诞。

十四：四天王巡行。

十五：月望，犯者夺纪。又四天王巡行。

十七：金龙四大王诞，犯者遭水厄。

十九：日宫月宫会合，又无量寿佛观世音诞，犯者减寿。

廿三：四天王巡行。

廿五：月晦日，犯者减寿。又杨公忌。

廿七：斗降，犯者夺纪。

廿八：人神在阴，犯者得病。

廿九：四天王巡行。

三十：药师琉璃佛诞，犯者得危疾。月晦，司命奏事，犯者减寿。月小戒廿九。又四天王巡行。

十月　共十六日

初一：月朔，民岁腊②，犯者夺纪。又四天王巡行，犯者一年内死。四天一作西天。

初三：斗降，犯者夺纪。又三茅诞。

初五：下会日，犯者损寿。又达摩祖师诞。

初六：天曹考察，犯者夺纪。

初八：佛涅槃日，大忌色欲。又四天王巡行。

初十：四天王降，犯者一年内死。四天一作西天。

十一：宜戒。

十四：三元降，犯者减寿。又四天王巡行。

十五：月望，又三元降，下元水府校籍，犯者夺纪。四天王巡行。

十六：三元降，犯者减寿。

廿三：杨公忌，又四天王巡行。

廿五：月晦日，犯者减寿。

廿七：斗降，犯者夺纪。又北极紫微大帝降。

廿八：人神在阴，犯者得病。

廿九：四天王巡行。

---

① 顶礼：双膝下跪，两手伏地，以头顶尊者之足。

② 民岁腊：时在十月初一，又称寒衣节、十月朝。

三十：月晦，司命奏事。犯者减寿。月小戒廿九，又四天王巡行。

十一月　共十八日

初一：月朔，犯者夺纪。

初三：斗降，犯者夺纪。

初四：至圣先师孔子诞，犯者削禄夺纪。

初六：西岳大帝诞。

初八：四天王巡行。

十一：天仓开日，又太乙救苦天尊诞，犯者夺纪。

十四：四天王巡行。

十五：月望，又四天王巡行，上半夜犯男死，下半夜犯女死。

十七：阿弥陀佛诞。

十九：太阳日宫诞，犯者得奇祸。

廿一：杨公忌。

廿三：张仙诞，犯者绝嗣。又四天王巡行。

廿五：月晦日，掠刷大夫降，犯者遭大凶。

廿六：北方五道诞。

廿七：斗降，犯者夺纪。

廿八：人神在阴，犯者得病。

廿九：四天王巡行。

三十：月晦，司命奏事，犯者减寿。月小戒廿九。又四天王巡行。

十二月　共二十日

初一：月朔，犯者夺纪。

初三：斗降，犯者夺纪。

初六：天仓开日，又雷斋日，犯者减寿。

初七：掠刷大夫降，犯者得恶疾。

初八：王侯腊^①，犯者夺纪。又释迦如来成佛之辰。又四天王巡行。

初旬内戊日，亦名王侯腊，犯者夺纪。

十二：太素三元君朝真。

十四：四天王巡行。

十五：月望，犯者夺纪。又四天王巡行。

十六：南岳大帝诞。

十九：杨公忌。

二十：天地交道，犯者促寿。

廿一：天猷上帝诞。

廿三：五岳神降，又四天王巡行。

廿四：各户司命朝天奏人善恶，犯者得大祸。

---

① 王侯腊：时在阴历十二月初八日，民间有煮果粥祭神、聚食及馈送亲邻的风俗。

廿五：三清玉帝同降，考察善恶，犯者得奇祸。

廿七：斗降，犯者夺纪。

廿八：人神在阴，犯者得病。

廿九：华严菩萨诞，又四天王巡行。

三十：诸神下降，察访善恶，犯者男女俱亡。

以上戒期，每年通共二百二十五日，闰月照前，皆系每月中之一定者，此外更有：

二分之月：春分雷将发声，犯者生子五官四肢不全，父母有灾，宜从惊蛰节禁起，戒过一月。秋分杀气浸盛，阳气日衰，宜从白露节禁起，戒过一月。此二节之前三后三，共七日，犯之必得危疾，尤宜切戒。

二至之月：夏至阴阳相争、死生分判之时，宜从芒种节禁起，戒过一月。冬至阴阳相争，诸生荡，宜从大雪节禁起，戒过一月。此二节乃阴阳绝续之交，最宜禁忌。至节之前三后三，共七日，犯之必得危疾，尤宜切戒。又冬至半夜子时犯之，并冬至后庚辛日，及第三戌日，犯之皆主在一年内亡。

道藏三元日：犯之减寿五年。

四立四离四绝日、二社日①：犯之皆减寿五年。又，社日受胎者，毛发皆白。

三伏日、弦日、晦日、每月三辛日：犯之皆减寿一年。

甲子日、庚辛日、值年太岁日及拈香持斋供谢神佛日：犯之皆减寿一年。

祖先亡忌日、父母本命诞日、忌日：犯之皆减寿。

己身夫妇本命诞日：犯之皆减寿。

丙丁日、天地仓开日：犯之皆得病。

毁败日：大月十八日、小月十七日为毁败日，犯之得病。

十恶大败日：甲巳年三月戊戌日、七月癸亥日、十月丙申日、十一月丁亥日，乙庚年四月壬申日、九月乙巳日，丙辛年三月辛巳日、九月庚辰日、十月甲辰日，丁壬年无忌，戊癸年六月己丑日，闰月同，此大不吉之日，宜戒。

阴错日：正月庚戌日，二月辛酉日，三月庚申日，四月丁未日，五月丙午日，六月丁巳日，七月甲辰日，八月乙卯日，九月甲寅日，十月癸丑日，十一月壬子日，十二月癸亥日，此阴不足之日，俱宜戒。

阳错日：正月甲寅日，二月乙卯日，三月甲辰日，四月丁巳日，五月丙午日，六月丁未日，七月庚申日，八月辛酉日，九月庚戌日，十月癸亥日，十一月壬子日，十二月癸丑日，此阳不足之日，俱宜戒。

以上戒期，每年俱照时宪书②逐月查明录出，夹在此本，遵依禁戒。

酷暑严寒：犯之得重疾不救。

烈风雷雨、天地晦冥、日月薄蚀、虹见地动：犯之产怪物身死。

白昼星月之下、灯火之前：犯之皆减寿。

以上天忌，切宜禁戒。

庙宇寺观庵堂之内：犯之大减禄寿。

---

① 四立：立春、立夏、立秋、立冬四个节气。四离：春分、秋分、夏至、冬至的前一天，称为"离日"。四绝：立春、立夏、立秋、立冬的前一天，称为"绝日"。社日：古代农民祭祀土地神的节日。汉代以前只有春社，汉代以后开始有秋社。自宋代起，以立春、立秋后的第五个戊日为社日。

② 时宪书：历书。历代历书皆称为某某历，清代时因避高宗弘历讳，改称为"时宪书"。取《尚书·说命中》"惟天聪明，惟圣时宪"之义，一直沿用到清末。

井灶圊厕①之侧、荒园冢墓②尸枢之旁：犯之恶神降胎，并产怪物身死。

以上地忌，切宜禁戒。

郁怒：大怒伤肝，犯之必病。

远行：行房百里者病，百里行房者死。

醉饱：醉饱行房，五脏反覆。

空腹：犯之伤元神。

病后：犯之变症复发。

胎前：犯之伤胎。故凡有孕后，即宜分床绝欲，母则恪遵胎训。一则无堕胎之患，及小儿胎毒胎瘢③、凶险瘰痘④、游风、惊痫、牙疳等病。二则所生之儿，男必端严方正，女必贞静幽闲⑤，自然不犯淫佚⑥。

产后：百日以内，犯之妇必患病。

天癸来时：犯之成血淋症，男女俱病。

竹席：竹性寒凉，犯之易感寒气。

薄衾：犯之寒气入骨。

窗隙有风宜避，夜深就枕宜戒。交合时，婴儿在旁啼哭，勿即与乳。交罢勿即挥扇及饮冷茶水。一夕勿两度，勿服春方邪药，勿蓄缩不泄。

以上人忌，切宜禁戒。

《不可录》曰，福善祸淫之理，言之详矣。若夫夫妇之际，人所易忽，不知一岁之中有断宜戒之日，如月令先雷三日（春分前之三日也），奋木铎⑦以令兆民⑧曰，雷将发声，有不戒其容止⑨者，生子不备，必有凶灾是也。盖人身气血流行，原与天地节气相应。倘非时走泄，则气血不能合度。其伤精损气，百倍他时。至于神明降鉴⑩之期，而淫污冒渎，有阴被谴责而不觉者，故世有循谨之人。而阳受疾病夭札之伤，阴遭削禄减年之祸，往往皆由于此。与其追悔而莫挽，何如遵戒以自持？

《留心避度论》曰，《太上感应篇》训戒淫欲过度，先贤集注云，邪缘外合，灭德丧心，太上固已垂戒极严矣。至于夫妇之道，人生所不能废者，亦须有节，不当过纵。淫欲过度，自求速死耳。每见世人误犯此忌者，精神强壮男女，忽遭急病而死者，有遭瘀发风颠，或染瘟疫而殁者，有遭阴症伤寒，色晕虚脱，以及小产丧命者，更有夫妻并亡者。触犯不同，致死不一。每年惟五月为最，盖因颛⑪热之初，赤身露体，易动欲火之念。不知夏至之月，正当节欲，而反以九毒四离夏至等日冒犯，如火添油，以致暴死之速也。故特劝人抄录，敬贴卧房，永远遵守，并须开导子弟，警心避忌为是。但此度日，人知者少，误犯者多，奉劝乐善君子，刊刻刷送，遍地传播，务使家喻户晓。捐赀有限，造福实无穷也。

---

① 圊（qīng）厕：厕所。
② 冢墓：坟墓。
③ 瘢：恶痒的疮。
④ 瘰（cuò）痘：痘疹。
⑤ 闲：通"娴"。
⑥ 淫佚：纵欲放荡。
⑦ 木铎（duó）：以木为舌的铜质大铃，古代宣布政教法令时，巡行振鸣以引起众人注意。
⑧ 兆民：古称天子之民，后泛指众民，百姓。
⑨ 容止：仪容举止。语出《左传·襄公三十一年》："周旋可则，容止可观。"
⑩ 降鉴：犹俯察。《诗经·王风·黍离》："悠悠苍天。"《毛诗故训传》："自上降鉴，则称上天；据远视之苍苍然，则称苍天。"
⑪ 颛：阴湿。

《延嗣录房戒论》曰,一岁之中,有断宜戒之日。闺房同梦,不知忌讳,往往所得后嗣,非愚即妖,非邪僻下流,即陨身非命。每归咎于天之所赋,实不知彼自有以致之也。其慎于居处者,非但邀祖宗之积累,且获天地之煦和,所生子女自然天姿粹美,隽秀过人,何必羡他人之荣华富贵,而自安于不若哉?

《正心录》曰,一气既分,两仪肇判,万物之中,惟人最灵。考之古人,莫不趋吉避凶,惜身重命,多尽天年。而今人常夭亡者,何也?皆因男女交会,罔知避忌,暗犯戒律。轻则生子不肖,重则减其寿算,可不悚然警戒哉?

《庚申论》曰,古人多享大寿,今人不尽天年,只因肆情纵欲,暗犯禁忌,而削禄夺纪,灾殃不一而足。惜命之士,宜查时宪书,粘写壁间,获福无量矣。古语云,乐极生悲,纵欲成患。又云,寡欲必多男,贪淫每无后。老彭曰,上士异室,中士异床,服药百颗,不如独睡。诚以淫欲所致,有隐受其害而不觉,又明知其害而不顾,故不见可欲,此心不乱,其诀莫要于独睡也。奈庸夫俗子,其视妻妾之欢,以为家常茶饭,遂致淫秽之气,触怒天神,种种不祥,由此而致。倘不及时修省,延久必以身殉。幸肃洁清之气,不但留得百年偕老,亦且鬼神钦仰,名列仙班。自古圣贤,殁为上鬼,庙食[1]百世者,未有不由清心寡欲以致之。奈何徒贪无益之欢娱,而使此身堕落,遂与草木同腐也。

陈汝翼《谨身宝历例言》曰,闺房禁忌日期,刻以告世者不少。彼老成持重者固不犯此戒,而少年新婚燕尔,床笫缠绵,笃于伉俪之情,每失节制之法,遂致身撄危疾,医药罔施,中道分飞。良可慨也!是编逐细详备,实乃一片婆心,阅者切勿视同河汉[2]。又曰:劝善之书,汗牛充栋,往往置之高阁。兹编专指性命而言,人即不好善,未有不惜性命,迨遵行日久,妄想不参,动恐有干天地神祇之怒,自然驯致于为善之途。即素性善良者,得此以延龄,愈可造福无穷矣。又曰:艰于子息者,每患房劳抑思,寡欲多男,古言不谬,不特有益于寿算也。

《感应篇注证合编》曰,彭祖云,一月再泄,一岁二十四泄,此节慎之道。《素女》云:人生六十者,当闭精勿泄,此持危之道。

闵补离曰,夫妇好合,必择日期。年少闻之,莫不笑为迂腐,然吾里前辈,曾有谨守戒期者得寿考,生子成进士,此亦明验也,可不信哉?

芥园主人曰,夫妇好合,不可无节。世人不知戒忌,纵欲误犯,以致灾病日生,年寿暗折,夫妻难保,子嗣维艰。念及此,何如节一时之欲,俾留百年偕老之欢,而绵嗣续于无穷乎?普愿世人生大信心,手录戒期,劝人而兼自劝。若能悉遵,可登上寿,夫妻可期偕老,生子可望长成。倘以禁忌太繁,难于遵守,则且择其重大者遵行之,亦无不可。然太上之意,则甚望人之尽信也。何也?除禁忌日期之外,尚有数十日,一年相遇数十夕,是亦不可以少休乎?若床笫耽延,缠绵枕席,此亡命好色之徒,何足与语此哉?

---

① 庙食:死后立庙,受人奉祀,享受祭飨。
② 河汉:喻浮夸而不可信的空话,转指不相信或忽视。

安 胎 编

天地之大德曰生。生产之顺易，全在一有胎孕，即加调护，能守诸戒，产自不难，且又可保婴孩之寿，故必以安胎为急务也。爰采各说，以便世人，惟愿人人顺承大德，各遂其生而已，共乐乎无灾无害矣。

列 女 传 说

《列女传》曰，古者妇人妊子，寝不侧，坐不偏，立不跸，不食邪味，割不正不食，席不正不坐，目不视邪色，耳不听淫声，夜则令瞽诵诗、道政事。如此则生子形容端正，才智过人矣。

受胎成形论

妇人受胎，一月形如露珠，乃太极动而生阳，天一生水谓之胚，足厥阴脉主之，经水即闭，饮食稍异。二月如桃花瓣，乃太极静而生阴，地二生火，谓之胅，足少阳脉所主。若吐逆思食，名曰恶阻，有孕明矣。或偏嗜一物，乃一藏^①之虚。如爱酸物，乃肝经只能养胎而虚也。三月如清鼻涕，先成鼻与雌雄二器，乃分男女，手厥阴相火所主，胎最易动。四月始受水精以成血脉，形像具，手足顺成，手少阳脉所主。五月始受火精，筋骨四肢已成，毛发始生，足太阴脉所主。六月始受金精以成筋，耳目皆成，足阳明脉所主。七月始受木精以成骨，游其魂，能动左手，手太阴脉所主。八月始受土精以成皮肤，九窍皆成，游其魄，能动右手，手阳明脉所主。九月始受石精，百节毕备，三转其身，足少阴脉所主。十月神气备足乃生，足太阳脉所主。惟手少阴太阳无所主者，君主之官，无为而已。堕胎须防三五七月，宜服清热凉血安胎之药。

陈修园妊孕脉法

陈修园曰，妇人两尺盛于两寸，常也。若肾脉微涩与浮，或肝脉沉急，或尺脉断绝不匀，皆经闭不调之候。

又曰，妇人尺脉微迟，为居经，月事三月一下，血气不足故也。

又曰，妇人三部浮沉正等，无他病而经停者，孕也。尺大而旺亦然。左尺洪大实为男，右尺洪大实为女。旧说以左右尺为断，然经云，妇人手少阴脉动甚者，妊子也。今以寸脉动滑为断，左叶熊罴^②，右应鸾凤之兆。

又曰，体弱之妇，尺内按之不绝，便是有子。月断病多，六脉不病，亦为有子。所以然者，体弱而脉难显也。《脉经》曰，三步浮沉正等，按之无绝者，孕娠也。何常拘于洪滑耶？阴搏阳别谓之有子，言尺内阴脉搏指，与寸口阳脉迥别，其中有阳象也。妇人不月，脉来滑

---

① 藏：同"脏"。
② 熊罴（pí）：熊和罴皆为猛兽，此喻生男之兆。

疾，重手按之散者，胎已三月也。和滑而代者，二月余之胎孕也。重手按之滑疾不散者，五月也。

又曰，妇人经断有躯，其脉弦者，后必大下，不成胎也。然有因病脉弦，又当保胎为务，气旺则弦自退矣。

又曰，阴虚阳实谓之崩，言尺内虚大弦数，皆内崩而血下。妊娠七八月，脉实牢强大者吉，沉细者难产而死。

又曰，女人得革脉，曰半产漏下，得离经之脉曰产期。离经者，离乎经常之脉也。盖胎动于中，脉乱于外，势必然也。

又曰，新产伤阴，出血不止，尺脉不能上关者死。

又曰，妇人脉平而虚者，乳子也。

又曰，妇人尺脉弱而涩，小腹冷，恶寒，年少得之为无子，年大得之为绝产。

石天基保胎心法

戒交媾

妇一有孕之后，切勿交媾。所以昔人有孕，即居另室，不与共寝，恐动欲念也。大抵三个月以前，犯之则欲起，而子宫复开，多有漏下、胎动诸患。如三个月以后，犯之则胞衣厚而难产。要知欲火烁胎，必致污浊凝积，且儿身白滞痘毒疮疾，医治难瘥，俱因父母不慎也。试以物观其理易晓，牛马犬豕，胎胎顺易而无损，在人则未能矣。盖牛马犬豕一受胎后，绝不交合，遇牡①逼身，辄蹄之不得近，谓之护胎。人受胎后，多不禁欲，每受此害。与其妇产艰难，子多病夭，何如戒一时之欲，享无涯之福。但妇性难解，夫男当细与讲明。

戒恼怒

人有恼怒，最伤血气。血气既伤，自不能养胎，多有因此动胎者。即幸而不动，其怒气入胎，生儿多疾矣。

戒安逸

妇人怀孕，原赖血以养之，气以护之。宜当常行小劳，令血气周流，胞胎活动，则气强而胎壮。如久坐久卧，久勤女工织纺之类，不得行走散荡，以致血不运行，血不流润，胎必凝滞不活，致多难产，且又胎气微弱，生儿瘦弱多病。凡孕妇需要小劳，但不可登高上梯，举动妄作，恐有跌仆损伤之虞。常见田野辛苦之妇，忽然途中腹痛，立便生产。在富贵之家，每多难产，此安逸太过之验也。

戒暖热

凡有胎孕，宜微凉，而忌太暖。北方火炕，南方火厢，皆不宜热。凡胎动不安者，虚仅二三，热有八九。慎之哉！

---

① 牡：雄性。

戒猛药

有孕十日半月，脉微难辨，未曾过月，自亦不知。或遇身体不快，医家不知，误投破胎之药，伤损甚多。前人云，人知二三月堕胎，岂知月内伤胎者众也。

戒厚味

胎过于母，母之所嗜，胎之所养。食如辛辣酸咸、椒姜蒜韭、烧酒大料等厚味，不知减节，多致难产毒儿。

戒惊怪

受胎后，不宜受惊骇，如涉险傩神，以及入庙见奇异鬼怪形状，俱宜谨戒，则肝能育魄，不致种胎毒胎惊。

戒放纵

孕已知觉，即宜用布一幅，六七寸阔长，视人肥瘦，约缠两道，横束腰腹，直至临产之时解去。若是试疼，仍不宜解。此有二妙，其胎未长成，得此则腰膂有力，些微闪挫，不致动胎；且又常令腹中窄狭，及至解开，则腹中乍宽，转身容易。此最妙之良法。

调理脾胃

常人身体康健，气血充足，皆由脾胃调和、饮食有节。若怀孕妇人，脾胃尤为紧要。盖胎元全赖气血以养，气血又藉脾胃饮食而生。若饮食不节，脾胃必然受亏，更或七情内伤，气血因而渐耗，则痰火发炽、恶阻、痫症等病起矣。所以明医一见孕妇脾胃不和，急先调理，虽有他症，以末治之。且怀孕至二三月、六七月，饮食多不甘美，不妨少进香美，扶助胃气。凡新米新面、粘硬难消之物，极伤胎元，切宜谨戒。至于食不可顿饱，应吃得十分者，止食六七分，频频多顿，乃调理脾胃之要法。

常服条芩汤

受胎三月后，宜服条芩汤。每日以条芩煎淡汤，当茶用。如气旺者，每日三钱，气弱者，每日二钱，服至生产时止。此汤最能除胎毒，免痘疡，且儿痘必稀。与其既生后，儿服稀痘药，孰若未生时，母服此汤甚益。

有孕后，睡时宜要两边换睡，不可尽在一边，要令小儿左右便利，手足惯熟，则产时中道而出不难矣。

有孕后，饮食只宜清淡，不宜肥浓，宜甘平，不宜辛热。青蔬白饭，亦能养人。即在贫家，颇为不乏。且富贵之人，平日肥甘厌足，抑令崇俭，势所不堪，酌乎其中。宜食诸物，如猪肚肺、鸡、鸭、鲗鱼、淡鲞①、海参、青菜、菠菜、芝麻油、豆腐皮、莲子、山药、熟藕诸食，总宜洁净，多用清汤，吹去浮油饮之，俱宜白煮极烂，不可煎炒。

有孕后，忌食牛犬马羊及一切自死禽兽肉，不可多饮酒，不可乱服药。蛇蝎猛兽，及宰杀凶恶之事，不宜看。

---

① 鲞（xiǎng）：干鱼，腊鱼，或腌腊食品。

《达生编》保胎要法

安胎法有二，母病以致胎动，须治母，母安胎亦安。胎病以致母病，宜安胎，胎安母亦安矣。

受孕后，最忌登棚上梯、步险阻，以防跌损，至伤母子。倘遭跌打损伤，腰腹痛，产户流血，或子死腹中，疼痛不止，口禁昏闷，或心腹饱满，血上冲心，当服佛手散，生胎即安，死胎亦下。又方，用地胆头，取叶根擂烂，开烧酒炖热食之，立止痛安胎。

受孕后，忌尽力举重移掇，伸手高处取物，以致子脱母乳，儿啼腹内。遇此即散钱或散豆于地上，令母鞠躬俯拾地上钱豆自安；或用空房中鼠穴内土，同川连煎水服。

受孕后，胎动不安，以致腹痛，若痛至于腰间，其胎将坠。何以知其将坠？盖胞带系于腰间。不论何月，皆宜服观音保产方、加味佛手散。若暴怒房劳，服逍遥散。

孕妇坠胎，多在三五七月，惟一月人所不知。一月属肝，怒则多坠，洗下体则窍开亦坠。一次已坠，肝经受伤，下次亦坠。今之无子，大半一月坠胎，非尽不受孕也。故凡初交后，宜将息，勿复交接，以扰子宫，勿劳怒，勿举重，勿洗浴，惟多服养肝平气药，则无一月之坠，而胎固矣，即观音保产方亦可。

有一生不行经而受孕者，是谓暗经。有受孕后，月月行经而产子者，是谓激经。若无病相兼，不须治，待胎大食乳，其经自停。有受胎数月，无故而腹不痛，忽下血而胎不坠者，是谓胎漏。凡胎坠胎漏皆有血下，胎坠则腹痛，胎漏腹不痛。胎坠宜按保胎治，胎漏服四物汤加阿胶、黑栀、侧柏叶、黄芩清之；仍不止，恐荣经有风，或食少体倦脾虚不能摄血，当以脉参之。或漏下黄汁，或如豆汁甚多者，其胎干枯将坠，急用黄芪二两、糯米一合，水煎服，或银苎酒。若尿血出自溺孔，宜四物加血余、白茅根以凉之。

妊娠胎压膀胱，不得小便，饮食如常，心烦不得卧者，宜用稳婆香油涂手，举胎起，则尿自出以渐。救急仍宜用四物汤，加升麻、人参、白术、陈皮煎服。服后以指探吐，吐后再服再吐，如此三四次，则胎举而小便利矣。如不效，用五苓散，加阿胶以清之。

受孕至七八个月，多有试月。皆因儿手足全备，已能动弹，或母犯伤胎之条，以致腹痛不安，甚有腰腹齐痛，产门流血。此断不可令其产，急服观音保产方，服药后，宜仰卧静养，二三剂无不立验，或加味佛手散亦可。如不体会试月伤胎之条，遂错认为正产，令母临盆坐草，或稳婆用手探取生，生将儿取出，则母子十胎九夭。即幸保母命而道路惯熟，下次受孕，至前坠胎之期，胎必不安而欲坠，或三五月而欲坠，此又须于受孕二三月起，服观音保产方。每月预服二三剂，调和血气，安稳其胎。倘服药如常，仍遭腹痛，临时多服几剂，自然安稳。不然再三再四之胎，皆被坠落，可不惜哉！

妊妇言语似哑，不须治，胎下自开。若治当补心肾。

保胎药，至妙无过观音保产方，不问其试月、试痛、正产，皆可服之。盖药性调和，未足之胎能安，已足之胎易产。至于诸书所载催生药，只催生速下，而无安胎之功。倘月数不足，将试月认作正产，骤服催生药，贻害不小。即欲用催生药，亦须待腰腹痛急，胸前陷下，真是将产时候，始可用药顺势推之，药只须用大剂芎归汤、佛手散。盖胎前要血足，血一足，如舟得水，何患不行？特恐产母血少耳。今二方俱大用芎、归，使宿血顿去，新血骤生，且使身体壮健，产后无病。即保产万全汤亦可。若回生丹、兔鼠二丸，耗损神气，服之产后贻病不浅。

《易简录》语

凡妇人受胎三月，禀气未定，逐物变化。故妊娠者，须常闻贤人君子嘉言善行，调心神，和性情，谨嗜欲，节饮食，慎起居，庶事清净，则生子端正寿考，和顺安详，聪慧无疾，所谓胎教也。有此根基，则日后培养自易。欲昌大其后者，当于此留心焉。

《产宝编》语

妇人受孕之后，最宜净房帷，儿不受火毒。今世男妇，受胎之后，不异寝处，蕴火害胎。且夫胎元之形，仅一脐带系母左肾，名紫河车，蒂甚微甚脆。孕妇谨慎起居，胎元安稳，犹果熟蒂落，原无艰难。若不知禁忌，蒂断肾伤，犹击拨生果，堕损可虞。尚慎旃[①]哉！

保 胎 说

保胎以绝欲为第一义，盖绝欲则心清，胎气宁谧，不特胎安，且易生易育，少病而多寿。保胎又宜习劳，盖劳则气血流通，筋骨坚固，胎在腹中，习以为常，以后虽有些微闪挫，不致坏事。倘安逸不动，则筋骨柔脆，气血不行，略有闪挫，随至堕落。然非胎后方劳，正谓平日不宜安逸也。若平日安逸，及孕后方劳，适足损胎，何筋骨坚劳之有？

大 全 方 说

妇人怀孕，有七八个月生者，有一年二年，乃至四年而后生者，不可不知。

转 女 为 男

妇人觉有孕，以雄黄一两，缝囊盛之佩带，自可转女为男。

---

① 旃（zhān）：文言助词，相当于"之"或"之焉"。

广嗣金丹要言录卷二

保 产 篇

胎产非患也，而难产则为人患。欲弭其患，必须于未产时加意保护，临产时加意忍耐，既产后加意调养，自无难产之患矣。爰将保产诸法，汇录如下。人能家置一篇，熟习精研，不厌详说，使家人妇子，互相听闻，岂不可以先生如达哉？

石天基保产心法

要释忧惧

今人不讲生产之理，或问祸福于卜筮，或祈祷于鬼神。若邻里中适有产厄者，又向乱说，致令孕妇心怀忧惧，则必气怯，生产亦难。为夫者，宜将某某妇生产如何顺易，某某妇生产如何徐缓，向妇细说，释其忧惧，进其精锐，最为大益。

要慎医药

孕妇至八九十月，切不可乱服汤药，亦不可妄行针灸。若胎偶不安，腰痛者服安胎药，得安即止。要知儿在胎腹，呼吸随母，饮食母血，若药扰气血，恐致伤胎。

要选稳婆

稳婆俗名收生婆，最要得人。须访其祖传久惯，若夫年少，恐未曾经练；若太年老，恐龙钟颠倒。须四十以外、六十岁以内极好，如或不能，宁取年老者。凡孕至九月余，便预期请稳婆，厚礼待之，庶临产闻呼即至，且尽心效力也。

要知难产

中年妇人，生育既多，气血亏损，临产常难。又少妇初产，神气怯弱，亦常难产。当明此理，缓待莫惧。

要防胎晕

临月将荆芥末置囊佩身，时常闻嗅，可免胎晕。

要备器用

孕至足月，应备药物，俱要预办，恐一时夜晚取用不急。上好人参（切碎二三钱，贮收于干处），川芎、归尾（此二味切碎，收磁罐不可漏气），草纸（要预揉软数百张，垫于上，便于安坐），灯笼、蜡烛（要预先放现成），炭（日晒极干，临时一扇火即着，以取便易），白晚米（陈者佳，临产产后煨粥用），旧布（包儿拭污，最不可少），大布裹脚（临产束胸，临产切不可束腹，致碍转胎），红糖（须在大店内买，防有石膏充卖者），醋（买藏一二斤，恐产晕则用之，不必向妇说）。

临 产 六 戒

一戒急促

生产难易，其理有三。以世人生命论之，富贵贫贱，各有其时。如富贵人，在贫贱时决不生；贫贱命，在富贵时岂能产？此其一也。胎之受气，厚薄不同；受气厚，则气盛而转胎易；受气薄，则气弱而转胎难；此其二也。如腹痛延久不生，多因胞衣未破，子未出胞；要知胞衣薄则破快，胞衣厚则破慢；胎瘦则出胞快，胎肥则出胞慢；此其三也。有此三说，快慢人俱不可强力。即一日数日，亦无防碍。要知安心定气，强免忍痛，勉强饮食，要坐则坐，要行则行，要睡则睡。切莫听稳婆逼迫，用力太早。自己亦不可不忍耐痛楚，亦不可急思胎儿离身。旁人亦不可多言惊慌，以乱其心。时至自然分娩，譬如出大恭一般。未急不能催，时急不能止，理可知也。有等愚蠢稳婆，不审是正产与转胎，但见腹痛，遽令努力催生。产母无知，听从其言，或遇胎方转时受逼不过，必致横逆诸患，以误大事，不可不慎！

二戒喧闹

临月微觉欲产，切勿惊慌。虽有急事，房中不得喧闹，房外不得叫喊，惟恐产母失惊。要知惊则气散胎滞，只宜闭户静待，自然气充胆壮而有精力。

三戒饥饱

凡觉腹痛，临产之先，如觉稍饥，即少与陈米粥食之，不可忍饥。要知腹有粥食，则免气弱之患。如觉烦渴，可用滚水调白蜜两匙与饮，最能润脏腑。凡食不可太饱，恐食多外于上焦，气不得下行，致令难产。又恐产竣食停于中，变生诸病。至于坚硬难消之物，肉腻糕糍等物，亦不可食。

四戒触犯

临产时，预选老成稳婆，及谨慎妇女一二人，在房扶持。其余一切外来亲戚，并孝服不洁，体气酒醉之妇，皆当屏去，恐致触犯。

五戒试水

凡觉胎痛，切不可听信稳婆，预先频频试水，并轻易下手。恐误伤胞破，以致胞水先干，或风入产门，因儿肿胀狭小，反令难产。

六戒曲身

将产坐卧，最戒曲身。但产母畏痛，多不肯直身行立，每喜曲身坐卧，以致胎元转动不顺。儿出胞时，寻到产门，被母曲身遮蔽，因不得出。少顷再转，母又护痛再闭。如此则子必无力而不能动，人见其不动，将谓胎损，其实俱因无力也。只要产母心安气和，勉强饮食，渐渐调理，自然顺易。

辨认转胎、正产证验

未产前几个时辰，子欲出户，此时全要认得真确。倘若不是子生正时，或转胞至手，母错用力一逼，手即先出；或转胞至脚，母错用力一逼，脚即先出。其实无手足先出之理，皆因错用力之误。所以腹痛数日而不生者，亦不必慌忙。但今人不审胞衣破与未破，子出胞与未出胞，但见其一日半日不产，即谓难生，老少惊慌，求神许愿。产母见之，心甚忧惧，愈无胆力，愈难进食，子愈难生。只认此理，正时未到，惟恐忍痛饮食，左右人不可悯其痛甚，急欲离身，强其用力。殊不知胞衣未破，子未出胞，一错用力，关系母子之性命。切不可认未生为难生，因难生而强催也。

认正产有五证。脐腹急痛，腰又重痛，极痛不已，此一证也。胎气下坠，腹尖一处，产门肿满，此二证也。粪门挺进，如欲大便之状，此三证也。眼中溜火，此四证也。浆破血来，儿顶正对产门，此五证也。此五证俱现，才是正产。此时产母方可用力，儿即生下。

凡腹痛而腰不痛甚者，非正产之时也。盖因肾藏于腰，胞系于肾，胞若转离，腰即痛也。

凡腹虽痛而腰不痛，甚或腰腹虽痛，而儿顶未曾正对产门，俱是转胎，不是正产，不可用力。须将产母勉强扶起，直身行走，令血气流动。如体弱倦怠，即仰卧亦不妨，但用大枕放于两腿之中，令产门不闭，或倚物而立亦可。

凡足月，忽然腹痛，或起或止，或一日二日三五日，胎水已来，腹痛不止，名曰弄胎，非正产也。又有一月前，忽然腹痛，如欲即产，却又不产者，名曰试月，非正产也。不问胎水来与不来，都不妨事，但当宽心候时，若果能正产，必伺予前五证齐现，方为真确。

予曾见一妇，于一月前腰腹俱痛，将十余日，计无所施。一医用佛手散两服，调理饮食，又半月始产。可见迟久，多日亦无妨。

抱 胸 抵 腰

认果正产，用一熟练妇人，立于产母背后，两手抱住胸前，不可太紧，恐气不流行。产母亦自以两手紧抱肚腹，令胞胎下坠。如未到正产之时，不可令人早抱，恐儿难转胎也。

临正产时，抱腰人坐稳，用双膝将产母腰后紧紧抵住，产母向后倚着，不可虚悬。

服 人 参 汤

产时以饮食为本，有等人临产不能饮食者，则精气不壮，何以用力？必须将好人参二三钱，煎浓汁一钟，审是儿将出时服之，大助气力，胜于肉食百倍。

服人参，要在将产未下时服之，补助元气。若已经产后，则人参不可轻用。且必视其人少壮寒热虚实，平时能受者，方可用也。

参汤服之太早，恐壅补难产。若在产后，恐恶露滞塞。须不早不迟，在正产之时。若参汤误服太早，必致面赤气壅、难产，可急捣白葡萄汁与饮解之。

服催生药

凡生产有时，如瓜熟自然蒂落，不可强服催生滑胎等药，昔人谓催生如农人之揠苗，或因坐草太早。势不得已则用之，否则不必用。

凡催生药，不宜早服，恐是转胎也。须胞破时用之，只用佛手散浓煎饮之，一服不生，再服又不生，三服即下。要知此药调和气血，不致偏杂。未当正产，即可安胎止痛。已当正产，又能催生，免诸痛苦。既能仍服，又能去旧生新，行中兼补，功难尽述。催生方法极多，惟有此方最为稳当，又最捷效。

调理暑热生产

盛暑生产，不可四闢①风窗，恣取凉快，以致损伤胎气。又不可多人在房，致生蒸热之气，产母恐有血晕、发热、面赤如醉等症。大抵产当暑夏，必须开通帷幔，多放水盆，以消热气，则产母自然神清气和而安泰。

医方中，不知何人著有暑月生产用凉水服六一散之说。切不可用，凉水凝血，大伤人也。

调理冬寒生产

冬寒生产，不可预去下衣，早先试水，恐寒致血凝，不得流通，难于分娩。惟是衣服宜厚，产室宜暖，闭塞窗户，勿令透风。房内置火一盆，炭先在房外烧红，不可用生炭，恐有烟火恶气。室暖气和，产生自易。及至产下，即以酽醋碗许，浇洒火上，令醋气熏入鼻内，可无血晕之患。若春初生产，此时天气尚寒，亦须如此调理。总之生产喜温暖，盖血得暖则流散，寒则凝滞也。凡遇冬月生产，可预做开裆绵裤，临产穿之甚妙。

力乏停住神效方

产时儿未出户，用力太早，及至儿欲出户，母力已乏，令儿停住不生，因而产户干涩，须用佛手散服之。

交骨不开神效方

凡临产有交骨不开、经日不产者，多是年幼受胎，阴气不足，或年大方嫁，经络长成，或元气虚弱，胎前失调，以致血气不能周运而然也。凡人家有幼妇老女，预须防此。可用当归、川芎各一两，自死龟板一个，酥炙黄脆，女发一握，须用曾生过男女者，以麦面搓洗净煅存性。四味为粗末，每服五七钱，煎服。约人行五里路之久，交骨自开，儿即生矣。

---

① 闢：同"辟"，打开，开启。

临 产 要 言

初觉腹痛，先要自家拿稳主意，要晓得此是人生必然之理，极容易之事，不必惊慌。但看痛一阵，不了又疼，一连五七阵，渐疼渐紧，此是要生，方可与人说知，以便伺候。若疼一阵，慢一阵，或乍紧乍慢，则是试痛，只管安眠稳食，不可乱动。此处极要着意留心，乃是第一关头，不可忽略。若试痛认作正产，轻易临盆，则错到底矣。

此时第一要忍痛为主，不问是试痛是正产，忍住痛，照常食饭安睡，觉疼得极熟，自然易生。且试痛与正产，亦要疼久，看其紧慢，方辨得清楚。千万不可轻易临盆坐草，揉腰擦肚。再站时宜稳站，坐时宜正坐，不可将身摆扭。至嘱至嘱！

到此时，必要养神惜力为主。能上床安睡、闭目养神最好。若不能睡，暂时起来，或扶人缓行，或扶桌站立片时。疼若稍缓，又上床睡。总以睡为第一妙法，但宜仰睡，使腹中宽舒，小儿易于转动。且大人睡下，小儿亦睡下，转身更不费力。盖母子一气，母之气力，即子之气力。母若无力，子亦无力矣。故母不轻用力，正所以为小儿惜力，以待临时用之。切记切记！

无论迟早，总不可轻易用力。又不可听信稳婆说孩儿头已在此，以致临盆早了，误尽大事。盖此乃天地生物自然之理，若当其时，小儿自会钻出，何须着急？惟恐小儿力薄，其转身时，用力已尽。及到产门不能得出，或亦有之，只宜稍用力一阵助之，则脱然而下。盖此瓜熟蒂落，气血两分，浑身骨节，一时俱开，水到渠成，不假勉强，及至生下，即产母亦不知其所以然矣。

或曰，大便时亦颇用力，如何生产不用力？不知大便呆物，必须人力。小儿自会转动，定要待其自转，不但不必用力，正切忌用力。盖小儿端坐腹中，及至生时，垂头转身向下，腹中窄狭，他人有力难助，要听其慢慢转身，到产门，头向下，脚向上，倒悬而出。若小儿未曾转身，用力一迫，则脚先出。或转身未定时，用力一迫，则横卧腹中，一手先出。或转身向下，略不条直，用力略早，或左或右，偏顶腿畔，不得出。此等弊病，皆由时候不到，产母妄自用力之故。然亦非全不用力，但用力只有一杯茶时候耳，其余皆不可乱动。即如大便未到时，虽用力亦不能出，而况人乎？

何以知一杯茶而用力乎？曰此时自是不同，若小儿果然到产门，则浑身骨节疏解，胸前陷下，腰腹重坠异常，大小便一齐俱急，目中金花爆溅，真其时矣。当此时临盆，用力一阵，母子分张，何难之有？

或曰，小儿会钻出之说，到底未敢尽信，不知古人曾言及否？曰，古人立言，不过撮其大要，安能事事而悉言之？只要后人体会耳。观瓜熟蒂落四字，即知小儿自会钻出。观揠苗助长四字，即知将试痛认作正生之弊矣。夫哺鸡日足，自能啄壳而出，岂有催生之神药、稳婆之妙手乎？古人谓有迟至三四年而后生者，此是不肯钻出耳。既自不肯钻出，谁能强之？自要钻出，谁能御之？

或曰，早一时断乎不可动矣，不知迟了一时，或有妨否？曰，不妨。若果当其时，必无不出之理。然或偶有不出者，则是小儿力尽，不能得出。宜令上床安睡，使小儿在腹中亦安睡歇力，少刻自生矣。

或曰，倘儿到产门而大人睡下，岂不有碍？曰，更好。盖小儿向下时，而大人坐立，则小儿倒悬矣，岂能久待？今大人睡下，儿亦睡下，有何妨碍？又曰，倘或闷坏，奈何？曰，他十个月不闷，今乃闷乎？

或问，忍疼过久，或亦不妙。曰，最妙。从未闻妇人私产而难产者，总因胎起于私，怕人知之，只得极力忍疼，疼至没奈何时，自脱然而出。其理甚明，有何疑处？

或曰，不宜用力，已闻教矣，不知先误用力，以致横生倒产，有法治之否？曰，有。急令安睡，用大剂加味芎归汤服之，将手足缓缓托入，再睡一夜，自然生矣。又曰，托之不入，奈何？曰，若肯睡，再无托不入之理。若到此时，仍不肯睡，又或动手动脚，乱吃方药，吾未如之何也已矣。

或问，盘肠生是何缘故？曰，亦是用力之过。盖因产母平日气虚，及到临时用力努挣，浑身气血下注，以致肠随儿下。一次如此，下次路熟，又复如此。若能待其瓜熟蒂落之时，何得有此怪异？

或问，有一痛便生，令人措手不及者，此又何也？曰，此乃正理，何足为异？盖胎气已足，母子两分，儿自要出，虽欲留之而不可得。人人皆是如此，人人皆有此一时，只要忍耐得住，等待此一时也。

或曰，稳婆不必用乎？曰，既有此辈，亦不能不用，但要我用他，不可他用我，全凭自家作主，不可听命于彼耳。大约此等人多愚蠢不明道理，一进门来，不问迟早，不问生熟，便令坐草用力，一定说孩儿头已在此，或令揉腰擦肚，或手入产门探摸，多致损伤，总要见他功劳，不肯安静。更有一等狡恶之妇，借此居奇射利，祸不忍言。按吴越之间，谓之稳婆，江淮间谓之收生婆，徽宁间谓之接生婆。按收接二字之义，因其年老惯熟，令之接儿落地，收儿上床耳，原非要他动手动脚也。每见富贵之家，预将稳婆留在家中，及到临时，稍不快利，前门后户，接到无数，纷纷攘攘，吵成一片。所谓天下本无事，庸人自扰之也。

或问，临时有经验之药，亦可用否？曰，不用。从前奇方，莫过鼠肾兔脑丸。今时盛行，莫过回生丹。非谓其不效而不用也，总用不着耳。既不用力，又不动手，又有睡法佐之，他自会生，何消用药？纵有不顺，睡为上策。

或问，服药有益无损否？曰，安得无损？鼠兔二丸大耗气而兼损血，回生丹大破血而兼损气。盖鼠兔例用香窜之药，产时百脉解散，气血亏虚，服此散气药，儿已出而香未消，其损多矣。且令毛窍开张，召风入内，祸不可言。回生丹以大黄、红花为君，其余亦多消导之品，血已耗而又大破之，多致产后发热等病，遗患无穷。都只谓产后失调，谁复归咎于药？按此数方，古今称为神灵奇宝者尚然如此，其他可知。送药者本是善念，但知其利，不知其害也。

或问，总无可用之药乎？曰，有，只须加味芎归汤、佛手散二方，用之不尽矣。盖胎时全要血足，血一足如舟之得水，何患不行？惟恐产母血少，又或胞浆早破，以致干涩耳。今二方皆大用芎、归，使宿血顿去、新血骤生，药味易得，随地皆有，且使身体壮健，产后无病，真正有益无损。此皆先贤洞明阴阳之理，制此神丹，以利济天下后世。奈世人贵耳贱目，以为平常而不用，必求奇怪之药而后用之，只要奇怪，不论损益。岂不可叹？

或问，依此言，世间总无难产者耶？曰，偶亦有之，或因产母太虚，胎养不足，血气不完；或因产母伤寒之后，热毒伤胎；又或因夫妇同房太多，以致欲火伤胎；平日过食椒、姜、煎、炒热物，火毒伤胎；以及跌仆损伤，皆致难产，多令胎死腹中。除此之外，无难产者矣。又有严寒天气，滴水成冰之时，贫家房中，火气微薄，以致血寒而冻，亦令不出。然此亦因临盆太早，去衣坐久之故耳。若令拥被安卧，待时而产，岂有此患？

或问，临产时饮食如何？曰，此时心内忧疑，腹中疼痛，甚至精神疲倦，口中失味，全要好饮食调理，但不宜过于肥腻。如不能食，只将鸡鸭汤、肉汤之类，吹去油，澄清，频频饮之，亦能壮助精神。人以食为命，岂可一日缺乎？

临 产 救 法

凡生产艰难，或天寒孩儿生下不哭，或已死者，急用衣物包裹，再用香油纸撚①，将脐带慢慢烧断，暖气入腹，渐渐作声而活。倘或先剪断脐带，则死矣。

凡产，手先出名曰横生，脚先出名曰倒产。救法急令产母仰睡，略以盐涂儿手足心，仍以香油抹之，轻轻送入，即便自转顺生。但要看略有出意，即可送入，不可令多出，亦不可任其久出。久则手足青而伤子，难以送入。亦不可妄用催生药，盖手足之出，非药可治。又切勿误听凶妇用刀断手，一断子必腹中乱搅而伤母矣。

将产时，如门户俱正，儿亦露顶而不下，此必因儿转身，肚带攀其肩也，名曰碍产。治法令母仰卧，轻推儿向上，以手中指按儿肩，去其肚带，俟儿顺正，然后用力送下。

将产，生路未正，被母用力一迫，令儿偏挂，左右腿畔，儿头在产户不下，则云儿已露顶。非顶也，乃额也，名曰偏产。治法令母仰卧，轻轻推儿近上，以手扶其额顶端正，然后用力一迫即下。

儿未转身，被母早用力一迫，遂至坐腿而来。又或因母腰屈，遮闭产路而致之。急令母直身仰卧，多方安顿，令能睡一宿，自能复上，转身而下矣。宜服人参、大剂芎归汤，外用蓖麻仁或叶捣烂，贴头顶、胸前二处，胎上药宜撤去。

或因触破胞衣，胞水早下，产路干涩，子忽不动，停一二日、三五日者有之，服大剂芎归汤、独参汤调补气血，自然生下。

小儿已转身向下，头顶端正，仍不得出者，因交骨不开，用大剂芎归汤如神，加人参更妙。又因水衣先破，被风吹入，致产户肿胀、干涩、狭小，亦不得出。用葱头煎浓汤，加蜜糖薰洗，继服大剂芎归汤，俟多几时自下。

诸难产调补气血外，必多方安顿产母，切戒惊恐、忧惧、暴怒。盖惊则神散，忧则气结，暴则气不顺，血必妄行，多致昏闷。知此善调，自然无恙。

妇人有盘肠生者，是未产肠先盘出，似觉怕人，然亦无害。其治法，急将净盆盛温水，寒天则热水，少入香油润养。以好言慰母，令勿恐惧。待儿并胞衣下时，产母略仰卧，自己吸气上升，稳婆以香油涂手，徐徐送入。又有用水喷母而惊缩之法，恐气虚致病，不若以手送为上。此症多因中气虚，而遇努脱出也。

有儿并胞衣下后，膀胱壅出产户，照依治盘肠法送入，此皆用力太早，以致脏腑动摇也。

胞 衣 不 下

或问，胞衣不下，何故？曰，总是临盆早之故。当产之时，骨节开张，壮者数日而合，怯者弥月方合，今不待其开而强出之，故胎出而骨眼随闭，以致胞出不及耳。

或曰，胞衣不下，可有害否？曰，不妨，不必服药，亦不必惊惶。若胞衣不出，急用粗麻线将脐带系住，又将脐带双折，再系一道，以微物坠住，再将脐带剪断。过三五日，自萎

---

① 撚：同"捻"。搓成的条状物。

缩干小而下，累用有验。只要与产母说知放心，不必惊恐，不必听稳婆妄用手取，多有因此而伤生者。慎之！慎之！

胎死腹中

胎死腹中，关系尤重，呼吸生死，救法难缓。但须认得真确，勿误损生胎。要知胎死腹中，除撞触致伤，及饮食犯忌，热病内蒸，与临月而房事不禁外，亦有惊动太早，浆尽血干，胎无所养而致者。惟验产母面赤、舌青或舌黑，则胎死母活。若面舌或唇口俱青，而又口吐痰沫，则子母俱死。虽然，予尝验之，亦有胎已死而舌色不变者，但腹中必阴冷而重坠，口中必甚秽而呕哕。然亦有不呕而喘不得卧者，其脉多劲搏，如按琴弦，或循如刀刃，则胎真死矣。宜急下之，以救其母。方用平胃散五钱，酒、水各一盏，煎耗其半，投朴硝末半两许，再煎三五沸，去渣温服，其胎即化为秽水流出。若仓卒之间，取药未便，只用朴硝半两许，以温童便调下亦效。凡有猫犬畜生，胎死腹中，不能下而叫号者，以此灌之亦甚效。又有用黄牯牛屎，不拘多少，涂母腹上立下。或将牛粪炒令大热，入醋半盏，以青布包裹，于母腹脐上下熨之，立效。

胎死腹中当急下，然必验其舌青面赤、肚腹胀大、腹冷如冰、久之口中有秽气出者，方可议下。缓下用大剂芎归汤、佛手散。急下用平胃散加芒硝，能令化下。下此胎，有力者宜含人参一二分，先定神气，然后用药，庶不致误。然宜缓急下、宜寒热下，仍当详审，不可轻率以致误。

妊娠一切垂危之候，面赤舌青，母生子死；面青舌赤，母亡子活；面舌俱青，子母俱亡。况死胎坠胀瘀痛，亦与常产不同。

难 产 七 因

一因安逸。盖妇人怀胎，血以养之，气以护之。宜常时行动，令血气周流，胞胎活动。如久坐久卧，以致气不运行、血不流顺，胎亦沉滞不活动，故令产难常见。

二因奉养。盖胎之肥瘦，气通于母，母之所嗜，胎之所养。如嗜食厚味，不知节制，每致胎肥难产。常见糟糠之妇容易生产可知。

三因淫欲。古者妇人怀胎，即居侧室，不共夫寝。盖情欲一动，火扰于中，血气沸腾。三月以前犯之，则易动胎小产。三月以后犯之，则胞衣太厚而难产。再则胎元漏泄，子多肥白而不寿，疮毒痘毒，疾厄难医。

四因忧疑。今人求子之心甚切，保胎之计反疏。或问卜祷神，或闻有产变者，常怀忧惧，心怯气闭，血脉阻滞，产亦艰难。

五因软怯。如少妇神气怯弱，子户未舒，更腰曲不伸，展转倾侧，儿不得出。又中年妇人，生育既多，气虚血少，产亦艰难。

六因仓皇。有等愚蠢稳婆，不审正产、弄产，但见腹痛，遽令努力。产母无主，只得听从，以致横生、倒产，子母有伤，皆因仓猝之失。

七因虚乏。娠妇当产时，儿未欲出，用力太早。及儿欲出，母力已乏，令儿停住，因而产户干涩，产亦艰难。此可以补血催生，如保产万全汤最妙。

产 后 八 戒

莫就上床

才产毕，不可就上床。急将净桶盖好，或在桶盖上，或在软椅上，且闭目净坐片刻，背后须要倚紧，不可动摇，免致眩晕。一面令人将粗纸铺床揉软，纸以铺浮上，铺完方可缓扶产母上床，倚被褥静坐。

莫就说话

才产毕只宜安静少思，不可言语，固养神气也。尤不可问答男女，恐爱憎气恼，致病不小。但人情喜儿者颇多，若果男胎，即明白答应，令母喜悦。常有久练稳婆，虽生女胎，必虚答是男。或夫假作喜女，以安母心。

莫就睡卧

才产毕，须用绵软被褥，堆叠床头，上加软枕，扶产母上床坐一日一夜，方可卧下，切不可早卧，防瘀血停滞也。上床后，须令人以手从胸腹顺抹至脐下，令污血尽出，自无诸病。日须七八次，三日乃止。腿膝又须放开，不可伸足夹腿，以致败血不出也。

莫就服药

才产毕，先以陈米清汤一钟与饮，以定其心，切勿即用稠米汤。饮汤之后，如瘀血下多，不必又用芎归汤。如瘀血下少，方可用芎归汤，其当归须用归尾。

莫就食荤

才产毕，脾胃虚弱，只宜熟米粥和红糖频频少与。三日内，切不可食鱼、肉、鸡、鸭。其糙硬蛋物，尤不可食。迟吃荤腥油腻，不独产母安稳，且小儿食乳，腹亦充实。

莫就劳心

产后切不可劳心焦思，三日内更宜紧要。

莫就饮酒

才产毕，不可饮酒。因产母脏腑方虚，饮酒必至昏晕。四五日后，可与些须淡酒，以辟风邪，又可下瘀血也。

莫就食咸

乳汁乃血气所成，产后不可食咸味。因咸能止血少乳，且发嗽。若恶露未尽，早食咸酸之物，不独少乳，而且腹痛发寒热。六七日后，方可少进咸味，如白鲞①火腿之类。

---

① 鲞（xiǎng）：干鱼，腊鱼，或腌腊食品。

产 后 症 治

产后恶血冲心、血晕昏闷、不省人事者，用韭菜一把，冬天则用根，切碎，放在酒壶瓶内，以热醋一大碗灌入，密扎口，扶起产母，以壶嘴向鼻，远远熏之。

产后鼻中流血不止，口鼻渐起黑色，宜急用本妇头顶发三五根、红绒线三五条，合扎右手中指节上，令极紧即止，内服人参泽兰汤。若至口鼻已黑，难救。

产后忽然齿黑，并舌渐起紫黑色，速服十全大补汤。

产后中风口禁，手足抽掣，及角弓反张，或产后血晕，不省人事，四肢强直，或心头倒筑，吐泻欲死，用荆芥穗焙干研末，每服三钱，童便调服。口禁排牙灌，齿禁不研末，将荆芥穗同童便煎，待微温，灌入鼻中。又方，用黑豆一茶钟，连须葱六条，半截，先将黑豆炒至有烟时，再入黄酒一钟、水一钟，共葱煎至一钟服，出汗即愈。此病多因气血虚损，易中风邪，以致如此症候。若唇白、肉冷、汗出、目眩、神昏，此虚极生风，若以风药治则误矣，宜服十全大补汤加川附、防风，挖开口灌。如不得下，令侧其口去之，仍灌热者，又冷又灌，数次即下。又神方，用茄子二只，一名吊菜，又名矮瓜，取白色者用。将茄入锅炒黑，加入糯曲酒，煮沸食之，虚与不虚皆可服。

血晕有二症，或停瘀血上攻晕者，面唇必赤色，而腹胀痛，服生化汤、佛手散，或失笑散。若去血过多，又感风邪，血脱而晕者，面唇必白，用清魂散。若口开自汗、手足厥冷，用十全大补汤加川附。二者均宜用火烧红铁器淬醋，不时熏之。

坠胎与产后数日，忽然浑身大热、面红眼赤，口大渴，欲饮凉水，昼夜不息，此血虚之症，用当归补血汤。如不验，方内蜜芪换生黄芪。若认作伤寒，而用凉寒之药，必误死矣。若净渴甚不解者，用竹叶归薯汤。

产后宜用铁秤锤，或溪中白石子，烧红入醋，令醋气入鼻，以免血晕，且收敛神气，又能解秽。每日三四次，亦三日止。

产 后 宜 忌

产后十余日内，切不可嫌血污，遽起洗拭见风，犯者多至血崩，为害不小。况产时去血已多，筋脉空疏，风寒亦袭，少有不谨，便成挛痹，为终身之患矣。

若未满月，强起离床劳动，当时虽不觉损，日后多成蓐劳。产母节劳，人人尽知，至动针线，则不觉劳烦，以为无妨。殊不知未老眼目昏花，或流酸泪，戒之哉！

产后梳头濯足，恐血气攻下。脱衣洗浴，易受风寒。又不可刮舌刷身，及就下低头，皆成血逆血晕。即欲洗下身，亦不可用生水，宜用益母草汤，能祛寒湿、风热最妙。至洗澡，虽益母草汤，亦万万不可用。

生产百日之后，气旺血足，方可交合。常见愚人未满月交合者，不惟妇成大病，即夫亦多损。

月内不可用肥皂擦手面，不可用粗布揩手面，不可高声叫唤，亦不可多言多管事，皆致大伤神气。

夏月不可当风坐卧，不可贪凉用扇，不可食瓜桃生冷。房中惟贮冷水一二盆，自解暑热。暑甚不得已，可用蒲扇微摇，自不伤人。其芭蕉、纸扇，风来猛烈，概不可用。

冬月房中火盆取暖，不可手足向火。惟用汤壶，以布包裹，放衣被之内，可暖手足，不致伤人，甚妙。

产后脏腑皆虚，哭泣伤肺，恚怒伤肝，笑语伤神，惊忧伤心，皆当切戒。总之产后易致病，亦易祛病，若能小心调理，虽有宿病，亦可以全愈，以待后来受用不尽。

产后多服红糖汤，能令污血下行。时进白粥，不可太饱，须频频少与，逐日渐增。不用经宿者，又不可冷食，恐留滞成病。六七日之后，方可少食咸菜。

产后忌食热药，及生冷粘硬肥腻、新米面、酸咸厚味。

产后宜挤两乳

凡妇人初产，即将两乳放温热淘米水内，揉洗良久，将乳挤出。乳孔内有白丝数条，用手扯去，方与儿食，则小儿易于吸食，可免吹乳、乳痈等病，此秘法也。

产后乳汁不通

初产之妇，则乳方长，乳脉未行，或产多之妇，则气血虚弱，乳汁短少，并用加味四物汤。归身、党参、川芎、赤芍、生地、桔梗、甘草、麦冬、白芷各一钱，水煎服。如因乳不行，身体壮热、胸膈胀闷、头目昏眩者，加木通、滑石末，水煎，食后服。更煮猪蹄汤食之，则乳自通。猪蹄一对，洗净煮烂，入葱调和，并汁食之，或入香油炒过穿山甲共煮，去甲，食之神效。

产后恶露不止

产后冲任损伤，气血虚愈，旧血未尽，新血不敛，相并而下，日久不止，渐成虚劳者，大补气血，使旧血得行，新血得生。不可轻用固涩之剂，使败血凝聚，变为癥瘕，及为终身之害。用十全大补汤，如小腹刺痛者，四物汤加延胡索、蒲黄（炒）、干姜（炒）各等分，水煎服。

产 后 血 晕

产后昏眩卒倒，不省人事，口噤气冷，谓之血晕。此恶候也，不可救者多。须用人抱住，提起头发坐定，不可倒眠，急以烧红栗炭，或砖石、称锤等物，投入陈醋内，对鼻孔熏之，自醒。

产 后 中 风

产后正气暴虚，百节开张，风邪易入，调理失宜，风即中之，不省人事，口目蠕动，手足挛曲，身如角弓，此风外中者也，用愈风汤。羌活、防风、当归（酒洗）、川芎、白芍（酒炒）、肉桂、黄芪、天麻、秦艽各二钱，姜、枣引，煎服。

产后血晕、血脱二症须辨

产下之后，卒然眩晕不省者，有血晕、血脱二症，宜察唇面之色及形象分辨之。如果有停瘀上攻迷晕者，唇面之色必赤，形气、脉气俱有余，胸腹胀痛气粗，外症两手握拳，牙关紧闭，此血逆症也。以生化汤倍芎、归，和酒便服，更烧红铁淋醋，令酸气入鼻，收神自醒。如系血虚生风迷晕者，面唇之色必白，是血脱也。盖血脱一症，产后血既大下，则血去气亦去，故昏晕不省。微虚者，少刻即苏。大虚者，竭脱即死。但察其面目，如眼闭、口开、手撒、手冷、六脉微细之甚，或浮而散乱，此即气血脱症也。速用人参，多则六七钱，少则三二钱，加入炒米、煨姜、红枣煎汤，徐徐灌之，得下即可救，迟则无及。无力备人参者，以大剂当归补血汤，加炒米、煨姜、红枣，煎汤灌下，亦能救之。

月 空 方 位

凡产妇床帐及藏衣，宜择月空方位。每逢单月，月空在壬丙，双月月空在甲庚。必须看定方位，不致游移，无不吉利。

辨闭脱二症

凡闭、脱二症，不特产后宜辨，即中风、中痰、气厥、暑风及卒然昏倒、眩晕不省，咸宜辨之。如牙关紧闭、两手握拳，谓之闭症，有余之候，即疏风化痰之剂合用。如口张、手撒、眼闭、遗尿、鼾声，谓之脱症，不足之候，惟大进参附，或可一救。

附生产妙诀十六歌

受胎歌

受胎第一要经调（月经不调，或先或后，何能受胎？），
行尽经时乐意饶（每月经期过后，正受胎之时，阳胜成男，阴胜成女，精余成双胎）。
胞热胞寒皆不受（胞即受胎之处，又称子宫，有或热或寒之病，皆不能受胎），
贪欢纵欲子难招（平日不节淫而精竭，何能受孕？欲成胎亦甚难）。

保胎歌

胎后分房养自专（受胎后分宿养胎，欲知是胎否，但看乳头转黑、乳根渐大便是），
内调外谨保胎全（内调者，恐性气躁怒等类，外谨者，恐高低失跌等类，皆足伤胎）。
戒除煎炒防胎热（凡小儿眼封、便闭、夜啼、天吊及口疮、舌毒，皆受胎热，多难救治），
好睡贪闲产未便（勤动之人血活，闲逸之人血滞，故受胎后宜常运动，便易生产）。

胎前禁忌歌

胎神戊癸占床房（每月戊日、癸日，胎神占床与房，此两日一有犯，即伤胎或胎堕），

房内搬敲孕便伤（身上有损，极准极验。搬即搬动箱厨，敲即敲打柱壁及钉钉之类）。
犯此安胎无别法，
腐皮油煮吃多张（胎动要安，多用油煮豆腐皮食之，或照所列安胎各方服之）。

临产歌

时当生产要安详（凡当产之先，总要安稳详慎，不可听凭无知稳婆心忙意乱），
腹内初疼且莫忙（腹内初痛，切莫慌张）。
仰睡缓行胎自转（或缓步扶行，或正身仰睡，切勿屈腰，致胎难转），
房中静待戒喧攘（产妇房中，冬宜密暖，夏宜厂①凉，切戒人声嘈杂，庶可安心静待）。

误认产期歌

从来足月乃全胎（从古至今，十个月满足，胎气乃全），
误把闲疼作产猜（若未足月，多是闲痛，人都猜作生产，即便抱腰擦肚、临盆用力）。
可怜未满娘怀子（又被造孽稳婆要算做一回生意，好受谢礼，故蛮蛮把小儿逼将出来，母则九死一生，子则十胎九妖②。可怜！可怜!），
蛮在胎中逼出来。

辨是产非产歌

未足月疼名试胎（未足十个月，偶然腹痛，谓之试胎），
痛而复止弄胎来（已足十个月，忽然腹痛，痛而复止，谓之弄胎）。
两般不是真生产（试胎、弄胎俱非正产之候），
且自安心莫乱催（产妇宜安心忍痛而睡，万勿胡乱催促、临盆太早，凡横生、逆产皆由此误）。

辨痛歌

八九月来试痛多（小儿渐大力强，或母起居失宜，以致胎儿大而腹痛，并非真产），
伤胎作痛药调和（或失跌伤胎作痛，只宜用药安胎，不然胎堕，并非正产）。
食痛当脐愁手按（或伤食肚痛，必当脐一块作疼，手按之更痛），
寒疼最喜热烘摩（或伤风寒肚痛，喜得热手及物烘热摩之便减）。

临盆用力歌

小儿身转顶无偏（时正当生，小儿自然身转向下，头顶至产门无偏），
浆水流来腹痛连（时正当生，胞破浆水流下，腹疼腰胀，一阵紧一阵）。
中指节边筋乱跳（时正当生，产妇中指节边，筋必乱跳），
临盆用力顺生儿（此时方可催其用力一送，小儿顷刻顺生矣）。

产后调理歌

产后登床枕要高（上床时要高枕靠背，两膝竖起，莫直伸长睡），

---

① 厂：通"敞"。
② 妖：通"夭"。

存神合眼莫坚牢（只宜合眼存神，不宜牢闭熟眠，恐血气上壅发晕）。

饮杯童便还兼酒（产过后服童便、热酒引一杯，每日服二三次，无他病不必服药），

铁气[1]烧红用醋浇（用铁器或白石子烧红，以醋洗之，熏气入鼻，以免血晕，每日二三次熏之）。

产后血晕歌

血晕面赤瘀停时（恶露未尽，内有瘀血，上攻迷晕者，面唇皆赤，恶露乃裹儿瘀血），

佛手良方急服宜（内服川芎、当归，外急烧旧漆器，熏其鼻，自醒）。

去血过多唇面白（去血过多，血脱而晕者，面唇多白），

荆参芎草泽兰施（宜服荆芥穗、人参、川芎、甘草、泽兰叶，名清魂散）。

产后胞衣不下歌

初生力弱血枯滞（胞衣本应随胎而下，或因初生不知，先乱用力，至产后力乏，或风冷血滞，或下血过多，产路干涩，或血入胞衣胀满，皆不下），

产路干时胞胀疼。

缓下何妨安产妇（口说缓下何妨？恐产妇惊怯，愈不得下，以此语安其心也），

急煎没竭两般吞（急服没药、血竭二味，没药免致上攻心胸，稳婆可即依胎取下）。

临产交骨不开歌

交骨缘何不自开（交骨者，产门之骨也，原当生产自开）？

或因血弱或初胎（或气血不足，或初次受胎）。

但宜一服开骨散［佛手散内，川芎、当归同龟板（醋炙，碎，一块），生产过妇人头发一团，烧灰，合酒引调服，其骨自开］，

佛手龟同妇发灰（名开骨散。气血虚加人参更妙）。

难产歌

生人自古无难产，用力非时因误催（生产乃天地万物化育自然之理，从无难者，如壳脱蒂落，不用人力，总因无知接生者，非当生之时，误催用力，送人性命）。

气滞血壅犹易治，横生逆产悔难追早（或平时过于安逸，血气不运，或血壅产路者，虽难产犹可治。小儿才半转，头顶未向产门，即早用力，逼得手足先出，追悔何益？）。

保全横生逆产歌

脚生为逆手为横（脚手先出，切不要忙，且将手脚缓缓托进产门，只管安睡），

从容托进且安眠（若肯安睡，再无托不进者，只是产妇要安心，莫慌乱）。

大剂煎用芎归药（煎服佛手散一大剂，再睡一夜，自然生下），

休教动手自然生（若不肯睡，又听信接生者用蛮法动手乱来，是自误也）。

---

[1] 铁气：铁器。

验死胎歌

腹中何以知胎坏（凡胎坏多因不顾肚腹压紧，或高处伸腰，致儿口脱不能吮血），
内寂舌青冷肚皮（产妇面赤舌青，肚腹冰冷，内不跳动，口有秽气，子死无疑）。
舌赤面青母难保（血①色转青，母亦难保），
面舌俱青两命危（面青舌亦青，口角流涎沫，大小二命，俱危亡矣）。

安胎下胎药方歌

方名佛手安胎妙（佛手散用当归五钱、川芎三钱，服之，动胎即安，坏胎即下，横生、逆产即顺生，新血逐败血，乃神效仙方也），
又有方名保产奇（保产方用当归、川芎、白芍、贝母、菟丝子、羌活、枳壳、荆芥穗、黄芪、蕲艾、甘草、厚朴，加生姜三片。凡胎伤势欲小产，再服全安）。
欲下死胎平胃散，
后来生化最相宜（平胃散用苍术、陈皮、厚朴各二钱，甘草五分，酒水各半，煎熟投下朴硝五钱，再煎服，坏胎化下。生化汤用当归八钱，川芎三钱，姜炭、甘草、青皮各五分，桃仁十个。方产之后、未进饮食之前，即服一剂，永免产后疾病。不论大小产俱神效）。

稀　痘　法

孕妇怀胎时，用生白芝麻，不拘多少，置来往处，随便撮食之。及十月满足，生下子女，不受胎毒，出痘甚稀。此江南薛浩年先生屡验方也。

---

① 血：当作"面"。

福幼编

婴儿始生，为父母者，无论是男是女，总要保养得宜。月内调治有法，自可平安无患。间或变生意外，须当急救，人事既尽而天数难逃，则付之无可如何而已矣。岂可缓视其死而忽不加之意哉？

拭口秽法

小儿生下，即用软绢包指，拭尽口中恶血秽汁，则日后出痘必稀，且无百病。

洗儿法

儿出胎浴洗，用益母草、苦草煎汤，入食盐少许，汤要调匀冷热，若太冷太热，俱不相宜。必预煎收贮，俟温取浴，勿入生水。洗毕拭干，以腻粉研之极细，摩其遍身及两胁下，然后绷裹，既不受湿，又无诸气。今执三朝古礼，将绷裹之儿复洗，若儿之体怯，多致感冒、惊风。变通在人，只依此出胎便洗，甚为稳当。

断脐带法

儿出胎浴洗，洗后方断脐带，则不伤水生病。断脐须将令汁尽，否则寒湿入腹，或作脐风。

断脐时，以蕲艾为纸撚[1]，香油浸湿，熏烧脐至焦，令暖气入儿腹中，方可断脐带。脐带用帛包裹，先将剪刀入人怀内温暖剪下，则无冷气内侵，可免腹中吊痛之虞。若冷铁剪刀，脐上下冰冷气由此而入。剪刀火烘，又恐太热。只依此法，令人怀暖甚妙。

存留脐带，不可太长。长则难干而伤肌，恐引外脐风。亦不可太短，短则逼内而伤脏，致成腹痛，令儿夜啼。量留五六寸，用旧布包裹，日间视之，勿令尿湿，自无脐风撮口之病。切不可先断脐带而后浴，恐水入脐中，必成后患。断脐带如有虫，急须去之。

裹脐法

用旧帛一块，周广四寸，内衬新绵，四围各拢缚之，务须缓急得中，急则令儿吐唲[2]。亦不可屡解，致十二朝方解视之。若脐带燥，儿腹刺之痛啼，则解开用油稍稍润之，仍然裹好。唲（音衍），乃呕乳也，即俗云转乳。

凡解脐须闭户下帏，若冬月，房内多置炭火，令有暖气乃佳。倘如脐不干，用绵茧乱发烧灰糁[3]之。

---

① 撚：同"捻"。

② 唲（xiàn）：不作呕而吐，亦泛指呕吐。

③ 糁（sǎn）：涂抹。

藏 胞 衣 法

先用清水将胞略洗，盛新瓶内，入古钱一文，勿令沙土、草垢杂之，用清布包口，仍以物密盖其上，置便宜处。三日后择向阳高燥之处，入地二尺余埋之，筑实其土，令儿长寿。若藏衣不谨，为狗鼍虫蚁所食，则不吉。藏胞器用稍大平稳，若器小则儿吐乳，不平稳则儿多惊。凡井灶、社庙、流水之处，俱不可埋衣。

开 口 法

（开口只宜多饿两日或日半，以儿肚软瘪为主。瘪，音别，不坚实也。）

婴儿痘毒，多因受母腹瘀血秽恶，生下不为销尽。及出痘之时，种种危险，或未痘之先，惊风疮痍，皆由于此。只在儿生后六个时内，亟服后药，解下瘀血如黑漆胶痰，再停半日或一日，俟瘀血解尽食乳，痘竟不出，即出亦稀少，屡次神验。但儿初生，未曾食乳，虽多饿一日二日，亦饿不坏。方用生大黄（五分，酒打）、桃仁（五粒，去皮尖，捣碎，双仁者不用）、当归尾（五分）、红花（三分）、生甘草（一分），用水一杯，煎稠汁半杯，将新绵花浸挤儿口内，服完。要于生下六个时内服之，迟则无用。如子时生者，于巳时内服之。午时生者，于亥时内服之。因初生下时，瘀血尚在上部，约迟六时，行在中下部，可以一推而下矣。服药后，须再饿一日，或六七个时。如子时生儿，巳时内服药，迟至十三四个时与乳最好。更要摸儿腹，如饱硬，用手轻磨，须再饿半日，俟儿腹软瘪，方可与乳。或疑大黄性恐猛烈，殊不知毒汁非此难除，最能下有形积秽，并不伤儿，可放心任用。此方乃周曜翁刊传，翁年已九十余，子孙四代二十余人，并无痘伤，且俱长寿。总因翁积德行善，传方普济也。

去上腭白泡法

儿生次日，即看儿口上腭。如有白泡，即用银耳挖轻轻刮破，将泡内白水取出，勿令落入喉中，仍以好金墨搽之。如次日不取，则泡老难刮，且儿不能乳，最误大事。又有马牙在牙根处，亦须挑破取出，以墨搽之。

三朝复洗儿法

儿至三日之后，俗例洗三。但夏月天热，或可洗。若冬寒洗，恐风入脐腹，脐风由此而起，或只洗头面亦可。俗传若不洗三，长大皮粗起秕。予曾见常有不洗三者，至老亦不闻皮粗起秕。不但洗三可已，即初生亦当戒浴，保固真元。北人风俗，但以旧绵拭净，或大小便处，略以水揩。所以北人软，南人壮实，不徒风气然也。浴儿务须在密处，更不可久浴。如必洗三，夏天三四日后洗，冬天十余日后洗。或用猪胆四个，取汁煎水七公碗，煎至四五碗，待水和温洗，儿一生永无疮疖。

绷 裹 法

男用父旧衣，女用母旧衣，莫用新绵，亦不可过厚，恐伤皮肤生疮发痫。若冬月严寒，可靠大人暖气。

小儿初生，三五月间，只宜绷缚令卧，勿竖头抱出，免致惊痫。

剃 胎 头 法

小儿初剃胎头，只宜晴天和暖，如有风雨，可改日另期。剃后用杏仁三枚，去皮尖，研碎，入薄荷三叶，再同研。入生麻油滴、腻粉拌和，在头上搽擦，既可避风邪，又免生热毒疮疖。俗以满月日剃，亦不必拘。

小儿未剃胎头，不可抱近神祠司命之前，秽触神圣，令儿不安。剃下胎发，用红纸包，放箱柜干稳之处。

剃胎头最要调和热汤，不冷不热，又要避风寒。

变 患 治 法

治生下不动

凡小儿生下不动者，急看口内腭上有泡，名曰悬痈。急以手指摘破，以帛裹指，捏干拭血令净。拭净即生，若血入腹则不活。

治无声

凡小儿生下，或有不发音者，名曰梦生。此必因难产，或寒冷所致。时人不识，多弃而不救，岂不可惜？急须用绵絮包裹，抱儿怀中，切不可断脐带，须将胞衣连带，急撚①火纸，浸油点火，于脐带上往来遍熏灸。待暖气由脐内入腹，须臾气回，儿身暖，自啼哭如常矣。

儿身暖后再不出声者，即拿一猫，以布裹其头足，令一女人将猫拿近儿耳，即将猫耳猛咬一口，猫忽大叫，儿即醒，而声出回生矣。

治大小便不通

小儿始生，大小便不通，腹胀欲绝者，急令妇人以温水先漱口，吸咂儿之前后心，并脐下、手足心共七处，每一处凡三五次，以红赤为度，须臾自通。

治不食乳及不大小便

初生儿遇此症，用葱白二寸，破作四界，以乳汁于砂铫②内浓煎，灌之立效。

治马牙

初生小儿，口唇并牙根生白点，名曰马牙，不能食乳，少缓即不能救。急用热针缚筋上，挑去白点，有血出为妙，用白绵拭去血，以薄荷煎汤磨金墨涂之。勿即与乳食，待一时方可与乳，再涂之即愈。

① 撚：同"捻"。
② 铫（diào）：带柄有嘴的小锅。

治重舌

初生小儿开口后，看舌下重舌有膜，如石榴子者，若啼不出，速以指爪或针，微刺舌线，有血出即活，取桑汁调蒲黄涂之。若血出多者，烧发灰，用猪脂涂之。

治肚脐突出

小儿肚脐突出，用原断脐带，并艾叶同烧灰，以油胭脂调搽，即愈。

治脐风

用银簪，脚曲弯，从儿心下至脐，轻则刮数次，看胸中有青筋如一线，直下分叉。线下分叉处，以绿豆大艾，火灸三遍，立愈。

治遍身无皮

初生小儿，身是红白无皮，速以早米粉干扑，候生皮方止。凡胁下，或脚缝，或肩弯各处，看有红烂无皮者，儿必频哭，只用牛屎烧灰存性，研极细末，糁之即愈。

治月内惊似中风

用朱砂为末，水调，涂心口、两手心、两足心五处即愈。

小儿初生救急治法

小儿生下，闭气不得啼，有似死者，切勿先剪断脐带，以致无救。宜急用衣服包裹，随呼儿父乳名，手拍儿股，用葱鞭其背而活。又要急看粪门，恐有一膜闭住儿气，须用女人轻巧者，以银簪脚轻轻挑开。若遇天寒，宜即用纸撚①蘸香油点火，将脐带往来薰之，慢慢烧断，使暖气入腹，则渐作声而活。又法，用亲眷之人，将口嚼儿之口，使气相呼而通。

欲断脐带，必用薪艾为撚，香油浸湿，熏烧脐带，令焦方断。即用黄丹（二钱）、枯凡（一钱）、四六片（一钱）、当门射（六分）、妇发灰（二分），共研细末，掺脐并带。其余朝晚将此散开茶油或麻油，擦小儿头脑，并脐心及两手掌心、两足掌心，至十朝方止，以免脐风之作也。

初生下，须用软绵裹指，拭净口中不洁，继以胭脂蘸茶，清擦口舌齿颊之间，可使一切口病不生。

初生面青、身冷、口禁，乃寒胎也，用白僵蚕散急救。若母素寒、儿清弱者，用淡姜汤拭口。

初生，用甘草煎浓汤，以棉缠指蘸水，令儿咂之，能解百毒。若胎热，欲下其热毒者，宜加川连同煎服。又法，用牛黄同朱砂，调蜜与咂，能避邪除热。

初生谷道无孔，不得大便，急以金银簪尖，看其的处，刺穿作孔，以苏合香丸少许，作鋋②纳孔中，或以油纸撚维住，不令再合。内服黑白散，此散亦能治热毒便结。

---

① 撚：同"捻"。
② 鋋（chán）：铁把小矛。

初生呕吐不乳，腹满气短，服一捻①金。若腹痛多啼，面色青白，服匀气散。四肢厥冷，服理中汤。

初生呕吐，不能食乳，乃秽恶入口，用黄连、枳壳、赤茯苓，等分为末，丸如梧子大，乳汁调一丸服。

眼不开用，用熊胆、川连煎水洗，目自开。

初生小便不通，用生地龙数条，蜜少许，同研匀，敷阴茎上。内服导赤散，加黄连、滑石、赤茯苓更妙。

大便不通，先以硬葱尖纴②入肛门内。如不下，用朱砂（水飞）、南星（炮）、巴豆霜，各等分为末，糊丸黍米大，薄荷汤灌下二丸。仍不应，服一捻金。

小儿禁口之症，失治多至不救。其喉舌上生疮，如黍米状，吮乳不得，啼声渐小，因胎热所致，法当服龙胆汤。若肚腹胀硬，二便不通者，紫霜丸。又有一种口吐白沫、牙关紧急者，此胎热内结，复为风邪外袭，当以秘方擦牙散，先擦其牙关，次服辰砂全蝎散。中病即止，不可过服。症退当调和脾胃，以匀气散。

小儿撮口，如囊口也，吮乳不得，舌强，唇青，面色黄赤，乃心脾之热，其症为危候，急当随症治之。如气高痰盛者，辰砂僵蚕散。二便秘结者，紫霜丸。身热多惊者，龙胆汤。手足抽搐者，撮风散。若更口吐白沫、四肢厥冷，难救。又方，用牛黄二分半，调竹沥水，灌入口中。

小儿脐忽肿赤，虚大光浮，亦胎热之致，内服犀角消毒饮，忌用凉寒药敷脐上。

脐者，小儿之根蒂也，喜温恶凉，喜干恶湿，最宜谨慎，切勿致水湿风冷之气入于脐中，儿必腹胀脐肿，日夜啼叫，此脐风之将作也，须急用驱风散治之。若寒邪深入，已成脐风者，又当视其所兼之形症治之。如腹肚胀硬，大便不通，风兼实，黑白散。面青肢冷，二便不实，风兼虚，理中汤。痰涎壅盛，气高喘急，风兼痰，辰砂姜蚕散。身体壮热，面赤口干，风兼热，龙胆汤。面青呕吐，曲腰多啼，风兼寒，益脾散。撮口唇青，抽搐不止，风兼惊，撮风散。若脐边青黑，口禁不开，不治。脐风见于七朝，不治。

天钓因邪热，发时惊悸壮热，眼目上翻，多仰视，手足瘈疭，爪甲青，痰盛兼搐者，九龙控涎散。惊盛兼风者，牛黄散。搐盛多热，钩藤饮。爪甲皆青，苏合香丸。

内钓受寒冷，其候粪青潮搐，作止有时，腹痛，曲腰多啼，口吐涎沫，目有红丝、血点，瘈疭甚者，钩藤饮。急啼，腹痛，木香丸。肢冷，甲青，唇口黑，养藏汤中或保全。

初生喉里上腭肿起如芦笋，须以棉缠长针，留锋刺之，泻去青黄赤汁。未消者，明日再刺。刺后以盐汤拭口，一字散掺之。

初生口内白屑满舌上，不能吮乳，内服清热泻脾散。以乱发缠指，蘸薄荷汁拭净。如不脱，用雄黄二钱、硼砂二钱、甘草一钱、冰片三分，共为末，蜜水调涂，或干掺之。又方，用白蜡煎水拭口，立脱。

舌下肿突似重舌，内服清热饮，外吹凉心散。若不愈，用老虎歌薮，即桑螵蛸，瓦焙存性研末，入片③二分，麝一分，吹之立愈。

儿舌肿胀硬，不能转动，又舌吐长缓收，又舌在口内摇，兼面红唇焦，均服泻心导赤汤，用川硝散吹之，亦时时以蜜糖食之。儿童犯之皆可。

---

① 捻：同"撚"。
② 纴（rèn）：穿，引。
③ 片：冰片。

初生遍身无皮，若赤烂，色带紫黑，此因父母素有杨梅结毒传染，急用换肌消毒散。或因月份不足，遍体红嫩而光，用当归饮。俱用白早米粉扑之，候生皮乃止。

初生遍身如鱼泡，如水晶，碎则水流，以密佗僧为末，掺之。

初生鼻塞不通，乳不得下，取猪牙皂角、草乌，各等分为末，葱汁调成膏，贴囟门上。又方，天南星为末，姜汁调和，贴囟门上。

初生，外肾缩入，取硫黄、吴茱萸各五钱，为末，以葱汁调涂脐腹上。仍以蛇床子烧烟，微微薰之。

小儿吐乳不止，若面色多赤，手足指热，用和中清热饮。面色青白，粪青多沫，宜温中止吐汤。口热唇焦，夜卧不宁，宜平胃散。若胸膈膨满，呕吐痰涎，宜桔枳二陈汤。

小儿皮肤赤肿，色若丹涂，游走不定，若入心腹不治，用解毒饮。如不应，用蓝叶散。甚者用神功散。又方，赤小豆末，调鸡蛋清涂之。又法，用细针随赤晕周匝，刺出恶血最妙。仍以芭蕉汁涂。儿童犯之皆可用。

若如丹涂，发有定处，用解毒饮，除牛蒡子、犀角、荆芥、防风，加苏荷、木通，水煎服。外用青漆叶（多）、生泽兰（少）、过塘蛇、藤叶，共擂烂，开气酒涂。又能治肾囊红，如神。

小儿盘肠气痛，则曲腰不乳，蹙双眉，内服白豆蔻散，外用熨脐法。

小儿夜啼，如面色青白，手腹冷，不欲吮乳，曲腰不伸，用茯神、川芎、白当归、白芍（炒）、茯苓、甘草（炙）、木香（煨）、钓田钩，加红枣水煎服。若面赤唇红，小便不利，身热烦躁多蹄，用生地、甘草、木通，加灯芯、竹叶，水煎服。若无上形症，但多啼，用蝉蜕不拘多少，下半截为细末，每服少许，薄荷汤调下。

小儿遍体面目皆黄，其色如金，微黄者，用生地、赤芍药、川芎、当归、天花粉、赤茯苓、泽泻、猪苓、生甘草、茵陈蒿，加灯芯，水煎，食前服。若深黄者，用犀角（镑）、茵陈蒿、瓜蒌根、升麻、甘草、龙胆草、生地、寒水石（煅），水煎，不拘时服。

小儿目胞边赤烂，痛痒难睁，用生地、赤芍药、当归、川芎、甘草、天花粉（此方亦治眼闭不开），水煎服。外用川连、黄柏（生）、当归、赤芍药各一钱，杏仁五分（炒，去皮尖），上到散，乳汁浸一宿，晒干为极细末，用生地汁，调一字，频频点眼，即愈。

小儿牙根肿痛如水泡，疼痛难禁，用针刺破，以盐汤拭净，外敷一字散，内服清胃散，其肿自消。

慈 幼 杂 说

小儿初生，宜将七八十岁老人旧裙裤改作小儿衣衫，令儿有寿。虽富贵之家，切不可新制苎丝、绫罗、毡绒之类与小儿服，不惟折福，且易生病。至弥月受贺宴客，切戒杀生。

小儿四五个月，只与乳吃。半年后，方与稀粥。周岁以前，切不可吃荤腥，并生冷之物，令儿多疾。至二三岁后，脏腑稍壮，方与荤腥，至薰炙煎炒、肥膻椒辣、鸡鹅油腻之物，尤宜切忌。生果生菜，食之易成虫积，更当切戒。

乳母乳儿，最宜节慎。节则调养脾胃，否则脾胃损伤，百病猬生。夏忌热乳，冬忌冷乳，皆宜捏去而后与之。以喜乳与儿，令儿痰喘成惊。以怒乳与儿，令儿疝气腹胀。以寒乳与儿，则便青而奶片不化。以热乳与儿，则面黄而呕吐不食。以病乳与儿，则黄瘦、骨蒸、虚羸、盗汗。以魃乳（谓有孕者）与儿，则夜啼泄泻，胸背皆热。以醉乳与儿，则恍惚多惊，痫如鸦声。食后不可与乳，乳后不可与食，乳食并进，难于消化。初则成积，久则成癖、成疳。故曰，忍三分寒，吃七分饱。多揉腹，少洗澡，吃热、吃软、吃少则不病，吃冷、吃硬、吃多则生病矣。

一周之内，谓之芽儿，切忌频浴，以致湿热之气，郁聚不散，身生赤游丹毒。冬久浴则伤风，夏久浴则伤热。凡浴儿时，须调和汤水，勿令儿惊，四围遮护，谨避风寒，脐背二处，尤宜防护（风寒由背而入，能成痫风。肚脐勿令潮湿，否则风邪入脐，流毒心脾，能致撮口、脐风等症。若脐中有湿，将红羊绒烧灰，掺上，扎好）。

凡儿脐背下部宜暖，头面心胸宜凉，解脱不可当风，坐卧不宜着地（春天勿与护顶裹足，以致阳气不舒，因多发热等症）。

儿生六十日后，则瞳子成而能笑认人，切忌生人持抱，及见非常之物。若夫爱护太过，日捧怀抱，不令见风日，不令着地气，以致筋骨柔弱，数岁不行，偶少失护，疾病便生，此皆保育太过、不及之咎也。嬉戏之物，不可听其恣意久弄，亦能伤肾。至刀剑凶具，勿令持玩。会坐勿令久，会行勿令骤。睡卧须有节，要令常起早。饮食休过美，要令常嫌少。夜莫停灯，昼莫说鬼。睡莫当风，坐莫近水。笑极与和，哭极与喜，哭笑之后，莫即与乳。

凡儿每日卧后，用手顺摩其腹，自胸前至脐下，轻轻摩四十九下，能顺气消食。

小儿初有知识，不可令小厮婢女，出外顽耍，易至惊吓。且言语嬉笑，便有一种下流习气。即蹉跌受吓，亦不使知，误事不小。至乳母须时觉察，起居眠食，皆宜留心，不可托大。每见乳母作弊，主母不觉，儿受夭枉者多矣。且仆隶下人，性多愚蠢，其视吾儿，不爱固足受伤，过爱亦能致害。

儿衣夏晒日中，须放地上，退去热气。冬烘衣被，亦须凉后方可穿用。至洗儿衣，不可露于星月之下，易惹邪祟。如偶失收，当用醋薰过，方可衣之。又有鸟名隐飞，最喜阴雨夜过，落羽人家庭檐，置儿衣中，令儿作痫必死。故儿生至十岁，洗衣不可夜露。

小儿忽然惊死，手足抽掣时，当放于床席之上，任其牵动，不可抱紧。盖风与痰相激，而逆行筋络间，皆有痰流注，定后则仍归于脾胃中，若一紧抱，便凝结不散，醒后多成废人。

变　蒸　考

凡儿生后，必有变蒸之期。变者，变生五脏，而易其情态。蒸者，蒸养六腑，而长其骨节。其种种现象，与病无异。若误认为疾，轻投药饵，或致蒸长之气俱消，无疾而成疾，亦足误事。今列其期于下，以备参考可也。

凡三十二日为一变，六十四日为一蒸。自生下之日起，至三十二日为一变（生癸肾脏气，属足少阴经），六十四日则二变一蒸（生壬膀胱腑气，属足太阳经），九十六日则三变（生丁心脏气，属手少阴经），一百二十八日，则四变二蒸（生丙小肠腑气，属手太阳经），一百六十日则五变（生乙肝脏气，属足厥阴经），一百九十二日则六变三蒸（生甲胆腑气，属足少阳经），二百二十四日则七变（生辛肺脏气，属手太阴经），二百五十六日则八变四蒸（生庚大肠腑气，属手阳明经），二百八十八日则九变（生己脾脏气，属足太阴经），三百二十日则十变五蒸（成戊胃腑气，属足阳明经。至心包络为脏，属手厥阴经，三焦为腑，属手少阳经，二者俱无形象，故不变亦不蒸），至十变五蒸既讫，则共三百二十日矣，复有三大蒸焉。

六十四日为一变蒸，积至一百九十二日为一大变蒸，历三大变蒸后，共五百七十六日，变蒸方定，寸脉乃生，可以诊视。

凡变始得之一日以至七日，上唇中心必有白珠泡，心形，如鱼目，身热而耳与尻冷。若身与耳、尻皆热者，则又兼犯他症。其变兼蒸者，必上唇微肿如卧蚕类。自始得之一日至十三日，方无所苦。其三大蒸者，七日之内有病，但数呵其囟门，俱不宜轻遽服药。然亦有不惊不热，无他苦者，是受胎壮实而暗变也。

哺 儿 说

芥园撰

婴儿初生，全凭乳哺，而躯体柔嫩，尤易沾染疾病。尝见富贵之家，妇女多贪逸乐，或令雇乳母以抚育之，或假手仆婢以喂饲之。为父母者，安坐华堂，转若视为固然，而不知诒累其子者深也。何也？大抵乳母、仆婢，多出自贫寒之家，或其人身染痨伤，或其夫身带残病，或体肥神旺，患早伏于暗中，或外强中干，病潜生于隐处，或癥瘕结于五内，或癣疥遍于四肢，或远年疔毒而不知，或夙患痈疽而莫觉。倘任其携持保抱，日夕不离，气体薰蒸，传染尤易。以之乳哺吾子，则毒流脏腑以何堪？以之嚼饭喂儿，则毒入肺肠而莫救。更有夫丧子亡，未及一月，而乳人之子者矣。在彼不顾吉凶，而在我独不计利害耶？且彼之为乳母者，多在少年，其贞节可嘉者尚矣，保无有淫污之妇，素行不端，一旦使之乳吾子，含污蒙垢，甚非所以爱其子也。一时不慎，致累其子以终身，为父母者，讵可漫不加察耶？若能自哺，断无此患。倘或母体素虚，乳汁稀少，而又家处有余，势不能不另雇乳母，所贵慎于选择，就近雇觅，务必详访其夫妇。如果壮实无病，平生素行，又为人所共信者，始可任使，慎勿妄听人言而不加察也。若夫贫寒之家，本无余力，雇人乳哺，则必倩①妯娌邻近乳之，此中尤不可草草，必平日深信其无病，又未经有孕之妇，然后可付托也。若既患病，且已有孕，断不可使乳吾子。至若家务倥偬②之时，母病凄苦之时，闲居戏耍之时，均不可任听旁人抱持，遽行乳哺。尝有寒酸婢媪，以多病之身，脓血淋漓，满口臭秽，即便嚼饭与儿食，解乳与儿饮。不知嚼饭吮乳，最忌妇人口臭及内伤咳嗽等症。父母一时不暇顾，而不知其毒之中于儿者深矣。故初生小儿，切不可倩人乳哺，为此故也。必不得已，尤须慎择其人。此事至微而至显，人所易犯，往往习焉不察，用敢指陈其弊，而正告于世。余曾见一友，其家颇富，因误买一疯婢，日夕携抱其子，嚼饭与食。稍长遂染恶疾，迨知而怒逐之，已无及矣。不亦深可悲哉？又近闻邻乡一疯妇，因邻媪荐往佛山某家，司炊爨③事。约数月，主人始知其故，亟逐去。但此数月中，饮食沾染，未知何如？幸早知觉，尚不至久延岁月耳。此光绪乙亥年事也，然而亦险矣哉！世之为父母者，尚期于乳哺一事，慎选其人，万勿视此事为无妨，而不加之意也。则其子之幸，即父母之幸，亦即祖宗之大幸矣。

断 乳 吉 日

小儿断乳，宜择伏断日。如子日（虚星）、丑日（斗星）、寅日（室星）、卯日（女星）、辰日（箕星）、巳日（房星）、午日（角星）、未日（张星）、申日（鬼星）、酉日（嘴星）、戌日（胃星）、亥日（璧星）。并忌逢五逢七日。

---

① 倩（qìng）：请人做某事。
② 倥偬（kǒng zǒng）：忙乱，事情纷繁迫促。
③ 炊爨（cuàn）：烧火煮饭。

按：伏断日宜细查时宪书便知。

保 婴 各 法

小儿初生，每日用茶加盐少许，蘸拭其口二三次。此法至稳至妙，世多忽之。不知儿之胎毒，从粘涎中抹去，可免疰腮、马牙、鹅口、重舌、木舌等症，至简至易之良方也。倘儿面唇色淡，以淡姜汤代茶盐汤可也。

小儿同母睡时，切忌鼻风口气吹儿囟门，恐成风疾。

初生小儿，形骸虽具，筋骨甚柔，气质未实，犹之木之柔条软梗，可使或曲或直、或俯或仰也。故百日之内，不可竖抱。竖抱则易于悲惊，且必头倾项软，有天柱倒侧之虞。半岁前不可独坐，独坐则风邪入背，脊骨受伤，有龟背伛偻之疾。慎之！

儿生两月后，若遇晴和天气，令乳母抱儿，时见风日，则血气刚强，肌肉致密，可耐风霜。若厚衣暖被，藏于重帏密室之中，则筋骨软脆，不任风寒，多易致病。所以贫儿坚劲无疾，富儿柔脆多灾。譬诸草木方生，以物盖紧密，不令见风日雨露，则萎黄柔弱矣。

小儿无病，切忌服药，恐致舛错误事。

剃头宜丑寅日吉，丁未日凶。

小儿四五岁只会叫人，不能言语，以真赤小豆研末，酒调，涂于舌下二三次，即能说话。

月内小儿，不可闻啼即抱、一啼便乳，须常令啼哭，则胎中所受热毒，从此而散，胎中惊气，从此而解。期月之间，无重舌、木舌、口噤、胎风、胎热之病。

指 纹 切 要

小儿自弥月而至于三岁，犹未可以诊切，非无脉可诊，盖诊之难而虚实不易定也。小儿每怯生人，初见无不啼叫，呼吸先乱，神志仓忙，而迟数大小，已失本来之象矣，诊之何益？不若以指纹之可见者，与面色、病候相印证，此亦医中望切两兼之意也。

凡看指纹（图1），以我之大拇指侧面，推儿食指三关，切不可覆指而推。盖螺纹有火，克制肺金，纹必变色。又只可从命关推上风关，切不可从风关推出命关，此纹愈推愈出，其纹在先原未透关，今误推而出之，大损肺气。慎之！戒之！

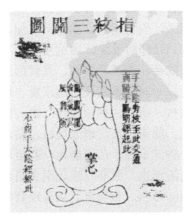

图 1　指纹三关图

夏禹铸审小儿颜色苗窍法

内有五脏，心肝脾肺肾也。五脏不可望，惟望五脏之苗与窍。舌乃心之苗，红紫心热也；肿黑心火极也，淡白虚也。鼻准与牙床，乃脾之窍，鼻红燥，脾热也；惨黄，脾败也；牙床红肿，热也；破烂，胃火也。唇乃脾之窍，红紫热也，淡白虚也，黑者脾将绝也。口右扯，肝风也；左扯，脾之痰也。鼻孔肺之窍，干燥热也，流清涕寒也。耳与齿乃肾之窍，耳鸣，气不和也；耳流脓，肾热也；齿如黄豆，肾气绝也。目乃肝之窍，直视而睛转者，风也；直视而睛不转者，肝气将绝也。以目分言之，又属五脏之窍，黑珠属肝，纯见黄色，凶证也；白珠属肺，色青，肝风伤肺也，淡黄色脾有积滞也，老黄色乃肺受湿也；瞳人属肾，无光彩又兼发黄，肾气虚也；目外角属大肠，破烂，肺有风也；目内角属小肠，破烂，心有热也；上胞属脾，肿则脾伤也。下胞属胃，青色，胃有风也，肿而露睛者，脾胃虚极也。小便短黄涩痛，心热也；清长而利，心虚也。唇红而吐，胃热也；唇惨白而吐，胃虚；唇色平常而吐，作伤胃论。大肠闭结，肺有火也；肺无热而便秘，血枯也，不可攻下；脱肛，肺虚也。口苦，胆火也；闻声作惊，胆虚也。又面有五色，面红病在心，有热；面青病在肝，多腹痛；面黄病在脾，脾伤；面白病在肺，中寒；面黑病在肾，黑而无润色，肾气败也。望其色若异于平日，而苗窍之色与面色不相符，则脏腑虚实，无有不验者矣。

儿科外治法

疏表法 凡小儿发热，不拘风寒、饮食、时行痘疹，以葱一握，捣烂取汁，少加麻油在内和匀。指蘸葱油，摩运儿之心口、头项、背脊诸处，每处摩擦十数下。运完以厚衣裹之，蒙其头略疏，微汗，但不可令其大汗。此法最能疏通腠理，宣行经络，使邪气外出，不致久羁营卫，而又不伤正气，诚良法也。

清里法 凡小儿发热二三日，邪已入里，乳食停滞，内成郁热，其候五心烦热，睡卧不安，口渴多啼，胸满气急，面赤唇焦，大小便秘，此为内热。以鸡蛋一枚，去黄取清，以碗盛之，入麻油约与蛋清等。再加雄黄细末一钱，搅匀。复以妇女头发一团，蘸染蛋清，于小儿胃口拍之。寒天以火烘暖，不可冷用。自胸中拍至脐口，只须拍半时之久，仍以头发敷于胃口，以布扎之。一炷香久，取去，一切诸热皆能退去。盖蛋清能滋阴退热，麻油、雄黄又能拔毒凉肌故也，此身有热者用之。倘身无热，惟啼哭焦烦，神志不安者，不用蛋清，专以麻油、雄黄、乱发拍之，仍敷胃口，即时安卧，屡试屡验。

解烦法 凡小儿实热之症及麻症，毒甚热甚者，其候面赤口渴，五心烦热，啼哭焦扰，身热如火，上气喘急，扬手掷足。一时药不能及，用水粉一两，以鸡蛋清调匀略稀，涂儿胃口及两手心。复以酿酒小面十数枚，研烂，热酒和作二饼，贴两足心，用布扎之。少顷其热散于四肢，心内清凉，不复啼扰。或用鸡蛋清调绿豆粉，贴足心亦佳。

开闭法 凡小儿风痰闭塞，昏沉不醒，药不能入，甚至用艾火灸之亦不知痛者，盖因痰塞其脾之大络，截其阴阳升散之隧道也，原非死症。用生菖蒲、生艾叶、生姜、葱各一握，共捣如泥，以麻油好醋同煎，四味炒热，布包之。从头项背胸四肢，承热往下熨之，其痰亦豁然而醒。此方不特治小儿，凡闭症皆效。

引痰法 凡小儿痰嗽，上气喘急，有升无降，喉中牵锯之声，须引而下行，用生矾一两，研末，少入面粉（米粉亦可）。盖生矾见醋即化成水，入面粉，取其胶粘故也。好醋和作二小饼，两足心布包之，一宿其痰自下。

通脉法　凡小儿忽尔手足厥冷，此由表邪闭其经络，或风痰阻其营卫，又或大病后，阳不布和，散于四肢。速用生姜煨热，捣汁半小杯，略入麻油调匀。以指蘸姜油，涂儿手足，往下搓挪，以通其经络。俟热回，以指拭去。

暖痰法　凡小儿胸有寒痰，不时昏绝，醒则吐出如绿豆粉，浓厚而带青色，此寒极之痰。前法皆不能化，惟以生附子一枚、生姜一两，同捣极烂，炒热一包，熨背心及胸前，熨完将姜附捻成一饼，贴于胃口。良久，其痰自下。

纳气法　凡小儿虚脱大症，上气喘急，真气浮散，不得归元，诸药莫效，用吴茱萸五分，酒和作饼，封肚脐，以带扎之，其气自顺。

定痛法　凡小儿胸中饱闷，脐腹疼痛，一时不得用药，将食盐一碗，锅内炒极热，布包之，向胸腹，从上熨下。盖盐走血分，最能软坚，取以止痛。冷则又炒又熨，痛定乃止。此方男妇气痛皆可治。

脐 风 症 治

小儿初生，惟脐风最为恶候。或因剪脐太短，或结束不紧，致外风侵入脐中，或水湿寒冷所乘。昔人有预防脐风之诀，谓三朝一七，看儿两眼角黄，必有脐风。此法尚恐未确，惟摸儿两乳，乳内有一小核，是其候也。然乳内有核，发脐风者固多，亦竟有不发者，此法亦有三四分不确，自应轻轻挤出白浆自愈。惟看小儿，不时喷嚏，更多啼哭，吮乳口松，是真候也。急用夏禹铸先生脐风灯火救之，其诀曰：脐风初发，吮乳必口松，两眼角挨眉心处，忽有黄色，宜急治之。黄色到鼻，治之仍易。到人中、承浆，治之稍难。口不撮，微有吹嘘，犹可治也。至唇口收束锁紧，舌强头直，不必治矣。一见眉心鼻准有黄色，吮乳口松，神情与常有异，即用灯草蘸香油，干湿得中，点燃，于囟门烧一燋[①]，人中、承浆、两手大拇指端少商各烧一燋，脐轮绕脐烧六燋，脐带未落，于带口烧一燋；既落，于落处烧一燋。共一十三燋，风便止，而黄即退矣，神效非常。

按此法，先宜以黑点定穴道，然后用火。囟门穴在头顶虚吸处，人中穴在鼻下上唇正中，承浆穴在下唇垂下处正中。少商穴在两大指外侧，内侧亦是，甲缝中不上不下即是。脐轮穴，即脐之四紧，近脐带之所。

吐 泻 症 治

小儿吐泻，其症不一，最宜详审。有因伤食吐泻者，有因感寒停食而吐泻者，夏月则有因伏暑吐泻者。伤食吐泻者，其吐有酸气，其泻粪状如糟粕，亦有酸臭气者，宜消导之。感寒停食而吐泻者，或食后感冒风寒，则其食停滞不化；或脾胃先受风寒，而后饮食，则其食亦停滞不化；或饮食后，误食寒冷之物，则其食亦停滞不化；虽致病不同，其为感寒停食则一也，此宜发散而兼消导。然此吐泻，或多胸腹刺痛，即霍乱吐泻是也，治法亦同。伏暑吐泻者，小水必不利，必兼烦渴，当以暑治之；吐甚者，煎香薷散，调益元散；泻甚者，煎四

[①] 燋：同"灼"。

苓散，调益元散，须斟酌用之。然而吐泻交作，最是小儿危证，若其屡作不止，则不论何因，皆当用参、术等急救胃气。不惟伤食停食者当急救之，即伏暑者亦当急救之。盖其初虽有暑气，而多吐多泻之后，则热气已散，而胃气骤虚。若不用温补急救，恐中气顿绝，则虚痰上涌，而须臾告变矣。且多吐之后，胃气大虚，气不归元，而阳浮于外，反有面赤、头热、身热、作渴，而似热症者。俗医不知其理，误认为热，而投以凉药，杀人如反掌，甚可畏也。故治吐泻而药不中病者，与其失之寒凉，不若失之温补犹可救疗。失之寒凉，其祸甚速，多不及救也。

疳 疾 症 治

凡小儿乳汁不足，食物杂乱，或口渴饮水，或贪食不饱，或喜食泥土杂物，或沉睡不醒，或眼带蓝色，或眼珠不明，或头柱下垂，或面色黄瘦，或青筋暴露，或肚腹胀大，或泄泻不止，种种不一，此因伤食，腹内生虫，名曰疳积，必服杀虫之药，方有验效。然药多克伐，恐伤脾胃，率多不救。今得秘传外治二方，既可断根，又不伤损，万无一失，并治大人虫疾、腹痛，珍之宝之！用羊尿脬（音胞）吹起阴干，入顶好汾酒一二两，无汾酒用顶好烧酒亦可，用线扎紧，挂小儿心口胃腕①之间。疳疾重者，不过数时，其酒气自然消减（必须称过，方知减否）。酒减再换，换至数次。酒不消减，病即愈矣。偏僻之处，羊尿脬最为难得，须于春秋祭祀时，预为买出备用，少则三四个，多则用七八个。无羊之处，用猪尿脬亦可。然未经试过，恐难见功，总不如羊尿脬之效验神速也。

腹 痛 症 治

小儿骤然腹痛，其症不同。有挟热而痛者，其痛多缓，或一日只痛数次，甚者或自下而痛上，痛过一阵，则有时不痛，良久又痛，宜用凉药加疏利药治之。有感寒挟食而痛者，其痛多急连绵，少有停止，甚者或如刀割，欲吐不吐，欲泻不泻，手足冷，面色青，宜用升发药加消导药急治之。外有虫痛者，闻煎炙食物香气则痛，宜用苦楝皮、使君肉等药，以杀其虫，则痛自止，查虫疾门斟酌治之。若治热痛，用枳连导滞汤。治感寒挟食痛，用升消平胃散。二方附载福幼良方内。

小儿科惊风辨

惊风有急慢两症，急惊属实热，宜用清凉。慢惊属虚寒，宜用温补。二病若霄壤之相隔，治法若冰炭之相反。诸书多用一药，兼治慢急两症，谬妄太甚，贻害无穷，不可不审辨也。

治慢惊风心得神方

庄在田曰，慢惊之症，缘小儿吐泻得之为最多。或久疟久痢，或痘后疹后，或因风寒饮食积滞，过用攻伐伤脾，或秉赋本虚，或误服凉药，或因急惊而用药攻降太甚，或失于调理，

---

① 腕：通"脘"。

皆可致此症也。其症神昏气喘，或大热不退，眼翻惊搐，或乍寒乍热，或三阳晦暗，或面色淡白青黄，或大小便清白，或口唇虽开裂出血，而口中气冷，或泻痢冷汗，或完谷不化，或四肢冰冷，并至腹中气响，喉内痰鸣，角弓反张，目光昏暗。此虚症也，亦危症也。俗名谓之天吊风，虚风、慢惊风、慢脾风，皆此症也。若再用寒凉，再行消导，或用胆星、抱龙以除痰，或用天麻、全蝎以驱风，或用知柏芩连以清火，或用巴豆、大黄以去积，杀人如反掌，实可畏也。若治风而风无可治，治惊而惊亦无可治，此实因脾胃虚寒，孤阳外越，元气无根，阴寒至极，风之所由动也。治宜先用辛热，再加温补。盖补土所以敌木，治木即所以治标。凡小儿一经吐泻交作，即是最危之症。若其屡作不止，无论痘后、疹后、病后，不拘何因，皆当急用参、术以救胃气，姜、桂、枸、熟等药以救肾气。不惟伤食当急救之，即伤寒、伤暑，亦当急救之。盖其先虽有寒暑实邪，一经吐泻，业已全除，脾胃空虚，仓廪空乏，若不急救，恐虚痰上涌，命在顷刻矣。庸医不明，皆误指为热为食，投以清火去积凉药，立时告变，为之奈何？与其失之寒凉，断难生活，不若试之温补，犹可救疗。此语发明吐泻惊风之理最为明透，后之君子，愿无忽诸，今将慢惊辨症胪列于后：

慢惊吐泻，脾胃虚寒也。

慢惊身冷，阳气抑遏不出也（服凉药之后，往往至此）。

慢惊鼻孔煽动，真阴失守，虚火烁肺也。

慢惊面色青黄及白，气血两虚也。

慢惊口鼻中气冷，中寒也。

慢惊大小便青白，肾与大肠全无火也。

慢惊昏睡露睛，神气不足也。

慢惊手足抽掣，血不行于四肢也。

慢惊角弓反张，血虚筋急也。

慢惊乍热乍凉，阴血虚少，阴阳错乱也。

慢惊汗出如洗，阳虚而表不固也。

慢惊手足瘛疭，血不足以养筋也。

慢惊囟门下陷，虚至极也。

慢惊身虽发热、口唇焦裂出血，却不喜饮冷茶水，进以寒凉，愈增危笃，以及所吐之乳，所泻之物，皆不甚消化，脾胃无火可知。唇之焦黑，乃真阴之不足也明矣。

大凡因发热不退，及吐泻而成者，总属阴虚阳越，必成慢惊，并非感冒风寒发热可比，故不宜发散。治宜培元救本，加姜桂以引火归源，必先用辛热，冲开寒痰，再进温补，方为得法。经验良方，必用逐寒荡惊汤，加味理中地黄汤，定获奇效，二方列在二卷福幼方门。

急 惊 症 治

聂久吾曰，急惊之候，身热面赤，搐搦上视，牙关紧硬，口鼻中气热，痰涎潮壅，忽然而发，发过容色如故。有偶因惊吓而发者，有不因惊吓而发者，然多是身先有热，而后发惊搐，未有身凉而发者也，此阳症也。盖热生于痰，痰盛生惊生风，宜用凉剂除热以化其痰，则惊风自除矣。切不可用辛燥驱风之药，反助心火而为害也。当其搐搦大作时，但可扶持，不可把捉，恐风痰流入经络，或至手足拘挛也。又不可惊惶失措，辄用艾火灸之、灯火烧之，此阳症大不宜于火攻，曾见有火攻而坏事者矣。戒之！戒之！此症虽急，若从容服清凉之剂，调理自可平安。不可听信时医，峻用攻击，如巴豆、轻粉之类，以取速效，伤害不小。古谚云，急惊风，慢慢医。此迩言之切，当而可用者也。

幼儿将要出痘，有发热二三日，全无痘点形影，而忽然惊搐，状与急惊风一样。医者不知，而误作急惊风施治，若以寒凉之剂，或以驱痰峻药下之，必致难救。遇有此症，宜留心辨别，以免误事。

痘 症 治 法

庄在田曰，痘科一症，顺者不必治，逆者不能治，可治者惟险症耳。险症治之得法则生，不得法则不生，是治法之不可不精也。《内经》未尝言及，今行世诸书，皆本之于"诸疮痛痒，皆属于热"八字，所以立意先言解毒，开方定用寒凉。在其父母闻之，解毒最为入耳，寒凉似亦应然。殊不知痘疮全以发透为吉，起发必赖气血滋培，方能自内达外。齐苗、灌浆、结痂，无非阳气为之主也。寒凉则血滞，克削则气破。血滞气破，毒气乘虚深入，此痘症陷塌之所由来也。譬之猪脬，若欲其胀满，必需以气充之，散其气立即陷矣。此理相同，显而易见。痘之始终，全凭气血。但得气血充足，则易出易结。血气不足，则变症百出。痘之欲出，阳气蒸腾，小儿发热，正是痘欲见苗。斯时气虚者，宜服补中益气汤。血虚者，宜服荆防地黄汤。兼寒者，宜服大温中饮，或大补元煎。察其体气之虚实，酌而用之。所谓培补气血，疏通经络，无不立奏全功。时师不明此理，定言用补太早，则补住毒气，乃愚陋之见也。不知补中即所以托毒，灌根即所以发苗，万无补住之理。且有散药在内，此实先哲治痘之心传。高明者必以为然，浅学者何能窥其万一？要之治痘之法，总不外乎虚寒实热四字。何者为虚寒？凡小儿向日气体薄弱，面色青黄，唇淡，畏寒，大便溏而不结，小便清白，饮食减少，或不甚消化等症，知腹中火少，出痘时必难灌浆，亦难结痂，气血不足之故，是名虚寒，速宜培补元阳，以防变症也。何者为实热？或小儿气体壮实，饮食易消，出痘时大便结而燥，小便赤而臊，口鼻中出气如火，恶热喜凉等症，是名实热。察明果是内热，方可暂行清解，荆防地黄汤，用生地加大黄一二剂而火退矣。然不可以虚火误认为实火，察虚火实火之法，全凭大小便为主。小便清白，大便不燥，身虽大热，乃是中宫有寒，火无所依，浮而在外。误服寒凉，亦有此症。不得以身热便认为实火，虚火者十中八九，实火者数十中之一二耳。

痘 有 四 宜

一宜补气　真阳充足，方能送毒出外以成痘。倘痘顶不起等症，皆元气不足之故。宜服党参、白术、黄芪、甘草之类以补之。

二宜补血　真阴充盛，方能随气到苗以成浆。空壳无脓等症，皆阴血不足之故。宜于补气药中加熟地、当归、丹参、川芎之类补之。

三宜补脾胃　脾土壮健，气血自充。饮食减少、口淡无味等症，皆脾土虚弱之故，须脾胃双补。即于前气血药中加枸杞、补骨脂、附子、肉桂等药，痘疮自无陷塌泄泻之患。经云"虚则补其母"，此之谓也。

四宜察虚实　小儿饮食有味，二便如常，不服药最为稳当。设或灌浆不满、烧浆不干等症，必察其气分血分，何处亏虚，照症调补，不可妄用凉药。必口鼻臭、尿臊便结，有实火可据者，方可暂行清解。

痘 有 四 忌

一忌清热败毒　胎中阴毒，必赖阳气托送，方能发出。阳气被清，阴毒内归，痘之塌陷，实由于此。是连翘、生地、黄芩、泽泻等药，非有实火者，万不可用。

二忌克伐气血　气血充畅，痘易成功，克削下咽，中气亏而毒乘虚深入，泄泻、塌陷诸症作矣。是大黄、芒硝、山甲、山楂等药，在所必禁者也。

三忌妄投医药　小儿出痘，延医诊治，求其有益也。岂知近代医师，不分虚实，总是凉药，毒轻者几死，毒重者不生，是以不如不服药之为妙。客问曰，痘之顺症，可以不药，我知之矣；痘之险症，可以不药乎？余曰，若纯用凉药以治险症，但见治毙，未见治愈也。客猛然省悟而去。

四忌吞服医家小丸　近代痘师所带小丸，总是巴豆丸。彼以为痘是胎毒，巴豆下行，自必可以泻去之。岂知中虚下陷，性命休矣。小丸数粒，断非温补气血之药，即抱龙、牛黄等丸，亦与痘症大有妨碍，是以最不可误服。亲友处受此害者甚多，目击心伤，故特表而出之耳。至于前人所制人牙散、独圣散、鸡冠血、桑虫之类，逼毒外出，旋即收陷，皆非正理，何曾见其治愈一人？断不可用！

发 热

痘者胎中之阴毒也，必赖阳气以成之。小儿出痘，大约发热三日，肌肉松透，然后能见点苗齐，热退乃真阳内伏，交会于阴。复发热三日，是运水到苗，以成清浆，浆足热退。及至养浆，真阳外出，发热三日，化毒以成脓，脓成热退而阳伏。毒既化脓，又必发热蒸干，方能结痂。痂落后，真阳外出，蒸化斑点，谓之烧斑。倘有黑斑，乃是火衰，并非因吃盐酱之故，所谓痘禀于阴而成于阳也。如此治痘之法，始终当以补气血、扶阳气为第一义，用药以温补少加发散为首务。否则气不足则痘顶不起，火不足则浆不调。且恐厥逆腹痛，阴寒起而坏症作矣。

或问曰，痘宜温补，此理甚明。若兼发散，岂不伤气？不知纯用散药，汗多则伤气，少加发散药于温补药中，则血脉疏通，痘疮易出，无壅滞之患，受解散之功。所以古方补中益气汤内，有升麻、柴胡；大温中饮内，有麻黄。温中补气尚用散药，可见古人用心之妙。痘之初出，是断不可减去散药者也。

或又问曰，痘宜温补兼散，此理已明，后开大补元煎、六味回阳饮，此二方重用附、桂，并无散药，兼用龙骨、粟壳收涩之药，其义何取？不知温补兼散，乃治寻常痘疮之法。更有一种小儿发热，一二日即遍身出痘，古书无方，时师袖手。此乃阴毒太重，阳气太虚。阴毒一发，阳气已消，故泻痢不止，泻出之物，多作青黑色，肝气所化，胃气将竭之兆。速宜大补元煎、六味回阳饮，二方大剂连进，可以扶元阳，可以消阴毒，操起死回生之功，有鬼神莫测之妙。二方合剂，名返魂丹，治痘收效，指不胜屈。余治外孙汪陵医案，所当细阅。至于清火解毒凉药，必察明果有实火者，方可暂用。若误用于齐苗时，则水不能升而顶陷。若误用于养浆时，则浆不能稠而痒塌。痒塌者，真火衰也明矣，当前速宜参熟并用，附桂同煎，脾胃双补，大剂叠进，尚可挽回。否则寒战咬牙，吐泻交作，不可为矣。至于身凉而脓不干，痂落而斑不化，及痘后发毒，皆因误服生地、银花、泽泻、连翘等凉药之故。不可不知热有邪正，必当体察。正热者，阳气蒸腾，自内达外，喜露头面，不恶寒，时热时止，兼有小汗，手足温和，饮食有味，二便如常，所谓内外无邪不必服药。邪热者，偶受风寒，头痛恶寒，四肢冷而无汗，荆防地黄汤内加肉桂一钱，一二剂尽可解散表邪而愈。古人云，热不可尽除，真格言也。

形　　色

痘以饱满为形，红活为色。顶陷不起，是气虚，色不鲜明，是血虚，宜培补气血为主。真阳虚者，乃无红晕，甚至遍身皆白，身凉不温，宜用大补元煎，阳回身温，转白为红矣。又有一种遍身血泡者，此非血多，乃气少不能统血，故血妄行。急当大补元煎，阳气充满，血泡变白而成功矣。庸医不明此理，谬言血热，误用寒凉，变症日增。形与色，外象也。必要饮食有味，二便如常，知其无内病，可以不服药。若二便不调，饮食不下，烦燥闷乱，夜中不宁，形色虽好，亦甚可忧。必当察其病情何如，小心用药挽回方妙。形色不佳，多半是气体虚寒、手足厥冷、头重神疲、便清泄泻等症，必当大补元煎，兼用附、桂。若泄泻不止，并当添入龙骨、粟壳等药，以收涩之，泻止方可回生。

痘以红活为贵，有圈红、噀红、铺红之别。圈红者，一线红圈，紧附痘根，最为佳兆。噀红者，痘根血色，隐隐散漫，亦气不收之故，速宜大补气血。铺红者，一片平铺，无痘之处亦红，所谓地界不分。若兼不恶寒，口臭而渴，小便膜而短，大便燥而结，内热有据，宜白虎地黄汤以利之。热退身凉，即宜平补，不可多剂。又有一种锡光痘，身凉不温，色白不红，此乃阳虚，阴象也。宜大补气血，附桂同施，气足阳回，痘根红而浆稠痂结矣。又有一种根无红盘，顶含黑水者，乃阳气太虚，阴气凝结，亦宜大补元阳，兼用附桂，黑水化而为脓矣。

痘有五泡，曰水泡、脓泡、灰泡、血泡、紫泡。痘有五陷，曰白陷、灰陷、血陷、紫陷、黑陷。水泡者，皮薄而明。经言气热生水，要知清浆皆水，何以不成脓？火少故也。必当姜、桂、附子等药，大剂陡进，水必成脓。若误用凉药，作泻后，转为白陷。脓泡失治，则破流脓水，灰泡失治，转为灰陷，二症亦宜参、熟、附、桂，大剂多进。若有小颗粒发出，谓之子救母，生意在焉。血泡者，乃气虚，非血热，亦宜大补元阳，否则变为血陷。紫泡者，其症有二，紫中带青者，亦因气虚不能摄血，阴血凝结而成，其人必身倦恶寒，舌苔白，饮食不多，大小便清白，速宜大补元阳，否则变为紫陷；又有一种紫黑焦枯者，乃纯阳无阴之症，其人必口干恶热，小便短，大便结，此实火也，宜清凉解毒，白虎地黄汤，酌加大黄以行之。但得线浆，尚可望生，失治转为黑陷。又有一种小儿，因服凉药，腹中作痛，呕吐泻利，将成慢惊，头面大热，唇焦舌黑，亦似实火，此乃火不归元之故。实火者，二便膜闭。虚火者，泻痢不止。全在细心体察，方得其真。经云，有者求之，无者求之，实者虚之，虚者实之，盖言万病皆当体察寒热虚实。医治痘症，可概云实火，肆用苦寒克削，以毙人性命耶？

起　　胀

痘至开盘，头面腮颊亦肿，谓之起胀。至脓成浆足，痘回而胀消，谓之收胀。盖缘毒气由内达外，此时尚在肌肤之间，故腮颊亦随之而肿。迨至脓成浆足，毒气尽化为脓，而胀自消。亦必脾胃强健，方能如此。若当起胀而不起胀，乃由元气内虚，不能送毒外出之故。宜用大补气血之药，少加发散，大补元煎、大温中饮相间服之，盘自开而胀自起。若痘未开盘，而头面先肿，乃元气太虚，此乃虚肿，非起胀也，其痘必不能起胀。亦宜大补元气，肿自消而胀自起。又有痘已回而肿不消，乃元气大虚，不能摄毒，余毒留于肌肉之间，不能尽化为脓所致。亦宜大补元煎、大温中饮，相间服之，余毒尽化而胀消矣。痘书云，痘出稠密封眼者有救，不封眼者无救，此言不确。起胀者有救，不起胀者无救，此言其确。封眼者，眼眩多痘，胭脂水涂之，仍可以不封眼。不起胀者，乃元气大虚，何以送毒外出？必当大补元煎、附子、肉桂，大剂多进，胀起而毒化，一定之理也。

养　浆

痘之紧要，全在养浆。浆成则毒化，浆不成痘斯坏矣。自发热见点，齐苗灌浆，无非为养浆而设。若颗粒稀疏，根盘红润，精神爽健，二便如常，乃上等症也，可以不药。倘形色平常，全凭用药助其气血，以养其浆。最怕者无热，全仗真阳充足，出而用事，方能化毒成脓，设阳气不足，何以蒸化其毒？宜大补阳气，实为上策。紧防泄泻，泻则中虚，阳气一亏，毒必内陷，定当预为提防，补其阳气，助其脾胃，浆干痂结，而成功矣。煎药方无非补中益气汤、大补元煎之类，相兼服之，万不失一。而世之面麻者，皆因不明其理，养浆时被庸医误用消伐之药，中气下亏所致。若于养浆时，大剂温补，气血充足，落痂后断无面麻之患。又有一种小儿，痘后满头溃烂，名曰虚阳贯顶，又曰发痘，经年不愈。此乃出痘时误服凉药，胃中受寒，阳无所依，上冲头顶。譬之火炉中，以水泼之则热气必上冲，此理无二。速用大补元煎、大温中饮，相间服之，引火归元，旬日可愈。

收　结

收者浆回而胀收也，结者脓干而痂结也。收结如法，其功成矣。倘浆回而肿不消，脓成而痂不结，亦是真阳不足，身无热不能干浆化毒之故。脓浆充足，必赖阳气薰蒸，方能结痂。阳气二字，岂非痘症始终必需之至宝？设此时气体虚弱，不能结痂，必相其虚实，无非培补气血，无不立见奇功。又有一种浆不能干而生蛆，谓之疳痘，总由阳气不足之故。俱宜大补元煎、大温中饮，相间服之，脓自干而蛆自化，痂结而愈。

痘　毒

痘本胎毒，自内达外，若出痘时，尽化为脓，痘后无余毒矣。当其初，总宜培补元阳，兼用散药，毒气方能尽出，化而为脓。时师用黄芩、连翘、泽泻等药，在彼以为凉药可以解毒，岂知痘乃胎中阴毒，得阳气则行，得凉药则滞，毒气因凉药留滞于肌肉之内，痘后所以发为大痘，名之曰痘毒。皮色不变者居多，宜大温中饮，数剂全愈。其色红白相兼者，半阳半阴症也，荆防地黄汤与大温中饮相间服之，数日亦愈。倘已溃烂，亦以荆防地黄汤与大温中饮相兼服之，计日可愈。荆防解其凝结，姜桂散其寒凉，所以可愈。倘时医见之，不分阴阳，统言火毒，仍用生地、连翘、银花等药，以致坚肿不消，溃烂不敛，清脓淋漓，久而不愈，渐至泄泻不食，脾胃一败，不毙鲜矣。若红而带紫者，乃阳症也，方可以荆防地黄汤愈之，大便结者下之。然阴症多，阳症少，痘后未见有阳症之毒也。统治痘症诸方，附载福幼编良方门。

辨　痘　法

小儿发热，五指稍及中指冷，是痘疹。中指热，是风寒。

看　耳　法

耳后红筋，痘必轻。紫筋起处重沉沉，兼青带黑尤难治，用药精详也得生。

认　痘　法

小而充实者，名珍珠痘。大而饱满者，名大痘。四围起而中陷者，名茱萸痘。平扁不起者，名蒸饼痘。

验痘出齐法

五六日后，痘当出齐。凡看痘齐与否，必以脚心为验，脚心有痘，则出齐矣。然痘稀少者，亦不拘此，总以热退而痘为出齐也。若热未退，虽四肢有痘，终恐未齐，不可谓毒轻痘少，慢不加意也。

辟　秽　气　法

凡犯房事、经水、生产秽气，以大枣烧烟解之。若防发痒者，以桦皮和大枣，烧烟解之。被酒气犯者，以葛根、茵陈蒿，烧烟解之。犯五辛气者，以生姜烧烟解之。被死尸尸气及疠气所犯者，以大黄、苍术，烧烟解之。被狐臭、犬羊气犯者，则烧枫树叶解之。若遇风雨犯者，则烧苍术、枫树叶解之。若血少而浆难之痘，则忌烧苍术，盖恐愈燥而浆愈难耳。若遇诸恶气，则以乳香烧烟熏之，以胡苏酒喷之。俗有煮醋熏痘者，醋能活血，殊不知醋能收敛，大非所宜也。

暑　月　出　痘

房中多置凉水，以收热气，心自清凉。

冬　月　出　痘

房中多置炭火，以除寒气，使血气和畅为妙。

痘　疔　治　法

痘中有紫黑干硬，暴胀独大，脚无红晕，或疼，或不疼者，即痘疔也。痘疔能闭诸毒，未齐有疔，则诸症不能出现。既齐有疔，则诸痘不能起胀。行浆时有疔，则诸症必致倒陷。故初出时见有紫黑独大之点，恐其成疔，即宜以银针刺破，吸尽毒血，然后以拔疔散敷之。次日复看，若再硬胀，仍然刺破，以前药敷之，必转红活，方可已也。若针挑不动，手捻有核，则成疔矣。须用针从四边剖开，以小钳钳出，其形如疔，有半寸许长，拔去其疔，仍以前药敷满疮口，乃可无虑。又手足四肢有痘，惨暗坚硬而甚痛，或外无痘，而内有核作痛者，亦痘疔也，宜以艾火烧之即愈，或以灯火烙之亦效。若不急治，则其痘深陷，穿筋透髓而烂见骨，甚可畏也。又天庭有黑点，心窝舌上必有疔。地角有黑点，阴囊必有疔。两颧有黑点，两腋必有疔。准头有黑点，四肢必有疔。此观显可知其隐，又不可不详也。一妇人出痘稀疏朗润，似为顺痘，但热不退，已而明润者渐觉惨暗，其人亦烦闷不安。详观面部，见地角一痘，紫黑将焦，察其阴中有痘疔，形如黑痘一颗，此乃疔也。用银针刺破，钳出痘疔，以拔疔散敷之，其热自退，诸症悉皆润泽起胀而愈。

小儿科麻症

麻症初起，多有咳嗽喷嚏、鼻流清涕、眼泪汪汪、两胞浮肿，身体渐热。二三日或四五日，始见点于皮肤之上，形如麻粒，色若桃花，间有类于痘大者。惟见形之后，形尖稀疏，渐次稠密，有颗粒而无根晕，微起胀而不生浆，大异于痘也。虽云较痘稍轻，而变化则速，始终调治，俱宜留神。总之，初起宜先表法透彻，最忌寒凉；已出时，当用清利；收散后，贵于养血；兼杂症者，则随症参治之。温疹症见伤寒，若发于未痘之先为瘙疹，月内为烂衣疮，百日内为百日疮。发则遍身红点，如粟米之状，乃儿在母腹受热所致，调摄谨慎，自能速愈。痘方愈而疹随出，为盖痘疹发，遍身出疹，色赤作痒，始如粟米，渐成云片，因痘后余毒未尽，更兼恣意饮食，外受风寒之所致，宜疏风清热为主。至疹出多痒，色红赤，隐于皮肤中，为瘾疹，乃心火灼于肺经，更兼外受风湿而成，治宜先散风湿，后清热毒，斯得其法。皆非麻疹，禀诸胎元毒也。

麻症与伤寒辨

发热之初，寒热往来，咳嗽喷嚏，鼻塞声重，且流清涕，其症与伤寒无异。但麻症则眼胞略肿，目泪汪洋，面浮腮赤，恶心干呕，此为异耳。若见此症，必是发疹，须宜谨风寒，节饮食，避厌秽，戒荤酒，忌辛热，用药表散，使肌肤通畅，腠理开张。或身有微汗，则邪从汗解，而毒则易出耳。热至三日，麻当出矣。一日出三遍，三日出九遍。至六日间，当出尽矣。及出至足，头面将收，收靥之处，其热即退，疹子渐次收下，热亦渐次而退。至八九日，麻始收齐，而热乃退尽也。若发不出者，固危。出不尽者，亦险。出而旋收者，更险。治之其可缓乎？

论麻症轻重

或热或退而无他病者轻，头面不出者轻，出透三日而后渐收者轻，红活润泽、头面匀净而多者轻。红紫惨暗、干焦不润者重，移热大肠变痢者重。黑暗干枯、一出即没者难治，鼻青粪黑者难治，鼻扇口张、目无神光者难治，胸高气喘、心前扇动者难治。

眼白色赤，声哑唇肿，心烦口渴，腰腹疼痛，口鼻出血，人事不清，大小便秘，狂乱不宁，舌苔黄黑，口气腥臭，此名闭症，毒滞于中而不得出，将作内攻，最危候也，急以清毒解表汤主之。若疹能出可救，疹不能出难救。方用升麻、防风、荆芥、麻黄、连翘、牛子、桔梗、石膏、知母、黄芩、黄连、蝉蜕、麦冬、甘草，水煎服。

麻症鼻出血者毒重，口出血者毒尤重（口鼻血出，不必止住，血出则热毒解散矣）。初起手足心如火热者，毒亦重。初起失于清解，则热蕴于胃，口鼻腥臭，必生牙疳，毒入大肠则成瘤痢。发表太过，元气损伤，则成疳积。若或失治于前，其必贻患于后。虽明初发之重轻，宜顾后来之生死。谁谓麻也只详于前，而可不思其后乎？

感风热而出麻者，俗谓飘麻，此皮肤小恙，不致伤人，只散风清热而即愈矣。

小儿初生，弥月之内而出麻者，俗谓胎麻，可不药而愈。

麻症四忌

一忌荤腥生冷风寒。夫谷气通，肉气滞，凡是荤腥，俱能滞毒，所以忌也。果生则难克化，物冷则能冰伏，冰伏不化，毒乃滞留，又当忌也。若风寒闭塞，毛窍不开，则毒气何由出乎？此数端者，俱不可犯也。

一忌骤用寒凉。麻虽热症，固不宜用辛热之剂，然初热之际，虚实之症未形，轻重之势未见，遂骤以苦寒之药而峻攻之，几何不冰伏其毒而不得出，其反至于内攻乎？故善治者，惟达毒而不郁毒，只解毒而不冰毒也。

一忌误用辛热。麻本热症，若复投辛热之药，是犹火上复加薪也。以火助火，其毒不愈横乎？然麻症初起之时，亦有四肢厥冷者，此热极似寒之故，切不可妄认虚寒，而妄投以热药也。即遇天时大寒，亦宜置暖室，切不可因严寒而遂投以辛热之物，以济腹中之火也。

一忌误用补涩。毒火之发，最要疏通，尤嫌补涩。盖疏通则毒得外泄而解，补涩则毒滞内留为殃。但初发之时，症多吐泻，愚夫愚妇急欲止之，若误用参、术、砂仁补涩之药，则关门闭盗，毒滞于中，必作内攻之祸矣。

附录王倩修堕胎说

堕胎之恶，全由药术。每见京都、郡邑、城市，辄有医人于通衢狭巷，遍市招帖，卖药取利，煽诱男女，肆无忌惮。服之者不但伤胎，兼之害母。且奸民恃此，私奔苟合，益长淫风。为民牧者，宜严责里甲，禁毁招帖，时访其人，惩逐远方。有匿隐者，里邻同罪。则一可救婴儿之命，一可杜邪淫之风，其有功于人命风俗者大矣。

崔行功小儿方说

凡胎衣宜藏于天德月德吉方，深埋紧筑，令男长寿。若为猪狗食令儿颠狂，虫蚁食令儿疮癣，乌鹊食令儿恶死，弃于火中令儿疮烂。近于社庙、污水、井灶、街巷，皆有所禁，其慎重若此！今乃蒸煮炮炙，视同飞走，以致此胎儿女，不能长大成人。人孰无子，于心忍乎？其市贾制就紫河车，虽系现成，但自我食之，罪有所归，断不可用。奉告世贤，广为劝戒，亦阴德之一端也。

戒勿用紫河车说

赵仁家富，最敬元帝，忽患危疾，医云必得紫河车（即产下胞衣）而后愈。仁恻然曰："我见人服此药，不呕血，必发毒，无一善终者。且既食此，则此胎儿女多死难育。今我何惜一死，不忍使人儿女夭殇也。"卒不用。是夜，梦神告曰："汝命当绝，缘不用胞胎一事，上帝赦汝，增寿二纪。"后果享年九十一岁。观此显报，凡为医者，诚不可用此物及劝病人服此。为稳婆者，尤不可贪利，偷此以卖与人，致受冥罚。人家当生产时，更须防护稳婆，不可任其偷去为人所食，以致所生之儿女不育也。

广嗣金丹群方录卷三

南海何守愚芥园编辑　男翰臣若霖校字

种子方

七宝丹（男服）

何首乌（八两，赤白鲜者，用竹刀削去皮，切片，米泔水浸过，用黑豆五升，浸软，一层豆，一层首乌，密盖，炊熟，九蒸九晒），当归身（二两，酒洗），人参（二两，去芦），天门冬（三两，酒浸，去心，晒干，捣末），麦门冬（三两，酒浸一宿，去心，晒干，捣末），五味子（一两），生地黄（三两，酒浸一宿，捣膏），熟地黄（五两，酒浸一宿，捣膏），川牛膝（三两，酒浸，去芦，晒干，捣末），枸杞子（三两，甘州者佳，去枝梗，晒干，为末），黄柏（二两，去皮，盐酒浸一宿，炒过），山萸肉（三两，去核），干山药（二两五钱，淮庆者佳），菟丝子（二两，酒浸一宿，去砂泥，晒干，为末），白茯苓（五两，去粗皮，切片，酒洗，晒干，为末）。

上十五味为末，炼蜜为丸，如梧桐子大。凡每服六十丸，空心淡盐汤送下。此药性极平和，不热不寒，服之固元气，生多男。即平素未生男子，或屡生不育者，服此极有奇验，且子亦得全天年。余功仍耐饥劳，美容颜，黑须发，真万金不易之方。予得之郝道行，因其应如响，不敢自私，用梓广传。

西台金丹（女服）

熟地黄（三两，酒煮，捣烂），川芎（二两，水洗），白芍（二两，酒拌，炒黄），条芩（一两二钱，微炒），川藁本（二两，洗净），玄胡索（二两，酒煮透，槌碎），白茯苓（二两），粉草（一两二钱，微炒），赤石脂（二两，火炒红，投水，晒干），没药（二两，透明，不见火，研细末），桂心（一两二钱），牡丹皮（二两，酒洗），白薇（二两，酒洗，晒干），人参（二两，去芦），香附（二两，用童便、酒、米泔水各浸一夜，即取起晒干，炒黑）。

上十五味，共为细末，每药一斤，用益母膏四两，同炼蜜为丸，如弹子大，约重二钱五六分，朱砂为衣，日色略照，片时收贮。清晨每服一丸。调经者，白水下。安胎者，砂仁汤下。产后血滞者，荆芥穗汤下。

种子之道，男子固宜补养。而妇人月后，尤当调治。此丹女子服之，专治月经不调、赤白带下，补虚多育，屡试屡验，乃知此方堪与七宝丹并美也。

种 子 丸

　　此丸出于云南大理府。有一姓周人，年六十一岁，一妻九妾无子，因己身虚弱，精血清寒，元阳不固，难以生子，忧乏后嗣。一日游名山，遇一久修得道真人，因谈内事，周诉乏嗣，求良方。真人怜其诚信，乃发心传授一方。此药清而不寒，温而不热，男服则壮筋骨、添精补髓、滋阴固本；女服则调经安胎、顺气助阴。周拜而受之，依方修合。服至四十日，自觉目明身键，须黑发乌，胜前百倍，果有水火既济之功，延本还元之妙，强健筋骨，夜度数女，坚固强硬。后妾生得七子，绵其宗嗣，周寿至九十七岁。此方屡服屡验，刊刻在碑，为子孙之计。若后人无子者，立可成孕。即有子，亦可常服。此药专治身体虚弱者，少时酒色过度，头眩耳鸣，目昏花，腰膝疼痛，四肢无力，自汗盗汗，元阳虚损，夜梦遗精，阳痿不举，均可治之。补丹田，养元气，延年益寿，不可尽述。或男子精寒肾虚，阳事不能久坚，元阳衰败；女子血气寒冷，子宫久亏，赤白崩漏，经水不调，久不受胎，此为方第一也。

　　真鱼鳔（一斤，切片，牡蛎粉炒成珠），银杜仲（八两，去皮，盐水炒），白当归（八两，酒洗，晒干），白莲须（八两，拣净，不炒），肉苁蓉（八两，去甲，酒洗净，晒干），菟丝饼（八两，去灰土，炒，酒煮成饼，晒干），真沙厘（八两，人乳、盐、童便、老酒各炒二两），巴戟肉（八两，去骨，酒炒），淫羊藿（八两，去净根、枝、毛，真羊油酥），怀牛膝（六两，肥者，去芦，切片，酒洗，晒干），补骨脂（六两，拣净，盐水炒），结云苓①（四两，人乳拌蒸数次，晒干），红枸杞（四两，拣净，酒蒸，晒干），大附子（二两，每个重四钱，漂制），上肉桂（二两，去皮）。

　　上桂、附子，老人可用，年少不用。以上诸药，遵依古炮制，共研细末，蜜为丸，如桐子大。每早服百丸，用滚水②入盐少许送下。晚服百丸，陈老酒送下。如无子者，依此方修服，捷如影响，所有服此方者，无不应验。予不敢私，特付剞劂③，广传于世，亦可谓小补云尔。豫章南曹光裕堂敬刊。

金陵种子丹

　　白茯苓（一两，去皮），白附子（一钱），人参（三钱），乳香（三钱）。

　　上药共为细末，炼蜜为丸，如桐子大。每服十三丸，早、午、晚服三次。男子服之补血生精，女子服之调经受孕。药完一度，即成胎矣，择壬子日起。

　　凡合胎产、调经、种子之药，须忌满、定、破及未、戌日为妙，服起之日亦同忌。

种子七神丹

（此丹男子服）

　　沙苑蒺藜（真潼关者，绿色，如小腰子式，四两），川续断（四两，酒炒），山萸肉（去

---

① 结云苓：指肉质紧实的云苓。
② 滚水：开水。
③ 剞劂：刊印。

核，净，四两），菟丝子（酒煮五炷香，俟酒干摊在油纸上，晒爆，三两），芡实（四两，日晒，勿见火），甘州枸杞子（二两，净），金钗石斛（二两，再用沙苑蒺藜四两，同熬成膏，量加白蜜，听用）。

将前药末捣和为丸，如桐子大。每服四钱，空心淡盐汤下。

八圣种子丹

（兼治百病）

沙蒺藜（八两），续断（四两，酒洗），覆盆子（四两，去蒂，酒洗），甘枸杞（四两），山萸肉（二两，去核，酒洗），菟丝子（二两，酒洗，煮），芡实（四两），莲须（四两）。

上药蒸研，酒打，糊为丸，如梧子大。每服三钱，空心白滚汤下。

益母种子神方

益母草（半斤），川芎（一两），赤芍（一两），当归（一两），广木香（一两）。

上药共研细末，炼蜜为丸，如梧桐子大。每服五十丸，用好酒或童便酒早间送下，服之百日内有孕，其妙如神。

调经种子神效方

用丹参十斤，以河水洗净，为咀片①，将滴醋浸一夜，晒干，醋糊为丸。清晨白滚汤②服三钱，晚用好酒服三钱。久服调经养血，润颜色，美肌肤，百病皆除，子宫暖热，多生男子，至效方也。

种子受胎散

（治经通而不受胎者）

丹参晒干、磨粉，每日用二钱陈酒送下，两月内即孕，无不灵验。勿视为寻常，此方与前方相同，尤觉简便，故并录之。

广 嗣 妙 方

乌骨白毛鸡蛋一个，蕲艾一撮，井水一大碗，以铜器煮极熟。女人经水初至时，黎明淡食一个，仍少睡片时。经色淡红者，每日食一个。经色赤者，隔日食一个。经止勿用，服至三月必孕，神效。

---

① 咀（jǔ）片：又称饮片。指经过加工处理，制成片、丝、块、段状，便于煎服的药材。古时药物加工往往不用刀具，而用牙咬，故称。

② 白滚汤：白开水。

种子济阴丹

香附（四两，分四处制：一用米醋浸一宿，煮干；一用老酒浸一宿，煮干；一用盐水浸一宿，煮干；一用童便浸一宿，煮干），半夏（一两，姜汁浸，油炒），川芎（一两），益母草（一两五钱），当归（一两五钱，酒炒），白芍（一两五钱，酒炒），白术（一两五钱，土炒），茯苓（一两，人乳拌蒸），没药（五钱），陈皮（一两），蕲艾（一两，酒炒），条芩（一两），麦冬（一两，去心），川断（一两，酒炒），丹皮（一两，酒炒），元胡（一两，酒洗），阿胶（二两，蛤粉炒），吴茱萸（五钱，酒炒），炙草（三钱）。

上药共为细末，酒糊为丸，如梧桐子大，空心①米汤送下百丸。能顺气养血，调经脉，益子宫，疗腹疾，除带下。

调 经 丸 方

此方专治月信不调，临经腹痛、肚痛、腰痛，经后白淋，人弱无力。服一二月病愈，兼可受孕。

熟地（六两，用酒洗，人乳蒸九次，晒九次，如泥），茯苓（三两，人乳浸透，晒干），全归（三两，酒洗，切片），魁白芍（三两），杜仲（三两，盐水炒），川断（三两，去芦），焦术（二两，土炒），川芎（二两，酒洗），补骨脂（二两，盐水炒），玄胡（二两），山萸肉（二两，净），黄芪（二两，蜜炙），巨胜子（二两，盐水炒），炮姜（五钱），核桃肉（四两，去油），香附（四两，盐水、童便、姜汁、老酒制）。

上药共为末，蜜丸如桐子大。每早盐汤服三钱或五钱。如小肚冷，并时常肚痛，加小茴香一两，炒焦。

调经种子汤药神方

归身（一两，酒洗），熟地（一两，酒洗，九蒸九晒），川芎（一两，酒洗），白芍（一两，酒洗），广陈皮（一两），茯苓（一两），山萸肉（一两，炒），丹皮（八分），炮姜（五分），官桂（五分，去皮），香附（一钱五分，陈酒浸透，炒，研），延胡（八分，炒），炙草（五分）。

上十三味，如法制。加姜三片、黑枣二枚，水二碗，煎八分。空心温服二帖，临卧服，待行经日服起，约三帖。俟经净方可同床，否则下月。如再服，必孕无疑。有热者勿服。如行经腹痛，加五灵脂八分，醋炒，没药一钱。如触经感冒，加柴胡、骨皮各一钱，酒炒，入前药煎服。如无他症，勿加。

种 玉 酒

治妇女经水不调，血气不和，不能受孕，或生过一胎之后，停隔多年。服此药酒，百日即能受孕。如气血不足，经滞痰凝者，服至半年，自然见效。若受胎之后，须服保胎磐石散，

---

① 空心：空腹。

可保无病，神应非常。

全当归（五两，切片，此能以养血气），远志肉（五两，用甘草汤洗一次，此能散血中之滞，行气消痰）。

上药二味，用稀夏布袋盛之，以好甜酒十斤，安药浸之，盖好。浸过七日后，晚上温服，随量饮之，慎勿间断，服完照方再制。再月经来时，干净之后，每日用青壳鸭蛋一个，以针刺孔七个，用蕲艾五分，水一碗，将蛋安于艾水碗内，饭锅上蒸熟，食之。每月多则吃五六个，少则二三个亦可。

羊　肾　酒

此酒能种子延龄，乌须乌发，强筋骨，壮气血，添精补髓，返老还童。有七十老翁，腿足无力，寸步难移，将此甫服四日，即能行走如常，后至九旬，筋力不衰。其方秘而不传，董文敏公重价得之。凡艰于嗣续者，服之即能生子，屡试如神，百无一失。

生羊腰（一对），沙苑蒺藜（四两，隔纸微炒），真桂元肉（四两），淫羊藿（四两，用铜刀去边毛，羊油拌炒），仙茅（四两，要真者，用淘糯米汁泡去赤汁），薏仁（四两）。

用滴花烧酒二十斤浸三七日，随量时时饮之。

无价保真丸

治一切劳损诸疾，服至一月，面目光润，半年后返老还童，饮食房事，无异少年，百病不生，冬月手足不冷，夏月身体不热，男子须发不白，妇人能多生育，益精补髓，功效无穷。

九制熟地（四两，忌铁），全当归（二两五钱，酒浸），川芎（二两五钱，酒浸），杜仲（一两五钱，姜汁炒，去丝），白茯苓（一两五钱，人乳拌蒸），甘草（一两，酒炒），金樱子（一两，酒浸，去毛），金石斛（三两，酒浸），淫羊藿（一两，去边梗，酥炙或羊油炒）。

以上各药，俱用顶好烧酒制，惟服药不拘何酒。杜仲另研为末，同各药末，加入生白蜜，共捣一千杵，丸如桐子大。每服三钱，空心好酒下。

种子兜肚方

此方能调经种子，并治赤白带下、腰腿酸疼、子宫寒冷，男子肚腹畏寒、遗精白浊、偏坠疝气，一切下部虚冷等症。

附子（一个，重二两，切片，烧酒煮过，晒干，听用），大茴（一两，炒），小茴（一两，炒），丁香（一两），五味子（一两），升麻（四钱），木香（四钱），甘草（四钱），甘遂（四钱），沉香（一钱）。

上药共为末，用新蕲艾（四两）搓融晒干，将前药放在艾中间，用线密缝兜肚，置丹田上，外用手帕包固，昼夜缚定，不可换动，一二月后则去之，或加麝香二三分更妙。

附子乌鸡丸

治妇人经来如绿水，全无血色，乃大虚大寒，不可用凉药，要用乌鸡丸服半月，不但病愈，兼能怀孕。

天雄附子（三钱），鹿茸（一两），山药（一两），肉苁蓉（一两），蒲黄（一两，炒黑），肉桂（一两），当归（一两），山萸肉（一两），白芍（一两），熟地（一两五钱），川芎（五钱），乌鸡肉（三两，去皮、油，酒蒸）。

上药为末，米糊为丸，空心黄酒下百丸。

太乙种子丸

此药专治阳痿精少，无子者服之，一月奇效。

鱼鳔（四两，炒成珠），真桑螵蛸（四两，炒黄），韭子（二两，炒），肉苁蓉（二两，酒洗，去鳞），莲须（二两），熟地（二两，焙），杜仲（二两，姜炒），牛膝（二两，酒浸），天冬（二两），枸杞子（二两，焙），沙蒺藜（二两，炒），菟丝子（二两，酒煮），龟板（二两，炙），鹿茸（二两，炙），补骨脂（二两，酒浸，炒），当归（二两，酒洗），茯神（二两），人参（二两），远志肉（二两），青盐（五钱，炒）。

用蜜为丸，桐子大。空心服二三钱，如胸膈痞塞，枳实汤疏之。

神仙巨胜丸

神仙巨胜之丸，日进二服，诸病皆除。善能定魄，易改容颜，通神延寿，补骨髓，驻精益气，治虚弱，壮骨润肤。久服头白再黑，齿落更生，目视五里，无倦怠诸病，寒暑不侵，神效不可尽述。

巨腾子（二两，去皮），莲花蕊（一两，用金色，酒蒸、洗），酸枣仁（一两，炒），天冬（一两，去心），麦冬（一两，去心），补骨脂（一两，酒浸，炒），远志（一两，甘草水煮干），枸杞子（二两，酒浸），五味子（一两五钱，酒浸，蒸），木香（一两），苍术（一两三钱，去皮，米泔水浸），莲肉（二两），芡实（一两，去壳），柏子仁（一两，去油），石菖蒲（一两，用铜刀去皮，酒浸），白茯苓（二两），杜仲（一两，盐水炒，去粗皮），山萸肉（二两，酒洗），肉苁蓉（二两，酒洗，去鳞），生地（四两，酒泡），牛膝（二两，同何首乌蒸），赤首乌（四两），白首乌（四两），熟地（四两，九蒸九晒），鹿茸（二两，酥油炙），续断（二两，酒洗蒸），韭子（一两，去黑皮，酒炒），覆盆子（二两，去蒂），楮实子（二两，酒洗），淮山药（二两，饭蒸），人参（一两），青盐（五钱，炒）。

上药共为末，炼蜜为丸，如梧桐子大。每服六七十丸，空心用好酒或用盐汤送下。耳聋重听，眼花再明，一月元气盛大，六十日白发变黑，百日容颜改换，黑处能穿针。昔有一老人耳聋眼花，七十无子，传受此方，齿生发黑，有四妾，生十子，寿至一百余岁，后人服之皆效，真水火既济之良方，延寿续嗣之至宝方也。

壮　精　方

大熟地（四两），怀牛膝（一两五钱），川续断（一两，酒炒），归身（二两五钱），杜仲（一两五钱，制），山萸肉（一两，盐水制），首乌（三两，制），枸杞子（八钱），骨碎补（一两），虎骨（三两，炙，打碎），菟丝饼（八钱），知母（一两），龟板（三两，金钱），胡桃肉

（五钱），党参膏（一两），茯神（一两五钱），远志（一两，制）。

先将各药水酒润透，炖熟后，入双料酒三十斤，随量饮之。

调经种子丸

此丸专治妇人胎前产后诸症、伤寒伤暑，以及平时心腹肢体疼痛，气喘作闷。每行经一日服一丸，行二日服二丸，服至经净，再服一二丸。轻者一二丸，重者二三丸，自然成孕。或经闭不通利者，连服数丸。临产服之，催生易产。有惯小产者，每月服数丸，保足胎气，自无其患。此丸非比寻常之功，诚种子之良方也。

大熟地（五钱），归身（二两），川芎（一两，酒制），白芍（一两六钱，酒炒），春砂（一两二钱），台乌（一两，醋炒），粒花（生熟各半，六钱），木香（五钱），益母草（一两六钱，四制），黄芩（八钱，酒炒），玄胡（八钱，酒制），香附（一两四钱），上肉桂（去净皮，一两）。

共为细末，蜜炼为丸，每丸重二钱五分。

调 经 奇 方

当归（一钱五分，酒洗），陈皮（七分），川芎（八分），白芍（一钱，酒炒），延胡索（七分，醋炒），大熟地（一钱五分），吴茱萸（二分，滚水泡，去黑水，去蒂梗，酒炒），香附（一钱五分，酒炒），白茯苓（八分），丹皮（七分）。

经行先期色紫者，加条芩（一钱五分，酒炒），经行后期色淡者，加官桂（五分）、炮黑姜（五分），艾叶（五分，醋炒）。

引用生姜一片，水一碗，煎至八分，空心温服。渣再煎，临卧服。俟经行日服起，连用四剂，次月再服四剂，则经调受孕矣。此方稳妙，百试百效，不可妄为加减。若兼有外感他症，则且缓服。

治肥胖不孕方

川芎（一两），白术（一两），半夏（一两），香附（一两），茯苓（五钱），神曲（五钱），橘红（二钱），甘草（二钱）。

上药以米粥为丸，常服必受胎。

治瘦弱不孕方

天冬（去心）、麦冬（去心）、茯苓、菖蒲、地骨皮、益智仁、远志肉、枸杞子各等分，人参（二钱）。

上药共九味，蜜糖为丸，空心每服二十丸，酒引其效。

百子丸

此丸调经养血、安胎顺气，不论胎前产后，月经差错、有余、不足，诸症皆治。

香附（十二两，一用老酒，一用童便，一用盐水，一用姜汁，一用艾汤，一用人乳，一用蜜水，一用米醋，一用川椒水，以上九款制法，俱浸一宿，煮干），阿胶（二两，蛤粉炒），蕲艾（二两，醋炒），当归（二两，酒洗），川芎（二两），白芍（二两，姜汁浸，焙），熟地（二两，酒炒）。

上为末，炼蜜为丸，梧桐子大。每服八十丸，空心滚水下，点醋少许。内寒者，温酒服。

萃仙丸

沙苑蒺藜（八两，为末，取四两入药，其粗者煎膏和蜜），大芡实（四两），山萸肉（四两），甘枸杞（二两），菟丝子（二两），川续断（二两，酒炒），覆盆子（二两，去蒂，酒蒸），金樱膏（二两），龙骨（三钱五分）。

白蜜十两，同蒺藜膏和丸。每空心服三钱，能固精延年，长春种子。

螽斯丸

枸杞子，怀牛膝（酒炒），川续断（酒炒），杜仲（蜜水炒，去丝），小茴（酒炒），茯苓（乳蒸），北五味（蜜水焙），何首乌（黑豆蒸），远志肉（甘草汤泡），巴戟肉（酒浸，煮，焙），黄精（切片，焙，与首乌俱不可犯铁器），楮实子（去浮，酒浸一日，蒸），石菖蒲（嫩桑枝拌蒸，忌铁）。

共十三味，每味各三两，如法炮制，炼蜜为丸，梧子大。清晨淡盐汤送下三钱，男女齐服，种子屡验。

治妇人子宫受冷久不生育及脐腹疼痛效方

蕲艾（三钱），苏叶（三钱），黄酒煎服，每日一次，服数剂即效。

加味地黄丸

治妇人经水不调，不能受孕，即受之亦不全美，宜常服此方。

熟地（四两），枣皮（二两），山药（二两），丹皮（一两五钱），泽泻（一两），白茯苓（一两五钱），香附（一两，童便浸三次）。

上药为末，炼蜜为丸，梧子大。每服三钱，白汤下。

治行经腹痛兼能种子方

真蕲艾（三钱），红花（三钱），当归（三钱），益母草（三钱）。

酒煎，另用鸡蛋一个，刺数孔，入药罐内同煮熟，即以药汁同鸡蛋吃下，不过三个，痛止，即受胎。

妇人无子方

凡血气未衰，经水本调而难孕者，用紫薇花炖肉，食二三次，即受男胎。

妇科育生万应丸

全当归（四两），柴胡（一两），木香（一两），益母草（一斤，忌犯铁器），白芍（四两），川芎（五钱）。

上药遵法炮制，共研细末，炼蜜为丸，每丸重二钱，金箔为衣，或为小丸亦可。按照后开方引，对症服之，无不立效。至妇人久不生育，服此即孕，尤极神验。

引方：凡胎前腰腹疼痛，胎动不安，下血不止，黄酒服。临产时，用黄酒服一丸，能安魂定魄，气血调和，诸病不生。难产，或横生不顺，或胎伤，或胎死，连日不能分娩，童便、黄酒服一丸即下。产后儿枕作痛，黄酒下。产后衣胞不下，童便、黄酒下。死胎不能生产，腰腹胀痛，死在须臾者，炒盐汤下。产后中风，牙关紧急，半身不遂，失音不语，左瘫右痪，手足搐缩，角弓反张，不省人事，薄荷汤下。产后四肢及面目浮肿，木瓜汤下。产后四肢及面目发黄者，茵陈汤下。产后伤寒头痛，恶寒发热，无汗，葱汤下。产后血迷血晕，不省人事，荆穗汤下。产后气短，不思饮食，枣汤下。产后痰喘嗽吼，恶心，口吐酸水，四肢无力，自汗盗汗，姜枣汤下。产后血风身热，手足顽麻，百节疼痛，五心发热，口渴咽干，童便、黄酒下。产后惊悸，如见鬼神，狂言妄语，或心虚胆怯，行动害怕，黄酒调朱砂服。产后憎寒作热，身出冷汗，童便、黄酒服。产后恶血不下，脐腹疼痛，童便、黄酒下。产后鼻衄或吐血，藕汤下。产后去血过多，以成崩症，头眩眼黑，当归汤下。产后心血不足，不能安寐，枣仁汤下。大便不通，芝麻汤下。小便不通，车前子汤下。赤痢，红花汤下。白痢，老米汤下。赤带，红枣汤下。白带，艾汤下。泄泻，糯米汤下。头痛颈强，白芷汤下。肩背疼痛，姜汁、黄酒下。心胃疼痛，陈皮汤下。岔气疼痛，木香汤下。胸腹及小腹疼痛，童便、黄酒加姜汁下。腰腿疼痛，淡盐汤下。膝胫疼痛，及足后跟疼痛虚肿，俱用牛膝汤下。产后勒奶成痈，或吹乳，或一切痈瘘，无名肿毒，用醋调敷患处，或用黄酒服一丸。凡妇人久无子嗣，月水不调，或子宫寒冷，不能孕育者，每日用黄酒服一丸，一月之后，必能孕矣。此药大有功效，不能尽述。

经期准而不孕方

续断、沙参、杜仲、当归、益母草、制香附各二钱，川芎、橘红、砂仁（炒研）各五分，红花三分。

经来时，煎服四剂，下期再服，必孕。

妇人年久无子方

肉苁蓉、覆盆子、蛇床子、川芎、当归、菟丝子、白芍、五味子、防风、条芩、艾叶、墨鱼骨、牡蛎（用盐泥封，煅），共十三味。蜜丸，早晚盐汤服之，久自受胎。

又方：于二月丁亥日，取杏花、桃花，阴干为末，另择戊子日，和井华水^①煎，服一茶匙，一日三服。

经水不通方

石榴根向东者一把，炙干，水二碗，浓煎一碗，空心服之，再服自通。

子宫寒冷不能孕

吴茱萸、川椒各八两，为末，炼蜜为丸，弹子大。棉裹入阴户中，日夜一换，一月后，子宫和暖，即可成孕。

乌　鸡　丸

此丸专治妇人脾胃虚弱、冲任损伤、血气不足、经候不调以致无子者，服之屡验。

白毛黑骨雄鸡一只，以糯米喂养七日，勿令食虫蚁野物，用绳吊死，去毛与肠杂，以一斤为率。用生地、熟地、天冬、麦冬各二两，放鸡肚内，甜美醇酒十碗，入砂罐煮烂取出。再用桑柴火上焙，去药，更以余酒淹尽，焙至焦枯，研细末。再加杜仲二两（盐水炒，去丝），台党、炙草、肉苁蓉（酒洗）、补骨脂（炒）、小茴（炒）、砂仁各一两，川芎、白术、丹参、归身、茯苓各二两，香附四两，醋浸二日，焙，共研末。和上药，酒调，面糊为丸。每服五十丸，空心温酒下，或米汤下。

乌　鸡　汤

白毛黑骨鸡一只，一切与同上，用益母草一两，小黑豆一茶杯，共放鸡腹内，水、酒各半，蒸熟，空心食鸡与汤。食一二次以后，月经时刻不差，其效无比，与上乌鸡丸同功。

通治经闭蚕砂饮

蚕砂（四两）炒半黄色，用黄酒一斤半（甜酒亦可），用瓦罐煎滚，沥去蚕砂，将酒入瓶封好，温饮一二杯即通，其效。

调　经　方

三棱、莪术、当归、白芍、生地、熟地、元胡、白苓各一钱，川芎、小茴各八分，水煎服。

---

① 井华水：早晨第一次汲取的井泉水，味甘平无毒，可安神、镇静、清热、助阴。

调经汤药方

此方专治行经肚痛，经水迟早不调。将行经之时，可服四贴。

生地五钱（切片，酒炒）、归身、丹参、香附、杜仲（盐水炒）、补骨脂（盐水炒）、赤芍各三钱，川芎、泽兰各一钱五分，丹皮、元胡各二钱，炮姜五分。

引加荷叶一钱，服药时用核桃仁送。

通 经 散

治妇人经水不通，脐下一块，已经三载，颜色如故，百药无效。服此数剂经行，又投数帖而块消矣。

白芍二两半（酒炒），熟地四两（姜汁炒），小茴（酒炒）、陈皮各二两，川芎一两（盐水浸），香附六两（四制），栀子一两（炒），当归（酒炒）、山萸肉（酒炒）、茯苓、益母草各三两。水煎，空心服，为丸亦可。

制 伏 姜 方

第一次，用姜一斤，先切片，晾微干，用盐三钱，泡汤，收入，晒干。

第二次，用甘草一两，煎浓汤，作数次收晒，以干为度。

第三次，用黄芪一两，煎浓汤，收晒如前。

第四次，用车前子一两，煎浓汁，收晒如前（车前子须用绢包煎汁）。

以上如法收晒，晒极干，或研末、或整用俱可。暖胃固肾，久服可以种子。

安 胎 方

安 胎 饮

人参（五分），白术（一钱，炒），陈皮（五分），甘草（三分），当归（一钱），川芎（八分），白芍（七分，炒），砂仁（六分，炒），香附（六分，炒），条苓（一钱，炒），紫苏（一钱）。

此方治妊娠血虚气滞以致胎气不安，或腹微痛，或腰痛，或饮食不美，俱宜服之，或至五六个月，常服数帖最妙。

安胎万全神应方

治胎孕三月前后，或经恼怒，或经蹶跌，以致胎伤腹痛、腰痛，一服即安。虽见血一二日，未离宫者，犹可安之。若曾经三四五个月小产者，再孕后，及到月分，稍觉腰痛疲胀，一服即安，数服则万全矣。

当归（一钱），白术（一钱，土炒），条苓（一钱），川芎（六分），白芍（七分，酒炒），白茯苓（七分，盐水炒），炙黄芪（七分），杜仲（七分，盐水炒），熟地（八分，姜汁炒），阿胶珠（七厘），甘草（三分）。

用糯米百粒，水煎，空心温服。如胸中胀满，加紫苏、陈皮各六分。下带赤白，加地榆一钱、蕲艾七分。见血加续断一钱同煎。

胎前腹痛方

大红枣十四枚，烧焦为末，以童便化服。

安胎地黄砂仁汤

干地黄（二两），砂仁（五钱，杵碎）。
此方治孕娠胎动欲堕、腹痛不可忍及胎漏下血者，水煎服。极神效。

安胎银苎酒

苎根（二两），纹银（五两），黄酒（一碗）。
治法同前方，如无苎之处，用茅草根五两，加水煎服。

紫 酒

黑马料豆（二合，炒焦熟）。

用白酒一大碗，煎至七分，空心服。治孕妇腰痛、酸软如折。

保 胎 丸

杜仲（八两，用糯米粥汤拌蒸，晒干，炒），山药（六两，炒。另磨，留粉二两，打粉糊为丸），川断（四两，盐水炒），当归（二两，酒炒）。

即用山药粉打糊为丸，亦有用枣肉打为丸，不拘。每服四钱，开水送下。

汪朴斋曰，此方即家认菴托胎丸，予加当归，配成君臣佐使四味，名保胎丸。极有效验，即名千金保孕方。凡有孕者，即合服之，服过七个月足，可止。此方物省而功大，永无小产之患，且产后多乳。病贫者宜传此方与服，价廉不费。虽受外感，亦勿间断。如见有小产者，即传此方，其效如神。

《达生编集要》曰，凡胎欲堕者，一服即保住。惯小产者，宜常服之，或每月服数次，至惯堕之月，常服无不保全。

安胎饮妙方

专治妇人惯于堕胎，屡试神验。平时无小产之患者，服此亦妙。

一妇人小产六次，百药不效，后服此方，连生数子，无恙。屡试如神，百发百中，真保胎第一方也。

莲肉（去心，不去皮）、家用青苎麻（洗净，胶）、白糯米各三钱。

水煎去麻，每早连汤服一次，或服汤不服莲肉、糯米亦可。

小产由于房劳伤损足三阴，肾伤则精气不固，肝伤则血热妄行，脾伤则胎元自堕。莲肉清君相之火而能固涩真气；苎麻利小便而通子户，清淫欲之瘀热；糯米补益脾阴，能实阳明空窍，使胎不妄动而胎气自安。以五壳果实为方，诚王道之剂也。

泰山磐石散

治妇人气血两虚，或肥而不实，或瘦而血热，或肝脾素亏，倦怠少食，屡有堕胎之患。此方和平，兼养脾胃气血。觉有热者，倍黄芩，少用砂仁。觉有胃弱者，多用砂仁，少加黄芩。更宜戒恼怒欲事，屏酒醋辛热之物，可保无堕。

台党（一钱），炙芪（一钱），川芎（一钱），黄芩（一钱），川续断（一钱），白芍（八分，酒炒），熟地（八分），白术（二钱，土炒），炙草（五分），砂仁（五分），糯米（三钱）。

上药用泉水煎服，但觉有孕，隔三五日，常用一服，过四个月，方保无虞。其药渣，可倾入河池内，与鱼食之，以有糯米故也。

徐东皋曰，妇人凡怀胎两三个月，惯要堕落，名曰小产。此由体弱，气血两虚，脏腑火多，血分受热所致。医家安胎，多用艾、附、砂仁热补之剂，是速其堕矣。殊不知血气清和，无火煎烁，则胎自安。大抵气虚则提摄不住，血热则滥溢妄行，欲其不堕得乎？香附虽云快气开郁，多用则损正气。砂仁快脾，多用亦耗真气。况香燥之性，血气两伤，求以安胎，适所以损胎也。惟泰山磐石散、千金保孕丸二方，能夺化工之妙，百发百中，神效非常。

小产保胎丸

杜仲一斤，切片，用盐水浸七日，其水每日一换，铜锅缓火炒断丝，研细末。另用黑枣一斤，以陈黄酒二斤，甜酒亦可，煮极化，去皮核，和杜仲末，杵为丸，如桐子大。每日早起，用淡盐汤送下三钱。此方百试百效，切勿妄行增减。如向在三月内小产者，服至六七月可止。如在五七月小产者，服至八九月可止。

小产神效膏药方

当归（一两），生地（八两），白术（六钱），甘草（三钱），续断（六钱），条芩（一两，酒炒），白芍（五钱，酒炒），黄芪（五钱），肉苁蓉（五钱），益母草（一两）。

用麻油二斤，浸七日，熬成膏。加白蜡一两，再熬三四滚。加飞过黄丹七两五钱，再熬。再加飞过龙骨一两，搅匀。用时以缎摊碗口大，贴丹田上，十四日一换贴，过八个月为妙。神效。

治 小 产 方

用丝棉一两，入瓦罐内，封口，煅灰存性，热酒冲服，空心服，须于小产月内服，永不再堕。

胡 连 丸

条芩（四两，以沉水为佳），白术（四两，无油者佳），莲肉（二两，去心），炙甘草（一两），砂仁（一两，微炒）。

共为细末，用山药多煮糊为丸，米汤下，安胎圣药也。

孕妇痢疾方

鸡蛋一个，破孔如指顶大，以银簪搅匀，加大黄丹五分，用纸封口，在饭上蒸熟食之，即愈，神效非常。

又方：荷叶蒂七个，烧枯存性，研末，酒下，极效。

孕妇胎动下血不止方

五倍子研末，酒调服二钱，神效。或用观音保产方服之，即止。

孕妇仆跌动胎腹痛下血方

砂仁不拘多少，放熨斗内，漫火炒热透，去筋膜为末。每服一钱，热酒下，即安，功最神效。

孕妇小便多而动红势欲小产

葱头一大把，约二三十根，煎水服，立止如神，止后仍用观音保产方服之。

安 胎 方

用朱砂末一钱，和鸡蛋白三枚，搅匀酒服，胎死即出，未死即安。

千金保孕丸

西党参（二两），川续断（三两），制黄芪（二两），炒断丝杜仲（五两），上阿胶（三两）。糯米半升，熬汁为丸，如桐子大，早晚每服三钱。专治怀胎三五个月即小产带不住者，此方历试神效。

治 胎 漏 方

受胎后，漏下黄汁，或如豆汁，用黄芪二两，糯米一合，水煎服，神效。

益 母 丸

专治胎前产后，脐腹作痛，服之即安。
益母草，取紫花方茎者，八两，川当归、赤芍、木香各二两。
其益母草，不犯铁器，摘碎风干，各为细末，炼蜜为丸，如弹子大。照后汤引嚼一丸。
胎前脐腹刺痛，胎动不安，下血不止，用米汤或秦艽、当归煎汤下。
胎前产后，脐腹作痛作声，或寒热往来，状如疟疾者，米汤下。
临产并产后，各先用一丸，童便入酒下，能安魂定魄，调顺血气，诸痛不生，并可催生。

安 胎 奇 方

老鸡母一只，墨鱼四两，同炒食之，更无小产。
又方：肚痛不安，砂仁二钱，苎麻二钱，龙眼十粒，煎汤服。

安胎保产法

菟丝子（一钱四分），当归（一钱），白芍（一钱），贝母（八分），黄芪（八分），紫苏（六分），枳壳（六分），黄芩（五分），厚朴（五分），蕲艾（三分），藿香（三分），甘草（二分）。
上药依方秤准，用水二碗煎好，热服。怀孕三五月，或感冒寒热，胎动不安，服之即安。如足月当产，服之即产。不论体之强弱，年之老少，服一二剂或三四剂，自然安胎保产，其效如神。但既生下孩儿，此药切勿再服。

安 胎 良 方

　　黄芪（蜜炙）、杜仲（姜汁炒）、茯苓各一钱，黄芩一钱五分，白术（生用）五分，阿胶珠一钱，甘草三分，续断八分。

　　胸中胀满，加紫苏、陈皮。下红，加艾叶、地榆各一钱，阿胶多用。

　　引用糯米百粒，酒二杯，水二杯，煎服。腹痛，加急火煎。

当归补血汤

　　黄芪（蜜炙）一两，当归三钱，水二碗，煎一碗，一服即愈，分两不可加减。大补阴血，并退血虚发热，如神。

安 胎 散

　　妇人胎漏下血，腹痛，宜服安胎散。

　　归身、白芍（酒炒）、条芩、白术（土炒）、香附（制）各二钱，川芎三分，熟地五钱，阿胶（蛤粉炒成珠）、祈艾（酒炒）各三钱，砂仁（研末，冲服）三分。

　　加糯米一撮，水煎，空心服。

乳吹神效方

　　胎前乳肿，此症两乳肿痛作寒，名曰内吹，宜用此方。

　　陈皮（汤浸，去白，炒为末），麝香五厘，研末，调服二钱。此方神效，未结即散，已结溃痛不可忍者，药下即愈。

　　又方：金银花三钱，川贝、陈皮（炒）、当归、木通、防风、王不留行各二钱，水二盅，煎八分服。渣捣烂敷患处，神效。

当 归 散

　　此方治气虚有热。凡热，孕妇或三个月、五个月，常欲小产，不能正产者，服此方皆能正产。或孕妇腹内微微时痛，或腰腿酸疼，小便急堕者，速将此方各去分两，净煎二三帖，立效。

　　当归（酒洗）、条芩（酒洗）、白术（土炒）各一两半，白芍（八钱，酒炒），川芎（五钱，酒炒）。

　　共为细末，米饮炼为丸，每日或早晚清汤送下三钱。一知有孕，即日日饮之，勿间断，九个月方可止。

治 滑 胎 方

续断、杜仲，等分为末，用雄猪肚子一个，填药塞满，用酒煨烂，捣和丸，如黄豆大。每月吃一个。神效。此方苏州某姓祖传女科秘方也。

验 胎 妙 方

经隔三月不行，用川芎研末，艾叶汤空心送下一钱。腹有微痛，即是真胎。若连服不痛，即为血凝。

四味紫苏和胎饮

凡孕妇伤寒，专以清热和胎为主，各随六经所见表里之症治之。务宜谨慎，不可与常病伤寒同治，恐误子母。此余家传之秘方，宜珍重之。不拘日数，但见恶寒、头痛、发热，即邪在表也，宜用此四味紫苏和胎饮主之。

紫苏、条芩、白术各二钱，甘草一钱，葱白五条，生姜三片，煎服。

如恶寒，头痛，项强，腰脊痛，此病在太阳膀胱经也，加羌活、藁本、防风、川芎、莲须各一钱，葱白三条，姜引煎服。

如恶寒，不发热，只有头痛，鼻干，或项强，此病在阳明也，加葛根、白芷、防风各一钱，淡豆豉一撮，葱三条，煎服。

如寒热往来，头眩，或呕，或心烦，胸胁满，此病在少阳经也，加柴胡、人参、枳壳各一钱，水煎服。

如胸中胁满，加桔梗一钱，水煎服。

如呕吐，加半夏八分，水煎服。

如头眩，加川芎一钱，姜、枣煎服。

如发热、恶寒，咳嗽甚者，此病在手太阴肺经也，加麻黄（去根）、杏仁各一钱，葱白（去根），姜引，净煎，食后服。

如恶寒，无热，腹痛，腹泻，不渴，手足逆冷者，此病在足太阴脾经也，加人参、炮姜、白术各一钱，姜枣引，煎服。

如恶寒，发热，倦卧，手足逆冷，此病在足少阴肾经也，加独活、熟地、细辛各一钱，姜枣引，水煎服。

如恶寒，手足厥冷，唇口青，遍身疼，囟头项痛，此病在厥阴肝经也，加当归、吴茱萸、羌活、细辛各一钱，莲须五分，姜葱引。

安胎煎药方

此方一受胎可服，每月服五帖，永无小产之患。

生地六钱，于术、条芩、川断、淮山药、杜仲、莲须、栀子、芍药、炙芪、茯苓，以上各三钱，加藕节三个，用核桃送药。

如受孕三四月，内热、心烦、肚痛，去栀子，加川连五分，另煎投服。

顺 胎 散

此方专治有孕足月，恐难产，先服二三帖，临产最易。

生地五钱，赤芍、香附、丹参、当归、滑石各三钱，川芎、木通各一钱半，元胡二钱，生芝麻三钱，煎服。

如难产，可加覆盆子三钱，皮硝二钱，败龟板一个，服之即下。若无败龟板，炙龟板亦可。

受孕呕吐方

陈皮、白术、茯苓、半夏、藿香各二钱，白芍、当归、苏叶各八分，砂仁、竹茹各四分，生姜二片，煎服。

如人弱，加人参五分或玉竹二钱代之，酒炒。如吐不止，再加芦根三钱，去毛洗净。

临月滑胎散

龟板（醋炙）、归身、炙草、红花各三钱，母草一钱五分，丹参二钱，川芎七分，炮姜一钱，元肉七个（去核），水煎服。

治孕妇恶阻吐痰

柚子皮三钱，煎汤饮，二服即愈。如有胎气，肚痛胀，用此汤最佳。受气肚胀，亦用此方。

安 胎 妙 方

此方专治受孕三四月，见红漏胎，及肚痛腰痛，白淋白带，人倦，胃口不开，恶心饱闷。

熟地八两（乳汁浸透，九蒸九晒），生地六两（酒洗，切片），于术（土炒）、淮山药（盐水炒）、川断（去芦，净）各三两，莲须二两，麦冬二两（去心），砂仁一两（连壳炒，研），黄芩、阿胶（炒成珠）、枣仁（炒）各三两。蜜丸，早晚滚汤服三钱。

保 产 方

观音保产方

此丸专治一切产症，有胎即能安胎，临产即能催生。不拘月份，凡胎动不安，腰疼腹痛，一服即安，再服全愈。临盆艰危者，一服即生。横生逆产，六七日不下，及儿死腹中，命在须臾者，亦一服即下。怀孕者，七个月即宜预服，七个月服一剂，八个月服二剂，九个月服三剂，十个月亦服三剂，临产服一剂，断无难产之患。百发百中，功效如神。昔授者有誓云，妄言误世，甘受雷诛，可以知其神效矣。

全当归（钱半，酒洗），真川芎（钱半），紫厚朴（七分，姜汁炒），枳壳（六分，面皮炒），菟丝子（钱半，酒泡），川贝母（去心，净，一钱，煎好方和入），川羌活（六分），荆芥穗（八分），黄芪（八分，蜜炙），祈艾（五分，醋炒），炙甘草（五分），白芍（一钱二分，酒炒，冬月宜用一钱）。

药须照方拣选泡制，用戥称准，不可加减分毫，引用老生姜三片，水二大钟，煎至八分服。预服者，空心温服。临产胎动不安，并势欲小产者，皆临时热服。如人虚极，再加人参三五分更妙。已产后，此药一滴不入口，切勿误服。此方药剂分量虽轻，功效甚大，不论强弱老少皆宜。传方之家，一十八代并无大产、小产之患，服者无不神验，真仙方也。

加味芎归汤

专治难产，及阴气虚弱，交骨不开，催生如神。药宜早备，以资临产急用。

当归（一两），川芎（七钱），生龟板（手大一块，醋炙，研末。药店多以熬过龟胶之板混用，必自行看过，实系生龟板，方能见效），产过妇人乱发（一握，如鸡蛋大，用瓦上焙存性）。

用水二碗，煎成一碗服，服后约人行五里时候即生。凡临盆将产，服此药易生，并治一切横生、倒产、交骨不开、子死腹中。

百试百验，万叫万灵，真神方也。

《善与人同录论》曰，此乃催生极验之方，但龟板须要用原身一个。煎药时，将此物倒跌下药罐内，合归、芎、头发，三味同煎。临上草时服，虽死胎亦能下。倒跌者，即头向下，尾向上也。《达生编》虽有此方，但不得煎药之法，如此则万试万灵。

佛 手 散

治胎气受伤，或子死腹中，疼痛不已，口噤昏闷，或心腹胀满，血上冲心。服之生胎即安，死胎即下。又治横生倒产。须先安卧，俟煎药服之，自然顺生。药宜早备，以资急用。

当归（一两），川芎（七钱）。

用水七分，酒三分，同煎至七分服。若治横生倒产、子死腹中，则加黑马料豆一合，炒焦，乘热淬入水中，加童便一半煎药服，少顷再服一剂，神效。此方又治产后腹痛，发热头痛，能逐败血，生新血，除诸疾。如产后恶露停瘀，上攻迷晕，急宜服之。孙晴川曰，如内热者，川芎不可多用，归身宜炒黑，或加黄芩、大腹皮二味少许，以凉血宽胸，则庶保万全矣。

朱丹溪曰，佛手散为催生圣药，又稳当，又效捷，与保生无忧方功力相同。凡老妇并矮小女子，及体弱交骨不开者，服加味芎归汤，尤极相宜。催生之药，惟此三方，最稳最灵，万无一失，切勿乱用别药。又牛膝一物，催生断不可用，服之血气下坠，必致两腿疼痛，叫号不已，无药可治，此名医秘传也。

蔡松汀难产神效方

产久不下，连服此方四五帖。只服头煎，不用二煎，以力薄也。必须多服，少则未效。

熟地黄（一两），真成芪（一两，蜜炙），当归身（四钱），白茯神（三钱），西党参（四钱），净龟板（四钱，醋炙），川芎藭（一钱），白芍药（一钱，酒炒），枸杞子（四钱）。

产以气血为主，气足则易于送胎出门，血足则易于滑胎落地。若忍痛久则伤气而气不足，下水多则伤血而血不足，气血不足，产何能下？此方大补气血，于临产危急之时，无论产妇平素气质强弱，胞衣已破未破，急以此方连进四五帖，头煎则痛可立减，而胎自顺下。或竟熟睡片时，产下如不觉者。或因试痛误认产痛，服药后竟不痛不产，帖然无恙者。盖以此药补益气血，以还其本源，自安于无事矣。或疑产妇先感外邪，补之则恐邪锢。不知痛甚且久，则腠理齐开，邪从表解矣；产水进下，邪从下解矣。到此时候，有虚无实，一定之理，切勿迟疑也。试验已久，万无一失。

产不能下，每有用催生丹及一切下胎诸药，又有外用藏香并一切香窜之物，薰触催生者，此真生擒活剥，与蠢恶稳婆妄用刀割钩摘无异。其当时之祸，与日后之患，有不可胜言者。切戒切忌！

沈子璞曰，余家自购此方后，临产必用，数十年无难产矣，并无产后诸病。

刘望珠曰，往岁家人难产，已四五日不下，力竭气衰，渐就危殆，连服此方三帖，头煎顿觉气充痛减，未几呱呱者堕地矣。因信此方之神，后逢临产必用，自此永无难产。

达 生 汤

全当归（钱半，酒洗），真川芎（六分），益母草（一钱，不犯铁器），车前子（五分，炒，研），冬葵子（五钱，炒，研），大腹皮（四分，米汤炒），白术（一钱，米泔浸，炒），牛膝（六分，酒浸一宿），枳壳（五分，面炒），炙甘草（五分），广木香（三分，研末，忌火，俟诸药煎热时和入）。

用生姜一片，水二钟，煎至八分，食后温服。此方宜怀孕九个月后服，多服尤妙。如腹痛，加白芷、沉香各五分，同煎服。

《济阴良方》论曰，生不可催也，惟当调和其气血，则产时无虞。至于催生药者，原因妇人难产，不得已而催之也。若平素易产，时至自生，何必服药？

生 化 汤

当归（五钱，酒洗），川芎（二钱），姜炭（五分），炙甘草（五分），丹参（二钱），桃仁

（五粒，去皮尖，研碎），红花（五分）。

用水先煎，后入糯米酒三杯，再煎数沸，于产下未进酒饮食时服之。能治产后儿枕骨痛，及恶露不行、腹痛等症。若恶露已行，腹痛已止，减去桃仁，多服数剂。古方无红花、丹参，后人新拟增入。

此方与达生汤，均系张孟深先生所定，为产妇救苦良方，不论大小产皆可用，有奇效。

难产催生方

陈麦草，取露天者更妙，无则用旧草帽之草亦可，每用一两，洗去尘污，寸断，煎汤服。此方须传穷乡僻壤，全活一命，阴功莫大。

又 难 产 方

用现年皇历宪书，面上有钦天监印记者，剪取烧灰，白滚水①送下，勿令人知，屡试屡验，此方尤便易。

神效达生饮

治久惯小产，孕至三月后，常服之。将产日，加秋葵子六分，炒。临盆时，加秋葵子一钱，催生如神，可免产厄诸症。

苏梗（一钱五分），当归（一钱，酒洗），白芍（二钱，酒炒），川芎（一钱，酒炒），白术（一钱，土炒），枳壳（一钱，面炒），陈皮（八分），川贝（二钱，去心），甘草（三分），大腹皮（一钱，黑豆汁洗），葱头（二个），长流水煎服。

催生至宝活命神丹

此方慎重，凡遇横生倒逆，诸般难产，服之自有神验，其功不可尽述，非泛常可比。

净益母叶（二两），全当归（五两），川芎（二两），上党参（一两），败龟板（二两，酒炙），泽兰（一两五钱），真陈皮（二两），木通（二两），丹参（二两），四制香附（一两二钱），真当门麝香（五分）。

上为极细末，水法为丸，如粗龙眼核大，朱砂为衣，存贮磁瓶内，勿令泄气。每服一丸，用陈皮木通汤下，如遇危笃者，可服二丸，断无不验。倘未备丸，即减去九分，煎服亦可。合丸之日，宜择天赦、天医、月德、龙德、天恩、月恩等吉日，当在极净处，谨忌孝服妇人，虔诚修合。

平 胃 散

专治胎死腹中。凡下死胎，只宜佛手散，并加味芎归汤。或再不下，方可用平胃散。

---

① 白滚水：白开水。

苍术（三钱，米泔水浸透，炒），紫川厚朴（三钱，姜汁炒），陈皮（三钱，去白），炙草（一钱二分）。

酒水各一盅，煎至一半，加朴硝末五钱，再煎三五滚，去渣温服，其胎即化为水而出矣。若仓卒制药不及，只用朴硝五钱，以温童便调下亦效。如产母舌不青黑，是子未死，不可乱用。凡猫犬生子不下而叫号者，亦以此药灌之。古人立法，各有精义，且经屡验，不吾欺也。勿用奇方怪药，致伤母命。

子死腹中方

用醋炒黄牛粪，敷肚腹上，用布捆好，片时许胎自下，神效。

脱花煎

凡生产临盆，经日不下，此方最佳，并治死胎、胞衣不下，俱妙。

全当归（一钱），川芎（三钱），上青桂（二钱），淮牛膝（二钱），净车前（钱半）。

水煎，加酒对服。若胎死不下，及胞衣不来，再加芒硝五钱。气虚困剧者，加人参二三钱，更加附子二钱，无不下者。比平胃散功胜百倍，以其不伤元气。

黑神散

治产后血晕、胸臆胀痛、气粗、牙关紧闭、两手握拳、血逆之症。

上青桂（一钱五分），当归（三钱），白芍（一钱，炒），炮姜（二钱），生地（一钱），黑豆（五钱）。

水煎，酒对服。

清魂散

治产后瘀血攻心数日，神昏，瘀化为脓流出，臭秽不知者，神效。

白当归（三钱），川芎（二钱），鲜泽兰（三钱），荆芥穗（一钱），鲜母草（二钱），人参（一钱），炙草（五分）。

生姜、大枣水煎服。

速催产神方

淡菜（四两，大而好者），好黄酒（一碗），长流水（一碗）。

煎服，不论横生、逆产俱效。

横生逆产丹方

知母（二钱五分），真茅山苍术（二钱五分），横切生姜（二钱五分，直切者不效）。

水煎服。难产者服之，快生。逆产者服之，顺下。乡村当用。

难产丹方

雄老鼠肾一对，加麝香三分，好辰砂为衣，作三丸，白汤下一丸。男在左手，女在右手，捏而出。若死胎，孩子头顶上出也。此方屡试屡验，其丸用清水洗之，尚可再用一次。神效无比，不可轻视。

通津救命至灵汤

此汤治裂胞生及难产数日，血水已干，产户枯涩，命在垂危者。服之神效。

桂圆肉（六两，去核），生牛膝梢（一两，黄酒浸，捣烂）。

将桂圆肉煎浓汁，冲入牛膝酒内服之，停半日即产。亲救数人，无不奇效。

又难产丹方

或横，或逆，或血海干涸，以致死孩子不下，皇皇无措。急用皮硝壮者三钱，或寒天加附子三五分，煨，去皮。用好酒半盅，童便半盅，入前药煎一二沸，服之宜温。百发百中，极有神效，可保产母平安无事。

秘传难产奇方

用高墙上蛇蜕一条，要头向上者佳，瓦上焙干为末，一钱，加麝香三分，乳调为膏，贴脐上，即产。速去，不可久贴。

济生汤

治难产如神，俟腰痛即服，易产。即三四日不生，服此自然转动生下。此方催生，第一稳效。

枳壳（一钱，面炒），香附（一钱，制炒），大腹皮（一钱，姜汁洗，炒），炙草（七分），当归（二钱五分），川芎（二钱），苏叶（八分）。

水煎，空心服。

又催生方

于洁净空室内，纸书本府或本州、本县官姓名，灯上烧灰，水调服下，即产。神奇之极，屡试屡验。

妇人生产不出妙方

老生姜（四两，舂烂），黑米醋（四两），双蒸酒（四两）。

用有尿迹之新鲜尿壶一个，将三味药入尿壶内，用火炭煎剩一半饮之，小儿即出，大小均安。

易 产 神 方

将产一两月，每日清晨以豆腐浆一碗，入麻油二匙热饮。若患脾气泄泻，暂停几日。不惟临盆省力，并小儿亦少胎毒疮疹。

临产代参方

先期两三月前，将上好龙眼，去核，净肉一二斤，置粗磁内，取坚厚大碗，安放平实，上盖建莲子一层，每日放饭锅将熟时蒸之，勿令入水，愈蒸愈妙。至临产数日前，每日取一小块，开水冲服。临分娩时，取一大块冲食，或服一二次。久蒸味出，兼得谷气，一经开水，汁色浓黑，大助气血。取用便捷，殆胜于人参也。

加桂芎归汤

当归（二两），川芎（五钱），青桂（二钱）。
催生但用此三味，水煎，酒对服，立下。预防血晕，本方加酒炒荆芥穗二钱，煎好，俟胞衣已下，即服之，永无血晕，效经于万。此方催生及产后，最为稳当，功亦巨大。

六味回阳饮

凡真元已败，气血既亡，阴阳将脱，非此莫挽，诚回天赞化第一奇功。
大熟地（五钱），大当归（三钱），炮姜（二钱），熟附子（二钱），官桂（二钱），人参（五钱）。
加鹿茸数钱，功更捷。生姜、大枣为引，水煎温服。此方不刚不猛，能回散失元阳，敛乱离阴血，济急扶危，无出其右。

胞衣不下方

此因产母力乏，气不转运，血少干涩，子宫空虚，不能下达所致。
莲蓬壳一个，剪碎，煎水服。或用荷叶，或用芡实叶，功亦相同，神效无比。此数物须平时收存，以备急用。

仙传活命丹

此方治腹中死胎，或小产下血，其症憎寒怯冷，指甲唇口皆青，面黄黑，胎上冲心，闷绝欲死，冷汗自出，喘满不食。胎若未损，服即安。如已死腹中，服之即下。胎衣不下者，服之立下。

桃仁（去皮尖，烘干，面拌炒，去面）、丹皮、茯苓、赤芍、桂心，各等分，为细末，炼蜜为丸，重三钱。入口嚼化，白汤醋少许，候温送下，死胎即出。如仍不出，再服一丸，最稳最效。

催 生 仙 方

此方系寂禅师传下仙方，集诗一首：四两麻油一两糖（即蜜糖也），银器温煎产妇尝，更加一杯酒在内，免教子母见阎王。

难 产 方

酒酿、麻油、蜂蜜、童便各半盅，和匀温服即生。

横生逆产良方

灶中心土（两旁取者不效），研细，酒调服一钱。仍搽产母脐中，极效。

又方：用手中指，点锅底烟子，于小儿足心画一叉，即刻顺生。

胎衣不下丹方

鸡子去清，生吞蛋黄三四个，其衣即下。此方洪汝瑞先生传授。

又方：无名异（为末，三钱，即漆匠所用煎油之药是也），以鸭蛋白调匀，再以陈米醋一茶盅，煎滚冲服，其胞衣即缩小如秤锤产下，万无一失。

万金不传遇仙方

凡产妇累日不下，危急之至，将萆麻子十四粒，去壳，明朱砂一钱半，雄黄一钱半，蛇蜕一尺，烧存性，共研细末，用浆水饭和丸，如弹子大。先用椒汤淋渫①产妇脐下，然后将药一丸，放于脐中，用纸数重，覆以阔帛束之。若儿头先下，急取去药，此方专治胎前难产，历经验过。

立 圣 丹

凡产难危急者，用寒水石四两，二两生用，二两煅赤，同研细末，加朱砂五钱，同研，如深桃红色。每用三分，井花水②调如薄糊，以纸花剪如杏叶大，摊上，贴脐心。候干，再易。不过三上即产，横生、倒生、死胎皆验。

---

① 渫（xiè）：淘，淘去泥污。《说文解字》："渫，除去也。"
② 井花水：亦作"井华水"，清晨初汲的水。

胎产不下方

端午日，取猪心，内净血，去血里筋，和黄丹为丸，以朱砂为衣，如黄豆大，阴干。临产时，用滚水服一粒，即下。此海上奇方也。

护产催生方

当归（一两），川芎（五钱），龙眼十粒。
煎汤，临盆服，易产无虞。

催 生 验 方

用萆麻子一粒，去壳，分开二片，写日月二字在两边肉上，合回扎紧，以姜汤吞服，即产。生男在左手拿出，女在右手把出，死胎在口中出。一方用云母粉五钱，酒调服立产，已验救百余人。

产后十八论神验奇方

红花（二两），官桂（一两五钱，如妇人二十岁以外者，再加五钱），熟地（一两），当归（一两），雄黑豆（一两），莪术（一两，面煨），赤芍（一两），蒲黄（一两，炒），干姜（一两，如妇人三十岁以外者，再加五钱）。

上药九味，如法炮制，共为细末，盛磁瓶内，须封口勿令出气。临用时，每服三钱。凡患产后诸症，细查十八论中，必其所患与所论相符，乃照所论引子，用水二钟，煎七分，将前药三钱，冲入搅匀，空心温服，即效。其服数不拘多少，总以病好为度。大约重者不过四五服，轻者三二服而已。

第一论曰，孕妇有患热病六七日，小腹疼痛欲死，指甲青色，而口中出沫者，皆因脏腑热极，以致子死腹中，不能顺下耳，若服此药即产。用滑石、榆皮各一钱，水二钟，煎汤七分，加陈酒三分，和药三钱。如不热，连钟入滚水内，候热服之。

第二论曰，凡难产者，因子在母腹饮血十个月，或有余血凝结成块，名曰儿枕。生儿时枕先破，败血流入衣胞中，所以难产。急服此药，逼去败血，自然易生。用炒黄燕子粪、滑石、榆皮各一钱，煎汤，照前入酒三分，和药服。

第三论曰，胎衣不下，败血流入衣中所致，照前引服。

第四论曰，产后三五日，起坐不得，眼见黑花，及昏迷不识人者，因败血流入五脏，奔注于肝。庸医不知，误认为暗风治之，必死，惟此药能救。用陈酒一钟，将生铁烧红浸其内，俟铁冷取出，再烧红浸之，如是三次。用榆根皮炭、延胡索各一钱，共此酒煎汤七分，入童便三分，和药服。

第五论曰，产后口干、心闷、多烦渴者，乃血气未定，便吃腥酸热物，以致余血结聚于心，故有此症。用当归一钱煎汤，亦入童便三分，和药服。

第六论曰，产后寒热往来、头疼、腰背痛者，皆产时偶受风寒邪气，入于肠内，败血不尽，上连心肺，下至肝肾，故有此症，照前引服。

第七论曰，产后发热，或遍身寒冷，皆因败血攻注于四肢，停滞日久，不能还元，仍结脓血，其至四肢俱肿，若作水肿必误。盖水肿则喘，小便涩滞，气肿则四肢寒热，须细细辨明。先服此药逐去败血，次服通宝散立效。用官桂、红花各一钱，煎汤，入陈酒三分，和药服。

第八论曰，产后言语颠狂，眼见鬼神，乃败血攻心所致。急服此散。用当归一钱，酒半钟，煎汤，入童便三分，和药服。

第九论曰，产后失音不语，是七孔三毛九窍，多被败血冲闭，所以言语不得。用延胡索、棕皮各一钱煎汤，入陈酒三分，和药服。

第十论曰，产后腹痛兼泻痢，或腹胀虚满者，皆因月中误吃生冷热物，而余血结聚。日久渐甚，腹胀疼痛，米谷不消，或脓血不止，水气入肠冷痛，或败血入小肠，变赤白带。须先服此药，逐去败血，然后调治泻痢。用葛根一钱，煎汤，入童便、陈酒各二分，和药服。

第十一论曰，产后白节疼痛，乃败血入于关节之中，聚结虚胀，不能还元故耳。用酒半钟，牛膝一钱，煎汤，入童便三分，和药服。

第十二论曰，产后有血崩如鸡肝、昏闷发热者，因败血未定，误吃腥酸之物所致，用樟柳根、杏胶各一钱，煎汤，入陈酒三分，和药服。

第十三论曰，产后昏迷惊恐，气逆咳嗽，四肢寒热，口干心闷，或背膊酸肿，腹中时痛，皆因血不还元，早吃热物面食，致有此症。日久甚至月经不通，黄赤带下，而小便或滑或胀，急服此散，用引同前。

第十四论曰，胸膈气满产逆者，败血未净，心有恶物，肺气不清，所以如此。不可作伤食治，宜服此药，引同前。

第十五论曰，产后小便赤色，大便涩滞，或产门胀肿，乃败血流入小肠，闭却水道所致，切勿认作淋涩，当服此散，用引同前。

第十六论曰，产后舌干鼻衄，绕项生点者，败血流入五脏也。用当归一钱，酒半钟，煎汤，入童便三分，和药服。

第十七论曰，产后腰痛眼涩，或浑身拘挛，牙关紧闭，或两脚如弓，状如中风者，因百日之内，过行房事耳。用乌蛤蟆、麻子各一钱，煎汤，入陈酒三分，和药服。

第十八论曰，产后脏腑不安，言语不得，咽喉作蝉声者，乃月中误吃热物或停宿食，而败血攻注，喘息间有，上下往来，与牙关相紧，故有此症。用乳香一钱煎汤，入陈酒三分，和药服。

产后血晕方

当归（六钱），川芎（三钱），芥穗（三钱，炒黑）。

水煎，临服，入好酒、童便和服。神效之至。

又方：五灵脂半生半炒，研末，白汤调一钱灌之，入喉即活。

又方：白纸三十张烧灰，热酒冲服。虽已死一日，打去一牙灌之，亦活。

又方：干漆渣，破漆器，烧烟熏之，即醒。或干荷叶烧灰，温酒调服。

华佗愈风散

治产后中风口噤、手足抽掣、角弓反张，或血晕不省人事、四肢强直，或心烦倒筑、吐泻欲死等症。

荆芥穗（去根，不用炒黑，研末），每服三钱，童便调服。口噤则打开一牙灌入。

或用荆芥五钱，不必研末，以童便煎好，待微温灌入鼻中，其效如神。

又方：黑豆一茶钟，炒至烟起，再入连根葱头五个同炒，随入好绍酒一钟（或甜酒亦可），水钟半，煎至一钟。温服，出汗即愈。无论如何危急，莫不神效，此孙真人大豆紫汤也。

又方：此症曾见俞鲁堂先生医治。而产母一在严寒，一在盛暑，其症均在危笃。遍身发肿，恶露不行，牙关紧闭，诸医均用补剂罔效。俞见此症，毋庸诊脉，即令先觅粪坑陈年砖一块，用活水洗净，真陈绍酒五斤（陈甜酒亦可），放在钵内，用栗炭火，将砖烧透，浸在酒内，取出复烧，如此三遍。其酒不过二斤，候酒温，即令产母服一二杯。过半日，其肿渐消，恶露频频即通。余酒陆续饮完，肿已全消，病已全愈。据俞医云，产后惊风，皆系误投补剂，及三朝后多食油腻，以致发热、恶露不行。今粪砖得清气，能通经络。以酒行之，经络一舒，恶露亦通，肿消病去矣。再如产母素不饮酒，即用天泉水亦可。此系得诸异人传授，屡试屡验，真仙方也，慎勿轻视。再，陈年粪坑砖，又治麻痘不起，或忽然沉陷，医不能治，即用此砖如前法，或用天泉水制之，亦神效也。

产后风迷经验方

即用饭镬以火烧红，用布包镬耳，抽起向病人面上，离镬二三寸局之，其风即散，人自醒。

又方：即觅老鼠屎大半茶杯，用镬炒至黄色，以黄酒一碗，冲入镬内，即倒起去屎，取此酒与妇人饮之，立效。

千金不易牡丹方

（治产后十三症）

当归三钱，川芎、生地各一钱五分，泽兰叶、香附（醋炒）、益母草、延胡索各一钱五分。如产妇冒风，加防风、天麻各一钱。血晕加五灵脂（醋炒）、荆芥穗（炒黑）各一钱。三四朝后发热，加炮姜（炒黑）、人参、黄芪各一钱。

产后风气危急良方

用香信三两，炒至大老之色，醋头一碗，煎饮三四杯，立即愈。

产后血不止方

黑母鸡蛋三个，醋一杯，老酒一杯，和搅煮取一杯，分作二服。

产 后 神 方

每于村乡，见妇人产后多有血瘀冲心、恶露未清、脐腹绞痛等症。

归全（一钱），川芎（一钱），干姜（一钱），炙焦干草（五分），桃仁（二钱，去皮），防风（一钱），红花（一钱，酒炒），熟地炭（三钱，烧定，远年更妙），肉桂（三分）。

煎好加童便半盅冲服。

人参泽兰汤

产后鼻中流血不止，口鼻渐起黑色，宜服此方。

人参、泽兰叶、丹皮、牛膝各二钱，生地三钱，熟地五钱，藕节五枚，水煎，冲童便服。

夺 命 散

胎衣不下，胞上掩心，立至危殆，宜急服此散，良久再服二三剂，即下。

没药、血竭各等分，共为细末，每服二钱。用黄酒、童便各半盅，煎一二沸，调服，良久再服。

失 笑 散

（此方能消瘀血下胞衣）

五灵脂、蒲黄，各等分为末，先用酽醋调二钱煎膏，入水一盅，煎至七分，热服良验。

万 全 汤

产后血枯干涩，胞衣不下，唇必白，腹无胀痛，宜服此方，除人参补而下之。

人参、当归三钱，川芎一钱，桃仁十三粒（捣碎），干姜（炒焦黄）一钱，炙甘草六分，牛膝梢二钱，红花（酒炒）三分，肉桂（去皮）六分（冬天八分），加枣一枚，水煎温服。

十全大补汤

产后及坠胎后血崩，正宜急补，有力者用独参汤，无力者用十全大补汤。

人参、茯苓、黄芪、白术、当归、熟地、白芍、川芎各一钱，肉桂、炙甘草各五分，加姜、枣，水煎服。

逍 遥 散

当归（酒洗）、白芍（酒炒）、白茯苓、柴胡各一钱，炙甘草五分，白术（土炒）一钱，加薄荷水煎服。

独 参 汤

即人参一味，煎水服之。

竹叶归芪汤

产后口渴甚不解，宜用此方。

人参五分，白术、当归、黄芪（炙）各二钱，竹叶二十片，甘草（炙）五分，上剉，水煎服。

四 物 汤

熟地（二钱），川芎（一钱），白芍（二钱，炒），当归（二钱），水煎服。

五 苓 散

白术（土炒）、茯苓、猪苓、泽泻各二钱半，肉桂三分，水煎服。

通 脉 汤

治乳少或无乳。

生黄芪一两，当归五钱，白芷五钱，用猪前蹄一对熬汤，吹去油，取净汤与药同煎至一大碗。食之，覆面睡，即有乳。或未通，加通草二钱，再一服，无不通矣。新产无乳者，不用猪蹄，只用水一半、酒一半，煎服。体壮者，加红花三五分，以消恶露。

又方：用小鲤鱼一尾，烧为末，每服一钱，酒引调下。

治乳胀不回丹方

神曲（炒），研细末，酒服二钱，极效。

治妇人无乳丹方

老丝瓜一条，阴干，烧灰存性，研末。每服二匙，黄酒送下。

经验乳痈方

牛银十文，苦果十文，胆星十文，加生葱五六根，和酒邓①面煮糊，暖铺敷次，铺至愈为度。

---

① 邓：粤音，意即"与""和"。

福 幼 方

小 儿 脐 风

生七日内，面赤喘哑，是为脐风。脐上定起有赤筋一条，上冲心口。若此筋至心，十中难救一二。用艾绒一撮，在青筋头上烧之，此筋即缩而病痊。又牙根有小泡，以绵裹指，用指擦破即活。又或鸡蛋白，用手指蘸搽背心，良久有毛出刺手，长分许即止。若长寸许，用绸包紧，俟有转机，再搽两太阳及口角，则口自开而愈矣。

小儿撮口脐风方

牛黄（三分），薄荷（六分），水小半钟，煎浓汁。灌下七八匙，即效。

小儿痰喘有声

胡桃，即核桃，连皮捣烂，麦芽煎水，加冰糖冲服，喘即止，此观音梦授方也。

小儿不食乳

大葱头一个，切四片，用乳汁半盏，同蒸熟，分作四服，即能食乳。此乃心热症，或用黄连二分煎汤，灌小儿数匙，即食乳矣，神效。若脐旁青色，及口撮紧者，此脐风症也，即治脐风诸方，赶紧治之，迟则难救。

小 儿 胎 毒

紫甘蔗皮（一两），儿茶（五钱），血竭（二钱），梅片（四分），共为末，猪胆汁调搽，效。

秘传神效惊风散

出胎饮乳之前，先服之，永无惊风之患，麻痘亦轻。
甘草二分，朱砂一分，生大黄三分，共为细末。用黑沙糖一钱五分，化水调药，均两次，温温灌下。如未服此药，忽患惊风者，服此一剂即愈，屡试屡验。

急 慢 惊 风

此症吊眼撮口，搐搦不定，白颈蚯蚓一条，用刀截两段。跳急者治急惊，跳慢者治慢惊。加麝香一分，捣烂，贴脐外，膏药盖之，自愈。又一方，用代赭石醋煅十次，水飞净，晒干，重者服一钱，轻者五分。用真金煎汤，连进三服。儿脚上有赤点出即安。

小儿失乳将成疳积

鸡肝一对，不落水，冰糖四两，葡桃一斤，共为末，作丸，随时食之。

疳积神效散

治肉脱、发落、面黄、目翳等症。

赤石脂、牡蛎、海螵蛸、滑石各一两八钱，黄丹一两二钱，朱砂四钱。各为细末，水飞净，晒干，每服三分。用雄猪肝一片，竹刀剖开，掺药入内，米汤煮熟。食肝并饮汤，常服自妙。

小儿爱食泥土柴炭茶叶生米等类

炒芝麻一钟，拌雄黄末二分，去了火气三日后，用白水送下，久服自愈。若只爱食壁土者，单用壁土末，煎黄连汁，和饼食，立愈。

小儿初生关锁

南星、乌梅为末，用五厘，陈皮汤下，即开口饮乳。此方应验无比，一切关锁能治，勿视为寻常。

小儿邪热相乘焦噪夜啼

灯花三颗，以乳汁调，抹儿口。或抹母乳上，令其吮之。或用儿母之拇指甲，煎茶饮，啼即止。

小 儿 吐 乳

白豆蔻七粒，砂仁七粒，甘草二钱，生、炙各半，共研细末，频擦口中，任其咽下。或朱砂五厘，石榴皮八厘，同金银器煎水饮，即效。

小儿猝然不省人事两手拘挛

此症类似中风，亦似惊风，不可用药误治。用阴虫（俗名肥猪）三十只，烧存性，一半吹鼻孔，一半冲茶服，自愈。

小儿阴囊肿痛

蝉蜕一两，煎汤洗之，紫苏叶捣成泥，包在外，即愈。如阴茎肿痛者，用灯草煎汤，时时服之，肿自消，痛立止。

小儿脱皮腐肉疟

疟小如芝麻，在后枕先起，痛痒不堪，脓所至处，必溃烂，须用药先洗后掺。

韦陀蕲（即火秋蕲）、白芷、仙人掌、岸边莲（即塘岩芋）、九里明各一钱五分，煎水洗。又用雄黄精一钱，大枫子肉、蛇床子末、赤小豆各一钱五分，梅片五分，共为末，掺数次即愈。

小儿毒物染身

生蜘蛛十只，火焙存性，油开涂搽。如小儿头上生毛虫、发落者，用黑芝麻五钱、蛤蚧三钱，同煎水洗之，数次可愈。

小儿健脾丸

山药、白术、茯苓各二两，陈皮、砂仁、桔梗、山楂肉各一两，苡仁、扁豆、谷芽粉、莲子（去心）各一两五钱，甘草七钱，蜜为丸，每服约二三钱。

小儿囟门肿陷

肿，用黄柏末，水调，涂两足心，肿即消。陷，用生半夏末，水调，涂两足心，陷即起。

周岁小儿尿血

大甘草（一两二钱），水六碗，煎二碗，服完即愈。

小儿喉嘶声哑

甘草、薄荷各五分，桔梗，麦冬各一钱，水煎服，立愈。

预防小儿脐风马牙简验方

枯矾（二钱五分），硼砂（五分），朱砂（水飞，二分），冰片（五厘），麝香（五厘），共为细末。

凡小儿生下，洗过即用此末掺脐眼上。每换尿布，必掺之。掺完一料，永无脐风等症。

脐风拔毒方

上朱砂（如生四日则用四分，按日加减），麝香（每日用三厘，按日加用），未足月小鸡雏一只，不论公母。先将朱砂、麝香研细末，用刀将鸡背脊剖开，去净肠杂，乘热将药末团放鸡脯子中间，如酒杯大。急合于儿脐上，以绸帕扎紧，一炷香久解下，看鸡必青黑，毒气拔出而愈。

走 马 牙 疳

急用大针缚筋上，将牙龈白点尽挑破出血。要挤出白点，如半粒米者，挤尽。随用青绢绞净口涎，以薄荷汤磨好京墨，遍涂满口。勿即令吮乳，待睡片时，无不立效。若为儿护痛，多致夭殇。又方，用女人尿桶中白（火煅，研末，一钱），铜绿（二分），麝香（一分），为末，搽牙龈亦效。

口舌生疮乳药不能下

白矾、吊吊灰（即厨中灰尘吊），各等分为末，鸡蛋清和成饼，敷两足心，布包过夜，即愈。又方，桑树皮中白汁搽之。或用人中白，煅，研，吹之。俱速效。

烧 针 丸

黄丹（水飞），朱砂（水飞），明矾（火煅），各等分为末，红枣肉和丸，黄豆大。每用三四丸，戳针尖上，灯火烧红，存性，研烂，凉米泔水调服。

泻者食前服，吐者不拘时服。外用鸡蛋清，调和真绿豆粉作膏，吐者涂两手心，泻者涂囟门。治小儿吐泻如神。

小儿水泻不止

葱姜捣烂，入黄丹末为丸，每用一丸，填脐内，以膏盖之即止。

万 全 汤

治小儿感冒发热，无论早晚，皆可服之，

柴胡（五分），白芍（一钱），当归（五分），白术（三分，土炒），茯苓（二分），甘草（一分），山楂（三粒），黄芩（三分），苏叶（二分），麦冬（一钱），神曲（三分），水煎，热服。春加青蒿（三分），夏加石膏（三分），秋加桔梗（三分），冬加麻黄（一分）。

有食加枳壳（三分），有痰加白芥子（三分），泻加猪苓（一钱），吐加白豆蔻（一粒），有惊加金银器各一件，同煎，照方按时对症服之。

惊风起死回生方

朱砂（五厘），乌梅（三厘），研极匀，用乳调灌。

又方：以鸡蛋煎熟，取芙蓉嫩叶捣烂作饼，包裹煎蛋，再煎至熟，贴儿脐上，立苏。

又方：人家梁头上小燕窝，取下研末，同金银首饰煎汤服，再用手重掐小儿人中口唇，小儿即醒，永不再发。

小儿急慢惊风无论轻重发寒发热饱闷等症奇效方

杏仁（七粒），桃仁（十粒），栀子（七个），飞罗面（五钱）。以上之药，共捣烂，量用真好烧酒调匀，涂在两手脚心。男涂左手脚心，女涂右手脚心。或绸或布，包扎一日，干则自落，重者再涂一次，自愈。

小儿百病鸡苏散

滑石（六钱），甘草（一钱），朱砂（三钱），薄荷（二钱），青黛（一钱），共为细末。
此散专治小儿百病，头痛发热、感冒伤风、咳嗽吐泻等症。如急慢惊风重症，有力者加入珍珠、琥珀、牛黄末一二分更妙。如寒症，加姜皮、灯芯，煎汤开服。如热症，用粥水开服。此方治月内婴儿及数月婴儿，即五六岁儿童，亦能治之。如数月者用四五分，大者用一钱左右便合。百发百中，无不应手而愈。并治小儿天泡疮及疮疥，用圣水开搽，其效。不妨常备，方便送人，所费无几，而功德无量矣。

小儿误吞谷方

急用鹅一只，取酒一杯，灌入口内，倒吊鹅头半刻，口水流出，以杯装住鹅口水，灌入小儿口内，其谷即下，儿命可保。

小儿邪病方

俗名花鬼揸[①]，即用聚宝盆倒去灰，将此盆盖住小儿头，用刀仔微割小儿额，出些血就将血糊他面上，一时即醒。

小儿夜啼不止方

用黄纸书此二字"甲寅"，照式贴在大床脚，自然安静。

经验小儿急慢惊风方

直僵蚕（九条），全蝎（九只），三仙丹（三分），正麝香（一分五厘），大梅片（三分）。
共为细末，蜜糖为饼，贴肚脐，外用追风膏药盖之，扎紧，片时间小儿肚内肠鸣，即醒。此系经验之方，用银五十两相求，始允传之，切不可轻视也。一岁用药末三份之一，两岁用药末三份之二，三岁药末尽用。

---

① 花鬼揸：意即被花鬼抓。揸，抓。

小儿疳积方

用羊胆一个，蜜糖调匀，饭面蒸熟，与小儿食之，数日一服，至小儿不肯食，其病全愈。

小儿初生面红啼哭不止

此热极也，宜急治之，如过三日难治。用枳壳、栀子（炒）、扁柏叶（炒）、川莲各三分，黄柏二分，生甘草四分，薄荷四分。水煎去渣，入蜜糖四茶挑，和匀。以鸭毛点舌上下两旁数次，面色变淡红之色者可止。或用吴茱萸四钱，好醋调敷两足心，日换数次，过一夜即愈，此法最妙。

小儿昼啼不止

台乌药一钱，煎水服，其效。

小儿夜啼不止

朱砂磨新汲水，涂心窝及两手足心五处，即验。

又方：蝉蜕七个，去头足，取下半截炒，研末，以薄荷二三分，煎水调服，立止如神。如若不信，将上截为末与服，复啼如初矣。

又方：鸡窝中草安席下，勿令母知，或用干牛粪亦可。

又方：朱砂写"子午"二字，贴脐上即止。

又方：用本儿初穿汗衣，放瓶内，自不哭也。

又方：用灶上拨火棒，或烧残柴火头一个，削平焦处。如无，即取柴一条，拨火数日用之亦可。用朱砂向上写云"拨火杖，拨火杖，天上五雷公，差来作神将，捉住夜啼鬼，打杀不要放，急急如律令，勅！"写毕，勿令人知，安立床前脚下，男左女右。此黄澹翁所传也。

又方：明镜挂床脚下，自止。或取鸡粪涂脐中，男雄鸡，女雌，极效。

小儿曲腰啼哭

此受寒腹痛也。用淡豆豉、生姜、葱白，细切，盐共炒热，以手巾包熨肚上，立止。

小儿遍身奇痒叫啼不止

生姜捣烂，稀布包擦，其效。

小儿初生遍身红赤

此胎中热毒也，名胎赤。用生地、花粉、甘草、连翘各一钱，水煎服。外用浮萍、水苔捣烂，绞汁，调朴硝、赭石敷之。

小儿疮似杨梅破烂有孔

凡小儿或头面遍身形似杨梅疮，破烂有孔，用饭甑上滴下气水，以盘盛取搽之。百药不效者，用此如神。

小儿初生眼目红赤肿烂

此胎中受热也，以蚯蚓泥捣敷囟门，干则再换，不过三次即愈。

或以生南星、生大黄等分为末，用醋调涂两足心，亦愈。

又方：甘草，猪胆汁泡过焙干，研末，每用一二分，乳汁调服。

又方：熊胆少许，蒸水，洗眼上，一日七次。如三日不开，宜服干地黄、赤芍、川芎、炙草、归身、花粉各一钱，为末，灯芯汤调灌下。

又方：雄鸡胆，灯芯蘸点，极效。或用人乳蒸川莲点之，亦效。

又方：胡黄连一钱，研末，人乳调敷足心，男左女右，神效。

小儿初生两腮肿硬、口内生疮、马牙、重舌、木舌、蛇舌、吐舌等症

芙蓉花，或叶、或皮、或根均可用，槌极融烂，用鸡蛋二个，和匀煎熟，候冷敷心口并肚脐，用布扎紧。屡试如神。

又方：生香附、生半夏各二钱，研末，生鸡蛋白调作饼，贴两足心，一周时即愈，此林屋山人引热下行经验方也。或用吴茱萸四钱，好醋调敷两足心，立效。如口舌破烂者，用活鲗鱼，以尾入口中，频频摇摆，随摆随换。此方能去口舌中热毒，初用时儿尚啼哭，用一二次后，口内生凉，自不啼矣。尾虽有刺，甚软，并不伤人。治后即能食乳，不过三日全愈，屡试甚验，真奇方也，要用活鱼方效。仍用前方贴足为要。

小儿中恶以及痰闭火闭气闭乍然猝死

一时无药，即以大拇指掐其人中穴。病轻者，一掐即啼哭而醒。倘不应，再掐合谷（穴在大指、二指合缝处）。又不应，掐中冲（穴在两中指端离甲处）。若再不应，其病至重，则以艾丸如萝卜子大，安于中冲穴灸之，火到即活。

小儿初发疟疾

名曰胎疟，每日冰糖五钱，煎汤饮之。虽隔两日发疟一次，十日必愈。或以蝉蜕二两，包好作枕，与儿睡之，其疟亦止，神效之至。

小儿吐乳妙方

米七粒烧黑，水半酒杯，乳半酒杯，煎至五分服，极效。

小 儿 缺 乳

凡小儿无乳，百物不食，无法可施，用离核枣于饭上蒸熟，与儿食之。食至斤余，即思饮食，虽无乳亦可活矣。离核枣，即真南枣，持三五枚，向耳旁摇之，响者即是。无则用大黑枣亦可。

小儿肚脐肿出

小儿月内脐突，光肿如吹，捻动微响，赤肿可畏，由断脐在前，洗浴在后，或束缚不紧，风湿入内所致。用牡蛎（煅）、大黄各五钱，朴硝一钱，为末，多用田螺浸水，调一二钱敷脐上，其水从小便而消。如啼哭不止，用台乌药，煎水服即止。

又方：茯苓、车前子各一钱，甘草二分，陈皮三分，通草三分，共煎汤灌之，一剂即安。

又方：红饭豆、淡豆豉、南星（去皮脐）、白蔹各一钱，共为末，用芭蕉自然汁，调敷脐四旁，即愈。

小儿脓血不干

龙骨一钱（煅），轻粉五分，黄连一钱，枯矾五分，麝香五厘，为末，干掺脐中。

又方：大红呢烧灰为末，敷之效。

又方：马齿苋焙枯为末，敷之。

又方：草屋上旧茅草，研末敷，极效。

又方：枯凡，水龙骨（即旧船底缝中石灰），共为末敷，其效。

小儿初生阴囊过大

凡新生小儿阴囊甚大，名曰胎疝。日后长成，恐变木疝。如过满月外，或一岁以内，俟端午日午时，以脚盆盛热水，安于中堂，随抱小儿将阴囊放水内一浸，再将小儿在于中门槛上，中间一搁，其阴囊上之水，印痕于槛，将艾火在槛上湿印处，烧三次，其囊遂渐收小如故。其效如神，真神方也。

小儿阴囊赤肿方

用老杉木烧灰存性，加宫粉和清油调敷。

小儿阴囊肿坠光亮啼哭疼痛

蝉蜕一两，煎汤洗。再用生紫苏叶捣成泥，包之而愈。或用干紫苏研末，湿则干敷，干则香油调敷，虽皮破子出，悉有神效。

小儿疳疾外治方

葱白（每个约寸多长）、苦杏仁、生黄栀子、红枣各七个，皮硝三钱，真头道酒糟二两，白灰面三钱。以上七味用石槽捣烂成泥，五寸宽白布两块，摊膏药两张。前贴肚脐，后贴背上，要对正肚，用布捆好。贴三日，肉见青色即好。如未见青，再换一次，无不愈矣。

消疳无价散

石决明（一两五钱，煅），炉甘石（五钱，童便泡一日夜，烧透，以能浮水者为佳），滑石（五钱），雄黄（二钱），朱砂（一钱），冰片（五分），海螵蛸（五钱，煅，去壳）。

共为细末，量儿大小，或三四分，或五六分，用不落水鸡肝一副，竹刀切破，上开下连，掺药在内，用线扎好，加淘米水，入砂罐煮熟，连汤食尽。虽疳积眼瞎，可以复明，神效之至。

消 疳 丸

苍术（米泔水浸，去皮，炒）、白术（土炒）、当归（酒洗）、白芍（酒炒）、麦冬（去心）、薏仁、山楂肉（去核）、石斛（去芦、根）、神曲（炒）、麦芽（炒）、半夏曲、枳壳、萝卜子（炒）、陈皮、厚朴、使君子肉、茯苓、槟榔、炙芪各一两，青皮、莪术、木香、砂仁各五钱，炒干为末，蜜丸弹子大，米汤送下一丸。专治小儿泄泻无度，嗜食无餍，肚大青筋，四肢羸瘦，或发夜热，或肿面目，或肿手足，瘦弱垂死者。但能进食，泻止食调，肌肉自生。小儿周岁后，乳食夹杂，则易成疳，预服此丸，脾胃充实，保无疳症。或缺乳成疳者，一应服之。此药大和脾胃，生气血，多服有益无病，真妙方也。

保 婴 良 方

此方系莞邑黄棣萼堂所传，自言其祖遇外省名医秘授，屡经应验，乃保婴之良法也。如遇妇人怀孕，足月临盆之时，预将后开四味之药，共为细末，用蜜糖少许，将药末放入蜜糖内搅匀，略煮几滚，不可太稠。候妇人分娩，产下婴儿，洗浴抹干，用裙衣包裹妥当，其妇人服过腊丸酒醋后，不可遽与儿饮乳，先将煮便此药，与此婴服完。稍歇片时，其婴儿口内必见有痰涎，不能自吐，含在口内。可着产母，或接生妇人，用手指轻轻挖此痰涎，务宜净尽，方可与此婴儿饮乳，自获平康矣。

朱砂（一分），冰片（五厘），甘草（一分五厘），川莲（一分）。

共为细末，用蜜糖少许，将药末放入蜜内，搅匀，略煮几滚，不可太稠，俾易吞下。与此婴儿服药后，稍待片时，挖去口内痰涎净尽，然后饮乳，月内断无三五七朝不饮乳之患。屡试屡验，幸勿轻视为要。

封脐药方

朱砂（一分），冰片（五厘），甘草（一分五厘），川莲（二分），枯矾（三分），麝香（五厘）。

上药六味，共为细末。如遇妇人分娩时，同前方一起，预先研。待产下婴儿，初剪脐带时，必将脐带牵至齐脐为度，方可剪断，即用此药敷于带上，用绸包裹，连扎紧。可免肚脐感受风寒，保无肚痛之患，经验多人。

小儿锁喉散

（三朝七日不饮乳者、噤口、撮口、口风、脐风极合）

全蝎稍（六分，浸淡，炒），僵蚕（一钱，炒），甘草（六分），瞿麦（一钱），川乌尖（六分），蜈蚣（二条，酒浸，要金头赤足者，去头足，炒）。

上药六味，共为极细末。先将些少吹入鼻内，但得鼻发嚏声，虽极重犹可治也。后用薄荷七片煎汤，用药末二分开服，必然全愈。

小儿急慢惊风妙方

老咸梅（半个，即旧酸梅），正川麝香（五厘），朱砂（一分），地龙（半条，原条，将来截断两撅，急惊用急跳半条，若慢惊用慢跳半条）。将药四味为末，后将乳汁半杯开药，灌服即愈。此地龙即蚯蚓，或遇冬天涸旱之时，难于搜寻，在花盆底搜之常有。此方经验多人，幸勿轻视。

小儿疳积应验散

胆矾（二钱五分），枯矾（二钱五分），文蛤（二钱五分），朱砂（七钱），海螵蛸（二两五钱）。

共为细末。此散一岁每服五厘；二岁至三岁，每服一分；四岁至六岁，服二分；七岁至十岁，服三分。宜用羊肝拌蒸，或用虾蟹肉、田鸡肉同蒸，或用建莲煲粥开服。如疳积上眼，用鸡肝同蒸。既食此散，日间宜服羊肝、羊肠、羊血、虾蟹、田鸡、鳊鱼、生鱼、猪肝、脢肉①等物。戒食油、盐、糖、生冷腻滞、煎炒新香、无鳞鱼、生鸡、赤鲤等物。全愈后，宜用猪肝五钱，韭菜五钱，同炒，空心食，永无复发。如麻痘后，不宜用羊肝、羊肠，以免有碍。

---

① 脢肉：背脊肉。

安　神　散

治小儿内热，心烦夜啼。用蝉蜕四十九个，去头、足、翅，净，用后半截。茯神二钱，共研细末，分作四服。用钩藤煎汤调服，药完自愈。合药时，忌妇女、小儿看见。

五　疳　丸

（统治小儿五种疳症）

羊肝一具，竹刀切片，瓦上焙熟。海螵蛸二两，醋浸，炒黄色。老粳米五钱，炒。共为细末，和羊肝捣为丸，如黍粒大，日服二三钱，米汤下。

治五疳八积腹大黄瘦骨立头生疮发生结良方

大蛤蟆一个，放瓶中，绵纸封口。七日后，取粪中蛆，洗净，不拘多少，入瓶中。俟蛤蟆食完，取蟆去头、爪与肝、肠，以麻油涂蟆身，瓦上焙枯为末。米汤调服，或用蜜为丸服，连服五六个。一月后形容顿改，病除体壮。并治小儿癣疮、口耳疮久不愈者，谓之月蚀，俱用此药末，调香油涂之。

逐寒荡惊汤

此方药性温暖，专治小儿气体本虚，或久病不愈，或痘后疹后，或误服寒凉，泄泻呕吐，转为慢惊。清热散风，愈治愈危。速宜服此，能开寒痰，宽胸膈，止呕吐，荡惊邪，所谓回元气于无有之乡。一剂后，呕吐渐止，即其验也。认明但系虚寒，即宜服之，不必疑畏也。

胡椒、炮姜、肉桂各一钱，丁香十粒。

上四味，研为细末。以灶心土三两，煮水，澄极清，煎药大半茶杯，频频灌之。接服后方，定获奇效。

加味理中地黄汤

此方助气补血，却病回阳，专治小儿精神已亏，气血大坏。形状狼狈，瘦弱至极，皆可挽回之。如法浓煎，频频与服。参天救本之功，有难以尽述者。

熟地（五钱），当归（二钱），山萸肉（一钱），枸杞（二钱），白术（三钱），炮姜（一钱），党参（二钱），炙草（一钱），枣仁（二钱，炒，研），肉桂（一钱），补骨脂（二钱），炙芪（二钱）。

加生姜三片、红枣三枚、核桃肉二个为引。仍用灶心土二两，煮水煎药，取浓汁一茶杯，另加附子五分，煎水搀入。量儿大小，分数次灌之。如咳嗽不止者，加蓿壳一钱、金樱子一钱。如大热不退，加白芍一钱。泄泻不止，加丁香五分。只服一剂，即去附子，只用丁香七粒。隔二三日，只用附子二三分。盖因附子太热，中病即宜去之也。如用附子太多，则小便闭塞不出。如不用附子，则沉寒脏腑，固结不开。如不用丁香，则泄泻不止。若小儿虚寒至极，附子又不妨用至一二钱。此所谓神而明之，存乎其人。用者审之！此方乃救阴固本之要药，治小儿慢惊，称为神剂。若小儿吐泻不止已甚，或微见惊搐，胃中尚可受药，吃乳便利者，并不必服逐寒荡惊汤，只服此方一剂，而风定神清矣。如小儿尚未成惊，不过昏睡、发热不退，或时热时止，或日间安静，夜间发热，以及午后发热等症，总属阴虚，均宜服之。若新病壮实之小儿，眼红口渴者，乃实火之症，方可暂行清解。但系实火，必大便闭结，气壮声洪，且喜多饮冷茶水。若吐泻交作，则非实火可知矣。此方补造化阴阳所不足，实回生起死有神功。倘大虚之后，服一剂无效，必须大剂多服为妙。

又方：如乡村制药不及，急取鸡鸭窝（要养鸡鸭数年十年者）粪泥下净土一撮（去屎数寸，不要有粪），煎水服立愈，屡试如神。

清热镇惊汤

凡小儿急惊初起，宜服此剂。如服后痰热未除者，以后二方，随用一方，泄一二次即愈。若此方已效，后方即不必服。

连翘（去心，研）、柴胡、地骨皮、龙胆草、钩藤、黄连、栀仁（炒黑）、酒芩、麦冬（去心）、木通、赤苓（去皮）、车前子、枳实（炒）各四分，甘草、薄荷各二分，滑石末八分，灯芯一团，淡竹叶三片。水煎，分数次服。

加减凉膈散

连翘、酒芩、栀仁（炒黑）、枳实（炒）、前胡各五分，大黄（酒炒）一钱，薄荷、甘草各二分。水煎，分数次服。泄一二次，痰热已退。已泄，则不必服。

宣 风 散

陈皮（去白，为末）、槟榔末各五分，甘草末二钱五分，黑牵牛（四两，半生半炒，取头末）一两二钱五分，共和匀。一岁以下，服三分；二岁以上，服五分；五岁以上，服七分。俱用蜜水调服，微泄一二次为妙。已泄，则不必服。

又，益元散、抱龙丸、牛黄丸，均极神效。

天保采微汤

（专治急惊，神效）

羌活、独活、苍术、前胡、升麻、葛根、陈皮、厚朴、甘草、黄芩、川芎、柴胡、桔梗、半夏、枳壳、藿香、芍药各五分。姜、枣引，水煎服。

又方：龙眼壳十二个（又名泡圆，以带栗色为佳，深黄者忌用），细茶三钱，陈皮三钱，姜皮三分，白盐三分。用水一碗，煎至五六分。灌入口内，忽然发战，其儿必生。此方平常，其功其速，虽已死可活，方名开棺斧。

又方：生车前草并子捣烂，沥汁，兑白蜜，滚水令服，其风即止，屡试神效。如无生车前草，即用车前子煎汤，调蜜服亦可。

又方：生石膏一两，辰砂一钱。各研末，和匀。大人每服一钱，小儿一岁至三岁，服六分，以次递加。生蜜调下。

又方：明雄黄五钱，砂仁六分，栀子五枚（炒），冰片五厘，共为细末。以鸡蛋清调敷肚之四围，如碗口大，安脐眼，入麝香五厘。上用绵纸盖好，再以软绢扎之。一昼夜后，温水洗去，神效。

又方：甜杏仁（六粒），桃仁（六粒），黄栀子（七个）。上药研烂，加清酒、鸡蛋清、白干面，量孩儿年岁，作丸如元宵样之大小，置于手足二心，布条扎紧。一周时，手足心均青蓝色，则病已除。但须切记男左女右，不可错置，是所至要。万应万验，真有起死回生之功。

又方（此方慢惊风亦可治）：用白丝毛鸡（乌骨绿耳，又名绒毛鸡，又名白凤凰，多出江西泰和县），以鸡尾粪门向小儿肚脐上，无风鸡则远去，有风鸡必贴紧，吸拔风毒，少时即愈，神效之至。愈后须用麻油灌入鸡口，解其毒。

痘症补中益气汤

党参三钱，黄芪二钱，白术钱半，炙草一钱，当归二钱，陈皮五分，升麻三分，柴胡三分，加姜煎。可与荆防地黄汤相间服之。此方补气散毒，气虚者，初出痘时服三四剂，痘易起发。痘顶陷者，亦宜服之。

痘症荆防地黄汤

荆芥一钱，熟地四钱，山药二钱，丹皮一钱，防风一钱，云苓一钱，山萸一钱，生甘草一钱，加生姜三大片为引，加黄酒，并冲服。此方补血散毒，血虚者，初出痘时服三四剂，痘易灌浆。与前后各方相间服，无所不可。

痘症大温中饮

熟地五钱，白术二钱，山药二钱，党参三钱，黄芪二钱，炙草二钱，柴胡二钱，麻黄一钱，肉桂一钱，炮姜一钱。

加生姜三片、灶心土，水煎浓，用夏布拧出药汁，少加黄酒，多次灌之。不可减去麻黄，汗多者减之。

此方补气血，散寒邪，提痘浆，散痘毒。凡痘顶不起，空壳无脓，呕吐泄泻，脾胃不开，痘色不开，将欲塌陷，速宜煎服。并与大补元煎相间大剂连进，温中散寒，立时起发，功难尽述。

痘症大补元煎

熟地五钱，党参三钱，山药二钱，杜仲二钱，枣仁二钱，枸杞二钱，萸肉一钱，炙草二钱，补骨脂二钱，白术三钱，肉桂二钱，附子一钱。

加生姜三大片，好核桃仁三个，打碎为引。痘后减去附子，只用肉桂数分，调理数剂，计日可复元。

此方大补气血，专治痘症误服凉药，呕吐泄泻，痘不起发，危在旦夕，速宜大剂连进，不可减去附子。与六味回阳饮相间服之，立见奇功，有鬼神莫测之妙。倘二三剂后，泄泻不止，酌加附子，更加龙骨、粟壳各一钱。倘泄泻全止，减去附子。若附子太多，则小便闭塞。

痘症六味回阳饮

附子一钱，炮姜一钱，当归三钱，肉桂二钱，党参三钱，炙草一钱，加胡椒细末三分，灶心土水澄清煎药。或减去附子，亦名六味回阳饮，以多进为妙。

痘症白虎地黄汤

石膏三钱，生地二钱，当归三钱，枳壳一钱，大黄钱半，木通三钱，生草一钱，泽泻一钱，加灯芯为引。热退身凉，即宜以荆防地黄汤调理之。

此方去实火，解邪热，专治小儿出痘，发热不退、口渴喜冷、痘疮黑陷、小便赤燥、大便闭结、口鼻气热等症。酌加大黄，以行为度。若二便清白，不喜饮冷，身虽大热，乃是虚火，仍宜温补，所谓甘温退大热，不可妄投此药，此乃备而不可轻用之方也。

孟氏治麻方

石膏一两（煅），荆芥、地骨皮、桔梗各八钱，赤芍、牛子、薄荷、陈皮、枳壳各六钱，川贝、甘草各四钱，红花三钱，干葛、归尾、桑白皮各一钱。

共为末。每服三钱，开水下。此方能发表透肌，清毒活血，理肺消痰，清胃解结，不拘四时，皆可服，诚治麻之良方也。

麻发不起治方

凡麻发不透，气喘欲死，即用脂麻五合，以滚水泡之，乘热熏头面即发，起死回生之妙法也。

又方：小米（即粟米，要红壳），煎水，不拘时服。看似平淡，功效异常。

又方：樱桃四五斤，入磁瓶内，密封，埋土中。过两三月，俱化为水。遇此症危急者，取此汁一杯，略温灌下，垂死回生，经验无比，不可忽视。有志仁人，多预制以济人，功德不小。

开关劈锁愈风散

螟蛉虫三分，鸡内金一个，皮胶三分，雄黄三分，麝香一分，冰片一分，老朱砂三分，青皮五分（去白），盐蛇一条，生盐少许，无患子十个（去核）。

先将盐蛇、螟蛉虫剪碎，用新瓦炒干。次用生盐、皮胶、青皮等入无患子内，炒黑后将前数味并患子共为细末。但临症时，看儿黄舌者，加竹沥、姜汁开服。若舌腭上有疱起，用银簪挑破；及舌底有黑血筋，亦用簪破去瘀毒；用薄荷、陈皮煲水，京布洗之，立愈。症浅者，用七厘吹入鼻内即愈。

保赤至宝万应丸

此方专治小儿周岁后、十五岁前，五疳五积，脾虚气弱，饮食减少，无不验者，虫积尤神效。

真于术（二两，土炒），使君子肉（生、熟各一两），茯苓（二两），莲肉（八钱，炒），淮山药（八钱，炒），老厚朴（五钱，制），陈皮（八钱），枳壳（八钱，面炒），炙黄芪（八钱），川楝子（四钱，炒黄），槟榔（六钱），麦冬（八钱），制半夏（八钱），白扁豆（八钱，炒），丹皮（六钱），芡实（六钱，炒）。

共为细末。荷叶煮老米汤，打糊为丸，每重一钱。淡洋糖汤下，虫积白汤下。气虚者，加真党参三两更妙。屡试屡验。

（下所载各方治症已见前篇）

白 僵 蚕 散

白僵蚕、木香、肉桂、陈皮、槟榔、甘草（炙）各五分，水煎服。

苏 合 香 丸

苏合香油（五钱，入安息香内），安息香（一两，另为末，用无灰酒①半斤，熬膏），丁香、青木香、白檀香、沉香、荜茇、香附子、诃子（煨，取肉）、乌犀（镑）、朱砂（水飞）各一两，薰陆香、片脑（研）各五钱，麝香七钱五分。

共为末。入安息香膏，蜜丸，如芡实大。空心沸汤化下。

黑 白 散

黑牵牛、白牵牛（各半生、半炒）、生大黄、槟榔、陈皮各五钱，生甘草三钱，元明粉一两。

上除槟榔不过火，余五味或晒或焙，仍合槟榔为末，入元明粉，为细末。每服五六分，蜜汤调下。

一 捻 金

生大黄、黑丑、白丑、人参、槟榔各等分为细末，每少许蜜水调服。

---

① 无灰酒：不放石灰的酒。古人在酒内加石灰以防酒酸，但能聚痰。

匀 气 散

陈皮、桔梗各一钱，炮姜、砂仁、炙甘草各五分，木香三分。

共为细末。每服五分，红枣汤调服。

理 中 汤

人参，白术（土炒），干姜，炙甘草。加枣肉，水煎服。

木 通 散

车前子，萹蓄，瞿麦，木通，赤苓，山栀，滑石（飞），黄芩，生甘草，大黄。

同灯芯水煎服。

紫 霜 丸

代赭石（一两，火煅、醋浸三五次，研），赤石脂（一两），杏仁（六十粒，炒，去皮尖），巴豆（二十粒，去油膜）。

共为末，饭糊为丸，如麻子。日服三丸，白水下。

导 赤 散

生地，木通，生甘草，加灯芯、竹叶，煎水服。

龙 胆 汤

柴胡，黄芩，生甘草，钩藤钩，赤芍，大黄（纸裹，煨），龙胆草，螳螂（去足、翅，桑螵蛸可代），桔梗，赤茯苓，加红枣肉，水煎服。

秘方擦牙散

生南星二钱（去皮脐），龙脑少许。共为细末，用指蘸，合生姜汁，放大牙根擦之，立开。如不开，将应用之药，调和稀糊，含在不病人口内，以笔管插入病人之鼻孔，用气将药极力吹入，其关即通，此有通仙之妙。

辰砂全蝎散

辰砂五分（水飞），全蝎三枚（去毒），硼砂、龙脑、麝香各一分。共为细末，用乳母唾，调抹口唇里及齿上。

辰砂僵蚕散

辰砂五分（水飞），僵蚕（直的，去系嘴，炒）一钱，蛇蜕皮一钱（炒），麝香五分。共为幼末，用蜜调敷唇口。

撮　风　散

赤脚蜈蚣半条（炙），钩藤一钱五分，朱砂（水飞）、直僵蚕（焙）、全蝎尾各一钱，麝香一字①。共为末，每服一字，竹沥水调下。

犀角解毒饮

牛蒡子（炒，研），生甘草，荆芥，防风，金银花。水煎，临服入犀角细末调服。

驱　风　散

苏叶，防风，陈皮，厚朴（姜炒），枳壳（麦炒），木香（煨），僵蚕（炒），钩藤，生甘草。加生姜水煎服。

益　脾　散

白茯苓，人参，草果（煨），木香（煨），炙甘草，陈皮，厚朴（姜炒），紫苏子（炒）。以上各等分为末，每服一钱，姜枣汤调服。

九龙控涎散

赤脚蜈蚣一条（酒涂，炙干），滴乳、天竺黄各一钱（二味研匀），腊茶、雄黄、炙甘草各二钱，荆芥穗（炒）、白矾（枯）各一钱，绿豆一百粒（半生半熟）。

共为末，每服五分，薄荷汤调下。

牛　黄　散

牛黄五分（细研），朱砂（水飞，细研）、蝎稍各一钱，麝香五分，天竺黄二钱，钩藤二钱，琥珀五分。共为细末，每服一字，新汲水调下。

此方儿童惊风变吊风，手足抽搐者，用淡姜汤调服，如神。

---

① 一字：用唐代"开元通宝"钱币（币上有"开元通宝"四字分列四周）抄取药末，填去一字之量。即一钱匕的四分之一量。

钩 藤 饮

全蝎（去毒），羚羊角，天麻，甘草（炙），钩藤，水煎服。

木 香 丸

没药、木香（煨）、茴香（炒）、钩藤、全蝎、乳香各等分。先将乳香、没药研匀，后入诸药末，和毕，取大蒜少许研细，和丸如桐子大，晒干，每次二丸，钩藤汤下。

养 脏 散

当归、沉香、木香（煨）、肉桂、川芎各五钱，丁香二钱。
共为末，每服一钱，淡姜汤调服。

一 字 散

朱砂（水飞）、硼砂各五分，龙脑、朴硝各一分。
共为细末，用蜜调少许，鹅羽蘸搽口内。

清 胃 散

生地，丹皮，川连，当归，升麻，石膏（煅），灯芯水煎服。

清热泻脾散

山栀（炒），石膏（煅），川连（姜炒），生地，黄芩，赤苓，加灯芯水煎服。

清 热 饮

川连，生地，木通，甘草，连翘（去心），莲子。
加淡竹叶水煎，时时灌之。

凉 心 散

青黛、硼砂、黄柏、川连（人乳拌蒸）、人中白（煅过）各二钱，风化硝一钱，冰片二分。
为极细末，吹之。

川　消　散

朴硝五分，真紫雪二分，盐一分。
上为细末，以竹沥调敷舌上。

泻心导赤汤

木通，生地，川连，甘草。加灯芯水煎服。

换肌消毒散

当归，生地，赤芍，川芎，土茯苓，皂刺，金银花，连翘（去心），甘草，白芷，白鲜皮，苦参，防风。
加灯芯水煎服。

当　归　饮

何首乌（制），白鲜皮，白蒺藜，甘草，当归，生地，白芍，人参，黄芪，川芎。水煎服。

和中清热饮

川连（姜炒），半夏（姜制），陈皮，茯苓，藿香，砂仁。
加姜水煎服。

温中止吐汤

白豆蔻（研），茯苓，半夏（姜制），生姜。水煎，冲磨沉香汁服。

平　胃　散

苍术（炒），陈皮，厚朴（姜炒），炙甘草，麦芽（炒），砂仁（研）。
加生姜水煎服。

枳桔二陈汤

枳壳（麦炒），桔梗，陈皮，半夏（姜制），茯苓，炙甘草。
加生姜水煎服。

解 毒 饮

牛蒡子（炒），犀角，荆芥穗，防风，连翘（去心），金银花，赤芍，生甘草，川连，生地。加灯芯水煎服。

蓝 叶 散

蓝叶五钱，黄芩、犀角屑、川大黄（剉，微炒）、柴胡、生栀子各二钱，升麻、石膏、生甘草各一钱。

为粗末。每服一钱，水一盏，煎五分，去渣，冲竹沥水一小杯，煎三二沸，放温和，量儿大小用之。气弱者去大黄。

神 功 散

黄柏（炒），草乌（生）。
上各为末，等分，用漱口水调敷，频以漱口水润之。

白 豆 蔻 散

白豆蔻，砂仁，青皮（醋炒），陈皮，炙甘草，香附米（制），蓬莪术。各等分为末，每服一钱，紫苏煎汤调下。

熨 脐 法

淡豆豉、生姜（切碎）各二钱，葱白五茎，食盐一两。同炒热，置脐上熨之。

香 薷 散

无花香薷二钱，白扁豆（炒，去壳，打碎）、制厚朴各一钱。水煎，候微温，调益元散二匙服。

四 苓 散

赤苓（去皮）、猪苓、泽泻各一钱二分，白术八分，木通、车前（微炒）各五分。
水煎，候温，调益元散二三匙。

辰 砂 益 元 散

滑石（飞过）六两，甘草末一两，辰砂（飞过）三钱。共和匀，每服小儿一钱，大人二钱，灯芯汤下。

枳连导滞汤

枳壳（去穰，炒）、黄连、山栀仁（炒黑色）各六分，赤芍、前胡、连翘（去心、蒂）各四分，三棱、莪术（俱醋炒）、槟榔、甘草各三分。

水煎，饥服。觉热盛、大便秘者，加酒炒大黄一钱二分，微利之。三棱、莪术，不用亦可。

升消平胃散

小川芎、炒香附、苍术、紫苏、姜汁、炒过厚朴各五分，藿香、砂仁（研碎）、白芷、陈皮（去白）各三分，炙草二分，炒麦芽六分，山楂肉一钱，加羌活、防风各二分，生姜三片。水煎服。

拔 疔 散

明雄二钱，胭脂米五钱，无则胭脂膏亦可，共为细末。凡遇痘疔、贼痘，刺出黑血，敷之。

又方：京城油胭脂敷之，立能止痛，其效如神。

又方：马齿苋交猪骨髓，少许，捣融，敷于四围，顷刻止痛，不数日能拔疔根，屡试屡验。

广嗣金丹徵信录卷四

南海何守愚芥园编辑　男翰臣若霖校字

许 知 可

许知可尝梦有客来谒，知可延见，坐定，客问知可曰："汝平生亦知恨乎？"知可曰："我恨有三。父母之死，皆为医者所误，今不及致菽水之养①，一也。自束发读书，而今年逾五十，不得一官以立门户，二也。后嗣未立，三也。"其人又曰："亦有功于人乎？"知可曰："某幼失怙恃，以乡无良医，某既长立，因刻意方书，期以活人。建炎初，真州城中，疾疠大作。某不以贫贱，家至户到，察脉观色，给药付之。其间有无归者，某舆置于家，亲为疗治。似有微功，人颇相传。"其人曰："天正以此将命汝官，及与汝子，若父母则不可见矣。"因复取书一通示之，知可略记其间语曰："药市收功，陈楼间处，殿上呼卢，喝六作五。"既觉，异其事而不知其何祥也。绍兴二年，策进士，第六升作五，乃在陈祖言、楼材之间。其年仍举子，始知梦中之言无不合。知可名叔微，真州人，有《普济本事方》，今行于世（鲍廷博知不足斋丛书《独醒杂志》）。

还 妾 生 子

马状元涓之父，名从政，买一妾，询知其父母死，不克葬，故自鬻②。遂归妾，不责所负，且厚资焉。是夕，梦羽衣人谓曰："赐汝子流庆涓涓。"明年果生子，因以涓名，乡荐、延试皆第一（《汇纂功过格》）。

李盘曰："因无子，故娶妾。既还妾，反生子。使不还妾，未必生子也。今人无子，便思娶妾。孰知子之生不生，不关妾之娶不娶乎？"

姚 时 可

姚时可为狱吏，有张邦昌之族弟某，坐谋逆党被逮，与其家属同入狱中。张嘱姚曰："吾自分必死，有藏金在某室中，君往取之。烦为密营毒药十余服，俟命下，即与子弟辈共引决，以后事托君。"姚慰之曰："朝廷仁政尚宽，当为公探消息，果不可免，徐为此计未晚。"后张竟以不与谋获免。张感其全护之恩，以百金馈之，拒不受。是时，姚未有子，后连生八男。

---

① 菽（shū）水之养：身虽贫寒而尽心孝养父母。典出《礼记·檀弓下第四》："子路曰：'伤哉，贫也！生无以为养，死无以为礼也。'孔子曰：'啜菽饮水，尽其欢，斯之谓孝。敛手足形，还葬而无椁，称其财，斯之谓礼。'"汉·郑玄注："玉云：熬豆而食曰啜菽。"唐·孔颖达疏："谓使亲尽其欢乐，此之谓孝。"

② 鬻（yù）：卖。

迨长立，皆有名誉。廷衮、一谦，相继登第。廷昂、一夔，悉为名士（《人生必读书》）。

陈榕门曰："为胥吏者遇此等事，未有不喜为奇货可居，得遂其所欲矣。方且甚其词以恐吓之，神其说以怂惥之。孰肯好言宽慰，委曲护持，卒全一家之命，力却百金之酬？由其满腔中全是救人危难之诚心，不参一毫私意，不涉半点牵强者也。人服之，天佑之，子孙之多而且贤也，宜哉！"

冯 三 元

冯商五十无子，往京贸易，用价百金买一妾，问何故卖身，泣而不答。固诘之，曰："父为押运官，欠粮百石，故卖女以偿。"商将女还其父，不取原价，竟焚其券。归家，妻问妾安坐，商告以故。妻曰："存心如此，何患无儿？"数月妻孕，里人皆梦鼓乐喧阗[1]，送状元至冯家。次日生京，后中三元，拜太子少师（《同善录》）。

王 三 元

宋王曾，字孝先。其父初无子，遇字纸路遗，必为掇拾，涤以香水而焚之。见妇女以废书夹针线，乃多装素纸册就易之。每典衣收买字纸，朔望聚焚，灰置大河中。一夕忽梦宣圣拊其背曰："汝何敬惜吾字之勤欤？恨汝老矣，无可成就，他日当令曾参来汝家受生，显大汝门。"未几果生一男，因名曰曾。长中三元，为宋名相，封沂国公（徐柏舫《桂宫梯》）。

救 人 生 子

冯琢菴父，平生好善。隆冬晨出，路遇一人，倒卧雪中。扪之，半僵矣。解裘衣[2]之，扶归救苏。向因无子，祷于东狱，是夜梦神告曰："汝救人一命，出自诚心，上帝已命韩琦为尔子。"后生琢菴，遂名琦，少年颖发，二十八岁官中秘，三十六岁陪点相位（《汇纂功过格》）。

马嘿知登州

宋时沙门岛罪人，旧有定额，给粮三百人。过额，即取其人投之海中。马嘿知登州，上疏云："朝廷既贷其生，若投海中，非朝廷本意。今后过额，乞选年深不作过人，移登州。"神宗然之，诏著为令。未几，公恍见一人，从空中来，扶二男女至前，曰："公本无子，上帝以救沙门罪人，特赐富贵男女各一。"言毕，乘云而去。后生男女两人，嘿官至河北都转运使，赠开府仪同三司，年八十余卒（《监惩录》）。

陆成本曰："配岛给粮，固欲生之耳。溢额而投之海，岂朝廷意哉？嘿一言而著为定制，全活者众，积善余庆，非偶然矣。"

---

① 喧阗（tián）：形容声音大得震天，亦作"喧天"。
② 衣（yì）：为……穿衣。

嵇主簿

嵇颖父适，尝为石首主簿，民有父子坐重系，府檄适按之，抵其父于法，而子获免。父死，假人言曰："主簿仁人也，行且生贤子，后必大。"明年颖生，官翰林学士（彭希涑《二十二史感应录》）。

袁郡吏

袁韶父，为郡小吏。夫妻俱近五十，无子。其妻资遣之，往临安置妾。既得妾，察之有忧色，且以麻束发，外以彩饰之。问之，泣曰："妾故赵知府女，家四川，父殁，家贫，鬻妾为归葬计耳。"韶父即送还之。其母泣曰："计女聘财，犹未足给归计，且用破矣，将何以酬？"韶父曰："贱吏不敢辱娘子，聘财尽以相奉。"复罄①橐②中资给之，遂独归。妻迎问之，告以故，且曰："无子，命也！吾与汝周旋久，若有子，汝岂不育，必待他人妇乃育哉？"妻喜曰："君设心如此，行当有子矣。"未几而妻孕，生韶，累官参知政事（同上）。

辇金赎命

黄汝楫家殷富，值方腊作乱，汝楫以金银瘗③土中。将逃避，忽闻贼掠士女千余人，拘闭空室，冻馁之，欲金帛赎还，不尔则杀。汝楫恻然曰：我有金二万，可悉赎其命。乃起所瘗之物，辇之贼营，千人皆得脱，欢声如雷。汝楫后生五子，开、闳、阅同年登第，闻、间继之（《汇纂功过格》）。

吴封翁

吴都宪诚，其父济人利物，孜孜不倦。同里一百户欠官粮无措，议鬻妻以偿。翁闻叹曰："伉俪中道相背，何以为情？吾幸不至饥寒，且力尚克辗转措办，顾忍袖手以观人离析乎？"为曲处代完。后生都宪兄弟四人，皆巍科④（同上）。

邛州守

邛州守宗传，初以孝廉入郡，宿寓所，闻邻妇与子女抱泣一夜。问之，则夫罹罪，自卖以赎者。公悚然，解橐为赠，俾夫妇子女如初。时公艰于子，是年遂举子，今子孙蕃盛世其家（同上）。

李盘曰：解橐时，不暇为生子计，而转生贵子。今人求神服药，而反不得子，即得亦未必佳也。乃知求子神前，不若求子心上。

---

① 罄（qìng）：用尽。
② 橐（tuó）：口袋。
③ 瘗（yì）：埋藏。
④ 巍科：古代科举考试名列前茅者。

不 弃 病 妾

吴次鲁，年五十余，仅一子国彦，已受室，顾自念孱弱，欲其父更举子以为宗祧计，请于母。母语次鲁，次鲁曰："贫家有子足矣，安用多为？"母子乃私罄衣饰余赢，置一妾。比入门，赢然病妇，遂延医治之。病气已剧，金云不治，但鬻卖犹可得值。母子深自悔，责令原媒改遣，议已成。次鲁知之曰："我既为人误，安可复误他人？且此妾在我家，犹可望生。一出我门，万无生理。所得不过十金，安忍弃之？"竟留其妾，具实以告，买者还其值而去。妾自是病日愈，平复如旧，旋举一子，里闾咸谓阴德之报（同上）。

张 司 狱

张庆，汴人，为右军巡院司狱，矜慎自持，日躬持帚涤，暑月尤勤。每戒其徒曰："人罹于法，岂得已哉？我辈以司狱为职，若不知所恤，则罪人何所赴诉耶？"饮食汤药卧具，必加精洁。喜诵佛经，每因受戮，则为之斋素。常为好言教囚，果有罪，当自招，无诬良善，以重己过，故不拷讯而疑狱常决。景祐四年，京师大疫，其妻袁氏病殁，三日未殓，忽然而苏。因告人言："见一白衣人，端洁修长，谓曰：'汝夫阴德甚多，子孙当有贵者，汝尚未有嗣，胡为来此？'言未终，以手提吾足抛出，乃得苏。"明年生子亨，亨生三日，有道士丐于庆之门。延入，既坐，谓庆曰："君本无嗣，今闻婴儿，不独尔有嗣，又喜子孙有文学者，相继而出。信乎！阴德之报，未可量也！尔善保之！"庆年八十三，无病而卒。亨为左藏库副使，有子六人。洪、铎、镈、锷，元丰五年，同登黄裳榜。镐、锐，领开封府荐。洪之子公裕、公庠，又登霍文瑞榜。士大夫以为盛事。方知天祐善人，如影响之速（《求福指南》）。

南 昌 钱 翁

钱环，南昌人，五旬无子，以二百金托友觅妾。友曰："买妾未必即生子，若以此银积阴骘，决无斩嗣之理。"环不觉屈服。适邑中有兄弟二人，为盗诬扳[1]，濒[2]于死，得二百金可免。环素与交，即以置妾二百金付之，二人得脱于难。一日赴城隍庙，道人揖之，曰："公将诞贵子矣，数日前，城隍殿灯烛辉煌，窃听之，神谕吏曰：'钱环捐金救人难，速为文请上帝，与以贵子。'不识果有此事否？"环谦让不敢信。次年果生一子，年十七，登乡荐（《阴骘金鉴》）。

贾 世 贵

贾世贵，叙州人，年五十无子，妻年四十八，每相对咨嗟。忽有村人投一募化[3]开山井疏，缘山坡最难取水，有井则享利无穷。贵与妻商议，折变簪珥，捐银五十两，助成其事。未及百日，妻竟有孕。次年生一子，嗣续赖以不绝焉（同上）。

---

① 诬扳：招供的时候凭空牵扯别人。
② 濒：通"濒"。
③ 募化：佛、道徒求人施舍财物。

冼　嘉　徵

　　冼嘉徵，南海人，少事帖括①，教授童蒙。遇异人授以岐黄之术，诊脉若神，用药百发百应。晨起，堂以内，户以外，屡常满。日发百剂，不问药金之多寡，一以利济为心。间有不治之症，一诊视之，即知必死。一时酬匦褒赠，盈于闾左。有王将军得奇疾，延治，一剂立愈。将渡岭，恐岚瘴疾作，携徵偕行至凌江，厚赠而还。既归，隐于禅山，杜门谢客，攻举子业，藏匿赠匦，以自韬晦。奈延请者、就医者充塞里门不已，复出应世，人以为华扁复生。后补弟子员。五十未嗣，一夕梦上帝曰："汝活人甚众，赐汝令子。"晚年连产宁馨，人皆以为积德之报云（《广东通志》）。

麻　城　梅　某

　　崇祯末，张献忠屠戮楚中。麻城人为贼所杀，魂走川中，不自知其死也，急欲东归，每至途中，辄为风吹转，夜行三载，终不得归。于是闻风声即伏地握草木根，乃不复回。将至故邑，城门尚闭，于岳庙后少憩，见有一神奉簿登殿，向岳帝云："与麻城梅某一子。"帝云："此人孽重，不得有子。"神又云："天曹所命，不敢违。"判官持一簿向帝云："梅某于某日见一冻人，买一草束烘之，得活，是当得子。"帝云："可将坐庙旁人与之。"四五人拽是人行，是人呼云："我人也，何投胎之有？"众笑云："汝是人，何畏风夜行耶？"是人始悟已为鬼。至殿上，又云："某即投胎，不愿之梅某家，向识其人，何可为若儿？"判官云："但往为若儿，有好处。"是人记所言，数人押至梅某家。梅某妇产一儿，即能言，家人以为怪，欲杀之。儿述前生并托生事，梅惊异，于是力行善事，抚子成人，今尚在也。康熙丙辰二月，施溥霖言之（《虞初新志》）。

　　张山来曰：方岳帝未奉天曹命时，梅某妇已有孕矣，岂预知有投胎者耶？此与回生者胸前微温，同一不可解也。

张　南　川

　　容城张进士南川先生，其父某，以岁贡铨恒山学博，食俸十二年，积金八十。孺人以公年届六旬，己年亦五十有七，子嗣无望，力劝归田。公从之，乞休返，行装萧索，不及一肩。次保阳旅邸，闻邻妇老少相泣，异而询之。知老妇有子，为催科役，亏官银三十余金，限其迫，其妻计无所出，将自鬻以偿，是以悲耳。公恻然，解囊以济，全其骨肉焉。次早，车过西城旧石坊下，闻空中云："该死者至矣。"又有人云："昨以积善免，且有一子登第。"语甫毕，石坊崩，去车尾仅尺许。孺人以车中所闻语告公，曰："一念感天，君或者其有后乎？"劝之置妾，不可。未几，孺人信水复至，居然生子，即南川先生也。远近闻而异之。南川幼聪颖，年十七，成进士，出宰百里。二老人就养任所，俱享大年，积善之报也（《熙朝新语》）。

---

　　① 帖括：唐代举子把经书里难记的句子编成歌诀，以便诵读，称为"帖括"。后通指科举的文字。

刊 书 生 子

福州王叔兰，安贫嗜学，尝语人曰："刊刻善书劝人，其积功最大，食报亦最速。余年逾三十，尚未得男。因忆癸巳岁，与石君孺怀同梓有七曲原本文昌《孝经》离句板，刷印不多，乃祷于文昌神前，愿递年印送一百部，求赐丈夫子。果于次年辛丑，得男兆麟，其验如此。"（《池上草堂笔记》）。

一善延三世

景城西偏，有数荒冢，将平矣。小时过之，老仆施祥指曰："是即周某子孙，以一善延三世者也。"盖前崇祯末，河南、山东大旱蝗，草根木皮皆尽，乃以人为粮，官弗能禁。妇女幼孩，反接鬻于市，谓之菜人，屠者恒买去，如刲羊豕。周氏之祖，自东昌商贩归，至肆午餐，屠者曰："肉尽，请少待。"俄见曳二女子入厨下，呼曰："客待久，可先取一蹄来。"急出止之，闻长号一声，则一女已生断右臂，宛转地上。一女战慄无人色，见周，并哀呼，一求速死，一求救。周恻然心动，并出赀赎之。一无生理，急刺其心死，一携归。因无子，纳为妾，竟生一男，右臂有红丝，自腋下绕肩胛，宛然断臂女也。后传三世乃绝，皆言周本无子，此三世乃一善所延云（纪文达《滦阳消夏录》）。

杨 州 蔡 琏

杨州蔡琏，秉性仁慈，于顺治十二年，创立育婴社，在小东门。其法以四人合养一婴，每人月出银一钱五分，遇路遗子女，收至社所。有贫妇愿乳者，月给工食银六钱。每月望，验儿给银。考其肥瘦，以定子夺。三年为满，待人领养。时陈公卓致政家居，为之刊定社规，内分：缘起第一，乳母第二，捐银第三，收养第四，保婴第五，领养第六，清核第七，艺文第八。其议论至详至善，每本二十余页，名曰《育婴编》。此法不但恤幼，又兼济贫，免人世溺婴之惨，功莫有大于此者。凡城邑村镇，宜永远仿此而行。初，蔡公五十余岁，尚未有子。因倡此社后，生三子五孙，寿至八十七岁。天报善良，洵为不虚。杨城因其活人甚多，咸以"真菩萨"称之（石天基《传家宝》）。

兰 州 秦 封 翁

兰州秦封翁，自幼出门谋生，为某中丞所器，使掌出入。日积月累，家颇饶裕，年过四十无子，忽自省曰："吾以家资数万，将谁与耶？"遂携万金至京，将捐道员。又自念曰："官场如戏场，一朝下台，皆非我有。"尽以囊中金购买书籍。一到家，先立义学，以教邻里之不能举业者。并立行仁堂，以济贫乏，凡施衣、施棺、施药之事，靡不周至。未几，连生二子。长维岳乾隆庚戌进士，由翰林御史出为监司，次亦由孝廉官知县。翁年逾九十而卒（《池上草堂笔记》）。

翁源李明经

翁源李明经汉濂，康熙初年人，家素封，平生长厚，乡里称善人。年近古稀，尚无弱息，有姬七人，皆不孕。俯念花繁满院，子结无缘，兰植盈庭，芽萌未兆。时值诞辰，感慨系之，爰封白金百两者七，召诸姬而告之曰："卿等青年，我当白首，熊罴无梦，粉黛堪怜，今各赠若金，携归母家，别择良偶，无为我累。"于是去者六人，樊素小蛮[①]，风流云散矣。独一姬留，问之，对曰："子之有无，命也。命应有，则在此未必无。命若无，即他适岂必有？吾闻妇人从一而终者也，且何处得如主之仁慈者而事之？愿终事主。"翁乃仰天叹曰："天既不祚[②]子，作守钱虏亦复何益？"向有质库[③]皆停止，以所质广行布施。凡遇寒无衣、饥无食者，咸推解之。乡中冠婚丧葬，度其贫乏周济之。岁饥，发积粟赈济，存活者尤众。行时时之方便，作种种之阴功。翁有佃户某，遭匪枉扳[④]，系于官，困苦几毙。翁哀其冤，慨然力为营解，得脱于难。佃刻骨感之，筹所以报，计翁家所寡有者，掌上明珠耳。时佃有女，年及笄矣，即携女献翁充媵妾，以冀秋禾晚获，甘蔗旁生。翁讶曰："我去年业散诸姬，岂可更累此青春女子乎？"坚却之，其女曰："妾愧非男子，不能为父报主翁恩，今愿为婢，服事终身，誓不复归。"于是戚族劝公纳为侧室。其明年，前姬怀娠，举一子曰正，次年连举一子曰芝，佃户女随举一子曰林，皆聪慧。后正与芝，兄弟同领乡荐。林年十九，连捷登康熙丁丑科进士，官翰林，学者称韶石先生。翁年九十七乃终，亲见三子成名受恩封，亦荣矣哉。有孙七人，以林翰林官卷中式[⑤]者六。曾孙世峛，乾隆丙午举人，现任河南县尹。嗟乎！为善无不报，而迟速有时。若翁者，可以感发人之善心矣（刘世馨《粤屑集》）。

芥园氏曰：李翁家拥素封，姬侍盈前，乃年近古稀，弄璋无日，抑何得子之艰也？一旦放开手段，广积阴功，赠资遣姬，捐金活佃，散财积德，子遂从此而生，则又未尝不叹昔之难而今之易也。迨至身登上寿，亲见三子成名，然后知天之报施善人，固有莫之或爽者，世岂无如李翁者乎？尚期三复兹编，以为指南之助。

捐 金 建 阁

张守礼，延安人，家颇丰，自念累世庄农，恒以无书香为耻。适郡中有文昌阁，拆毁方修，木料砖瓦苦不足。礼目击难成，捐二百金助之。工甫竣，次年即生一子，年十四入泮[⑥]，二十领乡荐[⑦]（《阴骘金鉴》）。

山 西 富 室

李秀升言，山西有富室，老惟一子，子病瘵，子妇亦病瘵，势皆不救，父母甚忧之。子

---

① 樊素、小蛮：白居易家姬。
② 祚：赐福。
③ 质库：将钱借给典押物品的人，以收取利息的店铺。
④ 扳：牵连。
⑤ 中式：科举考试被录取。
⑥ 入泮：古代学宫前有泮水，故称学校为泮宫。学童入学为生员称为"入泮"。
⑦ 领乡荐：唐宋应试进士，由州县荐举，称"乡荐"，后世称乡试中式为领乡荐。

妇先卒，其父乃趣^①为子纳妾。其母骇曰："是病至此，不速之死乎？"其父曰："吾固知其必不起，然未生是子以前，吾尝祈嗣于灵隐，梦大士言：'汝本无后，以捐金助赈活千人，特予一孙送汝老。'不趁其未死，早为纳妾，孙自何来乎？"促成其事，不三四月而子卒。遗腹果生一子，竟延其祀。山谷诗曰：能与贫人共年谷，必有明月生蚌胎。信不诬矣（纪文达公《姑妄听之》）。

生日做功德

无锡有许长生者，家称小康，早年丧偶未续。年六十，亲友劝之曰："凡过生日者，必做一椿功德，方不枉人生一世。"许问以所费几何，亲友对以约计三百余千文。许允诺，即于生日前数日将钱如数分写钱票若干张，先赴贫穷各亲友家散送，后即赴乡间某佃户家避生日，并告以散钱做寿，嘱其本年不必完租，佃户欢欣感激。时佃户有女，年甫十六，麻而黑胖，在旁咨嗟叹息，谓此人将来必有好报。其父以年老鳏居孤独，焉能再有好处？其女力争，必有善报。其父诮之曰："汝欲嫁彼耶？"女曰："惟父母之命。"其父即向许述及婚事。许以年老，力辞不肯。其女情愿相从，许心窃异之，允诺订婚，诹吉^②迎娶。过门后，连举五子，有孙三人。年八十时，亲友复为做寿，公送对联云："花甲初周，无妻无妾。杖朝^③八十，有子有孙。"县令为之给匾旌奖。后其妻先许而故，许寿至九十有余。至今子孙繁衍，门户隆隆，咸称为善人有后云（《池上草堂笔记》）。

茹 氏 阴 德

会稽茹三桥先生，素有隐德。为县令时，设自新所，专羁邑中窃匪，按名日给口粮一升，咸菜钱三文，以典史总其事。不时亲往稽查，或提至讼庭，谆切开导，审释为良民者，不可胜计。尝在京中遇某异人，相得甚欢，将南旋，往别之，某忽问曰："君得子否？"曰："我有天阉之疾，不作此想久矣。"某曰："相君神采焕然满面，阴骘文发现，不但可得子，并应得贵子。"因询水陆行途。先生曰："我阙^④于盘资，拟搭运河长船归去。"某拍手曰："得之矣！君登舟即静坐，行左右转睛法，每日无论数千转，愈多愈妙，比抵家，必有效验。"如其言，及到家，阳事忽举，遂生一子，名芬，即古香先生也。先生乡捷^⑤后，屡赴礼闱^⑥不得志，大挑^⑦以知县用，不复注意科名。适姊丈某作令河南，往课诸甥，先生勖诸甥过严，诸甥苦之。明年，值乾隆甲辰会试，诸甥冀其北上，可稍宽督责。倩^⑧人窥意，而先生殊不欲应礼部试。会上元^⑨，署中演剧，诸甥候先生既寝，令优人扮魁星，跳舞窗外，一须臾而逝。先生以为预兆，遂北上，是科果大魁天下。返署后，偶谈及前事，诸甥笑曰："其伪。"先生笑曰："非伪

---

① 趣：同"促"，催促，急促。

② 诹（zōu）吉：选择吉日。

③ 杖朝：《礼记·王制》："八十杖于朝。"谓八十岁可拄杖出入朝廷。后用"杖朝"作八十岁代称。

④ 阙：同"缺"。

⑤ 乡捷：乡试告捷。

⑥ 礼闱：礼部所举行的科举考试。

⑦ 大挑：清乾隆以后定制，三科以上会试不中的举人，挑取其中一等的以知县用，二等的以教职用。六年举行一次，意在使举人出身者有较宽的出路，名为大挑。挑选的标准多重形貌，相传有"同田贯日气甲由申"八字诀，合于前四字形貌者为合格。例如，长方面型为"同"，方面型为"田"，身体长大为"贯"，身体匀称为"日"。

⑧ 倩：请。

⑨ 上元：元宵节。

也，君等为鬼神所弄耳。"众乃大服，后历官至尚书（《池上草堂笔记》参《翼駉稗编》）。

芥园氏曰：三桥先生治狱仁恕，救活多人，阴德甚大。虽有天阉之疾，得遇异人授以转精法，遂诞尚书，事亦奇矣。然则不能生子，而竟能生子，且能生贵子，谓非仁恕之报哉？

刘 显 俊

刘显俊，山西平阳府临汾县河西人，家巨富，无子。连年大旱，赤土数千里，不论贫富，皆无余粮可以作种。当播种之日，刘与其妻商曰："现在旱无遗种，乡邻远近，饥饿其众，吾二人老而无子，虽积多粮，亦复何用？吾早欲发仓赠济，但以饥饿既多，而济以一月，不能济以一年。今若借人作种，倘得丰收，不惟济以一年，且如济以数年矣。岂不所施者少，而人获济无尽耶？"其妻亦怡然乐从。遂发频年积赃麦种千余石，借与远近作种，还与不还，听其自便。次年岁大熟，三年之余，绰绰宽裕也。其冬，刘妻生长子，连举二男三男，后皆成名，其诸孙亦各游泮①。而显俊丰采焕发，至八十岁，尤颜如渥丹，家计日益丰，田连阡陌，屋连栋梁。乡邻皆卜其后泽正无量也（段锦谷《信徵续集》）。

老 僧 龛

吕沛村言，其先祖兰田公，杭之巨富。年五十有子，十九岁已游泮，文才藉甚。因筑园亭，开一池以饲金鱼。先动工之夕，梦一老僧来云："余汉时人，龛在所开池下，因得土气，将成正果矣。为尔破散真气，又当苦修五百年乃能成。虽属运数使然，究竟为尔所误，将移此祸，以应尔子矣。"遂惊醒。早起，嘱工人勿开池，及视之，已下锄矣。恰破瓦龛一片，见老僧跌坐其中，指甲盘绕满身，面色如生。急令家人照旧修好，封其园不敢践履。至第三日，其子茂才，无故身亡。兰翁大恸，从此散家财，尽行阴德事，凡利济人者，无不为之，已二十二年矣。偶欲买妾为承桃计，以百五十金，购得村人女吴氏，年十七，容貌清洁，其父母与兄送到门，父母无戚容，而兄有悲泪痕。兰翁心疑之，呼家人留俟明日再归。其夕入房，细问吴氏，乃知非其女，实养媳也。即时令本夫领回，并将衣衿各物，赠为奁需，除将身价百五十金不缴外，令赠百金，为资生之本。合家感泣而去，后竟经营成小康焉，至今子孙犹相往来。吕兰翁另娶之室，次年即生一子，时翁七十三岁矣。于七十四、七十五岁连得二子。翁晚年目见次子登贤书②，长子、三子名列胶庠③。其孙登乙榜者四人，甲榜二人，游泮七人。翁九十六岁，无疾而终。杭人皆知为积善余庆云（《信徵前集》）。

子 死 复 生

菱湖王文简公以衔之先世某翁，以财雄于乡。弱冠后，连举九子，顾皆顽钝勿慧。乾隆某年，岁大歉，人多菜色。翁尽罄己资，以赈其乡人，全活无算，而翁家亦缘是中落。未几，长子染疾死。不逾年，九子相继夭殁，无一存者。夫妇悲愤，惘惘若痴。素奉观音大士，因

---

① 游泮：明清科举制度，经州县考试录取为生员者就读于学宫，称游泮。泮即泮宫，原为西周诸侯所设的大学之名。宋后州县皆置，仍沿用此称。

② 登贤书：乡试中式。

③ 胶庠：胶，大学；庠，小学；胶庠原为周代学校的名称，语本《礼记·王制》："周人养国老于东胶，养庶老于虞庠。"后以"胶庠"通称学校。

作一疏,焚于供像前,词颇哀怨。是晚,梦大士谕之曰:"汝向所生九子,是为九魔,皆败子也。缘尔祖有隐慝,令败尔家。昨以尔倾家赈济,阴德浩大,上帝特敕所司,收回魔鬼,别降文人,以张尔后。若能益修善果,二十年后,文曲星当生尔家,毋自怼也。"夫妇所梦皆同。遂益就业为善,扶危救困,孜孜如恐弗及。未几,妻妾数人先后有娠。数年之间,复得五子。咸读书能文章,有声庠序①间。再传而文简公大魁天下,官至尚书。其弟以锫,同科会元,至今簪缨②勿替③(汪调生《坐花志果》)。

蔡 方 伯

蔡小霞先生,屏藩陕右时,属④令某,以老疾乞休,有挪亏库项三千金,为后任所揭。时功令其严,挪数百金以上,即籍没⑤监追⑥,限满无偿,罪至死。令居官廉,乞休后,几不名一钱,又耿介寡交游,同寅⑦中无可通缓急者,惟静听严参,束手待毙而已。蔡公闻而怜之。翌日,召令入,屏人向谓之曰:"君所亏三千金,吾知君无力缴完,可具一解批来,当为君掣批完案。"令愕然不敢。公笑曰:"非戏君也,我怜君廉介,且因公被累,欲以应得养廉,为君弥补,然事固非一日所能了,故欲先掣批回,免君羁旅之累耳。"令出不意,感极不能言,顿首趋出。次日即具批呈送,公手自填注收讫月日,钤印而归之。令具朝服入谢,叩首大言曰:"某荷公再造恩,今生老矣,图报无从,死后当乞生公家,以报大德。"遂归。后十余年,蔡公亦致政归里。昼坐厅事,朦胧间,忽见某令朝服入谢,无异曩昔。公念是地非陕藩署,且令归久矣,何以得来?正惶惑间,某令迳趋入内,公惊唤而寤,则内室报生公子矣。公曰:"是再来人⑧也!当振吾家。"因名之曰振武,字麟州。未冠,即冠童子军⑨,以丙申进士入词馆⑩,观察⑪粤东,有政声,屏藩⑫开府⑬,指顾⑭间事也(同上)。

戴 简 恪 公

开化戴简恪公敦元家本贫,其封翁⑮年五十无子,仅有田三顷。值衢州河涨,溺毙人口无算,翁以地契质富家,得钱若干,救活者颇多,事过而田已去其三之二。逾年即生简恪,五龄能写大字,书籍甫过目即成诵,时号为神童。早登科甲,值出痘,未殿试,次科乃补试,入翰林,改刑部。丁艰⑯归,居天竺寺十年,仪征阮宫保抚浙,乃敦促入都。简恪之先德,人鲜知者,其同郡余朗山侍御本敦始为人述之(《池上草堂笔记》)。

---

① 庠序:泛指学校。殷代称"庠",周代称"序"。
② 簪缨:古代达官贵人的冠饰,后借指高官显宦。
③ 替:衰废。
④ 属:下属。
⑤ 籍没:登录财产或家口,以没收充公。
⑥ 监追:下狱追缴。
⑦ 同寅:同僚。
⑧ 再来人:再世之人。
⑨ 冠童子军:童生试第一。
⑩ 词馆:翰林院。
⑪ 观察:唐、宋诸道设观察使,明清称各道道员为"观察"。
⑫ 屏藩:布政司。
⑬ 开府:总督巡抚。
⑭ 指顾:一指一瞥之间,形容时间的短暂、迅速。
⑮ 封翁:古时尊称做官者的父亲为"封翁"。
⑯ 丁艰:遭父母之丧。

仙游辛生

仙游辛生，素有文名，并工刀笔，凡邑中健讼者，皆归焉，以此积有余赀。而每遇歉年，戚党之待炊者，不能沾丐其一粟，众忿之。年过四十无子，祷于神，愿以毕生福命易一子。梦神叱之曰："汝所作讼牍，变乱黑白，破人产、诈人财多矣，逃祸不暇，尚望子乎？"辛曰："业此多年，悔之已晚，如何？"神手书"放下屠刀，立地成佛"八字示之。辛觉而汗下，立誓改辙。虽唉^①以重金不顾，而反为人排解息讼，前后竟如两人。如是者年余，复祷于神。梦神谕之曰："汝近来所为甚好。但汝生平尚有恶业，独不自知乎？"因手书"能与贫人共年谷，必有明月生蚌胎"十四字示之。辛心领其意，悚然而寤，乃罄所藏以施济。后果生子，且游庠^②焉（同上）。

李 中 规

李中规，保定府庠生，年逾四十，无子，乃祷于墓曰："中规何罪，受此罚耶？"是夕梦其祖告曰："汝无他过，但馆某家，造谎言，致骨肉不和，又代写状，令其兄弟结讼多年，产业花尽，故有此报。"规后悔过，遇人骨肉争讼者，必多方劝解之，遂生一子（《桂宫梯》）。

托 生 报 恩

尚霖为巫山令，邑尉李铸疾剧，霖为割俸送其母，及其骸骨归河东，为嫁其女于士族。一日梦尉如生，拜且泣曰："公本无子，感公之恩，已为力请于帝，今得为公子矣。"是月，霖妻果孕。明年解官归，又梦尉曰："某当明日生。"翼旦，果然，因名曰颖。及长，敦厚笃孝，官至大理寺丞（《汇纂功过格》）。

邯 郸 张 翁

邯郸张绣，家贫无子，置一空镡^③，聚钱十年而满。有邻人生一子，而身犯徒，拟卖其妻。绣怜其妻去而幼子不能全活也，乃以所积代完赎银。不足，其夫人复以一钗凑之。是夕，梦上帝与一佳儿，遂生宏轩先生，名国彦，官至刑部尚书（同上）。

瘗^④ 骨 获 报

唐珏，会稽人，家贫，授徒为生。岁戊寅，元将发赵氏诸陵寝，至断残肢体、攫珠襦^⑤玉匣、焚其骴^⑥骨草莽间。唐闻痛愤，亟货家具，得数金，乃具酒醪，市羊豕，邀里中少年若

---

① 唉：拿利益引诱人。
② 游庠：秀才中式。
③ 镡：通"坛"。
④ 瘗（yì）：埋藏。
⑤ 珠襦（rú）：古代帝、后及贵族的殓服。
⑥ 骴（zì）：带有腐肉的尸骨；也指整个尸体。

干辈，狎坐轰饮。酒且酣，少年起请曰："君儒者，如是将何为焉？"唐惨然，具以告愿收遗骸共瘗之。众许诺，诘旦[1]事讫，出余金酬谢，戒勿泄。未几，首祸者死，唐之义声，籍籍闻于人。明年己卯上元后两日，唐出观灯，归，忽坐殒，良久始苏，曰："吾见黄衣持文书来告曰：'王召君。'导吾往见，宫阙巍峨，有一冕旒[2]坐殿上，逡巡降揖曰：'谢君掩骸，其有以报。'唐拜谒毕，王谓之曰：'君受命婆[3]贫，无妻子，今忠义动天，帝命锡君伉俪、子三人、田三顷。'拜谢出，遂觉。"会越有治中[4]袁俊斋至，始下车，为子求师，有以唐荐者。一见置宾馆，一日问曰："吾渡江，闻有唐氏，瘗宋诸陵骨，子岂其宗耶？"左右指唐曰："此人便是。"袁大骇，拱手曰："君此举，豫让[5]不能抗也。"曳之坐，北面而纳拜焉，礼敬特加，情款益笃。叩知家徒四壁，恻然矜嗟，语左右曰："唐先生家甚贫，吾当料理，使其有妻有田以给。"不数日，二事俱惬，娶国公之女，食故国公负郭田，所费一一自袁出。人固奇唐之节，而又奇唐之遇，两高之，曰："二公真义士也。"后生三丈夫子，鼎立顾顾。凡梦中所许，稽其数，无一不合。其神异如此！（同上）。

靳 封 翁

镇江靳瑜，五十无子，训蒙金坛，其妻典钗饰，买邻女为妾。瑜归，妻置酒于房，呼女侍，告曰："吾老不能生育，娶此以延后嗣。"瑜面赤，俯首半晌不言。妻意以为己在之故，遂出而反扃[6]其门。瑜乃逾窗出，谓妻曰："汝用意良厚，不独吾感汝，祖先亦感汝矣，但此女幼时，我尝提抱，惟愿其长而得所。吾老矣，不可辱彼。"遂谒邻家而还之，不索聘金。未几，妻果有娠，次年生文僖公贵。年十七岁发解[7]，宏治庚戌探花及第，官至文渊阁大学士（《同善录》）。

支 刑 房

支立，父为刑房吏，有囚无辜陷重辟[8]，哀之，欲求其生。因令其妻延支至家，将伴宿以报。支拒不从，卒为尽力救之。时支尚无子，后即生立，弱冠中魁（《监徵录》）。

陆成本曰：以一时不忍之心，续百世禋祀，且贵显门闾，抑何效至神而报至大也？然则人特患不能行好事耳，孰谓嗣续天定，而不可转移哉？

李 遂

李遂为刑部郎中，锦衣卫执送十三人为盗，公审知其冤，言于长贰[9]，请驳之，莫敢任。

---

① 诘旦：明朝、翌晨。

② 冕旒（miǎn liú）：古代帝王的礼冠和礼冠前后的玉串，亦作皇帝代称。

③ 婆：贫穷，贫寒。

④ 治中：官名。西汉元帝时始置，全称治中从事史，亦称治中从事，为州刺史的高级佐官之一，主众曹文书，位仅次于别驾，相当于副州长。

⑤ 豫让：战国时晋人。初事范中行氏，不为重用，又事知伯，知伯以国士待之。后知伯为赵襄子所灭，让漆身为癞，吞炭为哑，使人不复识其形状，欲刺赵襄子，为知伯复仇，事不成而死。

⑥ 扃（jiōng）：关门。

⑦ 发解：唐朝应贡举的人，由所在的州县送到京城，称为发解。宋朝沿用此制。明、清时称乡试考中举人为发解。

⑧ 重（zhòng）辟：极刑，死罪。

⑨ 长贰：官的正副职。

公毅然曰："规自利而置人于死，某不为也。"即自署名以驳，竟出十三人于狱。后生二子，长子栻，次子林，俱登第为宪台（同上）。

陆成本曰：语云，当权若不行方便，如入宝山空手回，真可惜也。李公不肯规自利而置人于死，遂出十三人，即生二子，俱登第，为宪台。可见人无论贵贱大小，只视己之所为何如耳。然则人莫不望子孙之贵也，奈何不问己之所作乎？

屠 康 僖 公

屠康僖公，初为刑部主事，宿狱中，细询诸囚情罪，得无辜若干人，密疏其事，以白堂官，堂官曲为之释，一时咸颂尚书之明。公复进曰："辇毂[①]之下，尚多冤民；四海之广，兆民之众，岂无枉者？宜五年差一减刑官，减天下罪。"尚书奏请，得著为例。梦神告曰："汝命无子，今减刑之议，深合上帝好生之心，赐三贵子。"后生应埙、应坤、应埈，皆历显官，今诸孙登第者甚众（同上）。

陆成本曰：狱乃生人至惨之地，试想食禄之人，冬则举杯向火，尚畏寒冷，夏则散发凉亭，犹嫌暑热，独不念囹圄中人，寒威削骨，炎气充心，累累以毙狱报乎？陈眉公言："热审寒审，只在当事者一动念、一动口、一动笔间，便造无量功德。"今屠公减刑一议，上合天心，遂有三子之赐，感应之机，捷于影响矣。

松 陵 沈 氏

沈公嘉谋，家裕无子，居乡好义。邑有顾氏子者，十岁丧父，家颇富。值倭乱，邑令集诸大户议饷军，众论无如顾子。公独恻然曰："顾子孤儿，宁堪此役？"众谓："彼仆岂少？"公曰："吾正虑彼强奴，挟重役以凌幼主，则家立破耳。必欲役顾子，吾请任之。"公慨然直注己名于册，军兴数年，不累顾氏子。公后生子，长子位，官检讨，次子倬，官至宫保，三孙皆成进士（《觉世真经说证》）。

陈智锡曰：松陵沈氏科第之盛，每诃何福之隆。及观沈公悯他人之孤，而能以身任重役，其大仁大勇，他端类是可知矣！

貌 类 罗 汉

汪天与，世居兖州，年三十，未有嗣。一日过济宁，遇风鉴[②]谓之曰："君貌类罗汉，恐乏嗣，寿亦不永。"天与略不为意，惟务轻财好施。偶寓清江浦，主妇少丽，私叩其门，闭而不纳。妇曰："君数游娼家，何独拒我？"天与曰："彼则可，此则不可。"妇惭去。尝至瓜渚渡江，拾遗囊，顷见一人号呼来觅，遂还之。其人问姓名，不答而去。复至济宁，遇前相者讶曰："君非向者所谓貌类罗汉耶？必有阴功，当生贵子，且享高寿。"天与恬然不答，后果生三子，先后登第，寿至八十余岁（《觉世金鉴》）。

---

① 辇毂：京师。
② 风鉴：懂相面术之人。

陈　绪　昌

闽人陈绪昌，六旬无嗣。值岁荒，里中多不能糊口，昌买粮借给之，令俟丰收偿还，率以为常，邻里数百家祝昌早生贵子。未几，生一子，登第入翰林，孙官至刑科都给事中（同上）。

惜　字　生　子

吴槐奉行功过格，倡惜字会，途中拾字，必净洗焚化。官中书，无子。力行不怠，后生子一骐，梦文帝送来，少年发解联捷①（彭定求元宰《必读书注》）。

浏阳梁自得

浏阳梁自得，艰于嗣，虔心手写文帝《惜字功罪律》，广施劝世。后生三子，俱蜚声庠序（《敬信录》）。

双　桂　圆

闽中郡守陈翁，立心恺悌②，居官正直，五旬无子，内性颇妒。或劝纳宠，曰："福薄故无子，若内不能容，而徒苦人女，福将愈薄，非为求嗣计也。"郡有乡绅，性好色，比邻有三考吏③，遗女少艾④。绅遣媒说合，伊母以绅年高，不许。绅竟挽媒掷聘，而讼之府。守得其实，审时令礼房备花红，及银二封，并乐工轿夫伺候，访新进某生邀至，自下堂礼接云："贤契少年高才，知家未娶，适某女亦是薄宦之后，貌颇端静，为势所逼，不佞⑤虽有公断，然非为士人室，恐讼犹未息，因是特为作伐⑥，十金代聘仪，四金将贺仪，今夕其吉，可即成婚。"因撤堂上灯火送归，母女共感泣。绅虽甚憾之，然吏治甚善，莫可中伤，仍以卓异擢去。断讼之夕，夫人梦神抱二孩至，云："上帝以尔夫不徇时望，曲谐佳偶，特赐二子。"夫人惊寤，直告郡守，商置侧室。郡守喜出望外，适有故乡同年升任便道来访，公留之饮，谈及娶妾事，同年大喜曰："芝不择地，弟有义男孙女，容颜端雅，愿奉箕帚，以应异梦。"守方辞让不遑，夫人即遣女奴出谢，定约次日致币娶归。时万历末年春日也，妻妾雍和，欢如姊妹。至冬两子并生，郡人绘双桂圆以献（《求福指南》）。

全　女　后　报

如皋王翁，年四旬余，妻患痰迷，兼目双瞽，终岁卧床，孤无子女。欲置妾而苦无资，

---

① 联捷：科举考试中两科或三科接连及第。
② 恺悌：和乐平易。
③ 三考吏：具有三考资格的吏员。明代吏员三年一考绩，六年再考，九年考满，再经吏部考试，合格者可以授官。
④ 少艾：年少美丽。
⑤ 不佞：不才，谦词。
⑥ 作伐：做媒。

节缩二十余金，购一婢，年十四岁矣，拟俟长而纳之。其友张某闻之，踵门致贺，索观新宠。翁笑曰："婢耳，非妾也。"遂令出拜。张谛视，惨形词色。翁骇问，曰："是吾族妹亡叔某之女也，不意流落至此。"翁亦与其叔有旧，骇曰："仆实不知，果尔，当抚为女。"研问良确，遂为父女。年十七，字富室某翁子，亲送毕姻，留婿家旬余。迨返，入门，见妻坐堂上，两目复明，睹翁至，喜立欢迎曰："婿家何如，奚归之速？"翁讶其语不痴，且行走自若，亟问何能至此。曰："君去后，有邻媪来伴宿，每为我按摩，诸病若失。昨夜以二鸡子啖我，晨起则两眼能睹物矣。方欲叩谢，门户未启，而其人已杳。意者殆遇仙乎？"翁喜出非望，偕妻焚香叩谢。媪信水复至，连生二子，将冠同入泮（《翼駉稗编》）。

钱王二生

钱生昌龄，与王生萱，游樗严寺，见旧存经板甚多，俱泥污朽烂矣。二人相顾咨嗟，同愿募化，造殿收藏。遂虔叩神前，一求生子，一求中进士。次年，钱捷南宫[1]，官翰林，王生子名希吕。嘉兴人至今传为美谈（元宰《必读书注》）。

神人送子

江南某夫妇，年逾四十，尚无子，食贫自怡，但虑不能行善事，惟日拾字纸，遇污秽者，则令其妻洗净，焚送河中。除夕，忽闻户外喧声，云寻觅拾字纸者，意必拾人有用字纸。隔墙问之，则云送汝子来。比启户，寂然。后举二子，一登贤书[2]，一居积致富，至今书香不绝（徐柏舫太史《桂宫梯》）。

徽州吴大祈

徽州吴大祈，少失怙恃，长复无子，多方请祷不效。客遗以《感应经》，曰："此生子获福之本也。"拜而受之，发心奉持，迁善改恶。未几生二子，益信此经之灵，因于天启[3]丁卯梓行[4]以纪其事（《同善录》）。

杨守业

杨守业，河间人，日诵《感应经》，年六十无子，深以为忧。万历六年，病死复生，谓家人曰："适至阴司，见一官持薄点名，言我当无子，因诵《感应经》不懈，增我禄寿，且赐一子。"明年果生男，联登高第[5]（同上）。

---

① 捷南宫：中进士。南宫，礼部会试，即进士考试。
② 登贤书：乡试中式。贤书，语本《周礼·地官·乡大夫》："乡老及乡大夫、群吏献贤能之书于王。"贤能之书，谓举荐贤能的名录，后因以"贤书"指考试中式的名榜。
③ 天启：明熹宗朱由校的年号。
④ 梓行：刻版印行。
⑤ 高第：科举考试名列前茅。

太原王孝卿

太原王孝卿，家赀百万，年五十无子，有尼僧劝以刊送《感应经》。众妾皆不信，独钱姓妾慨然力行，印施十万卷。是年遂生一子，年十六即入泮（同上）。

陶　延　先

绍兴陶延先，五旬无子，因虔祷于帝君前，愿施阴骘文万本，以求子嗣。不数年，妻妾生三子（《丹桂籍》）。

俞　宣　陛

山阴俞义昭公讳宣陛，会稽庠生，年四十外，无子。一日至九岭收租，独宿楼上，有邻家妇素不端，夜就公，公连曰："请回。"妇愈逼，公厉色拒之，乃退。是夕梦张仙与一弹子，遂生绣升公（《文帝全书》）。

施棺生子

程丹云，年五十无子，立愿施舍棺木，凡亲族贫穷者周济之。行至十年，连生四子（汤自铭《人鉴》）。

石女生男

广州府高清书太守，名廷瑶。官安徽时，因无子，纳妾，入房，则石女也，遂还其家。后移粤东，又嘱友娶丽人至，缔视①仍前女，盖已五易主矣。高恻然曰："命注乏嗣，又何辞？但此女既为天废，若再退回，必至沦落，不如留之，使侍巾帻焉。"未几，女私处暴肿，患疽溃烂，疽愈而否塞尽开，纳之落红殷然。后举一男，少年登第。闻此女貌艳如花，乃遍历数省，卒保完璧，为高延一线嗣，皆高片念恻隐有以致之也（《翼稗编》）。

严　晚　香

闽人严仲文，号晚香，侨居南桥镇，年三十七，无子。又素患痞癖，不时举发，痛楚殊甚。乾隆十四年己巳春，洞庭东山有周鼎臣号心耕者，寓镇，适见《感应篇》《阴骘文》《灵验记》等篇，不觉心动，发愿汇集刊送，因托严晚香采辑。晚香为之损益参订，萃而成集，即颜其编曰"敬信录"。剞劂②告成，晚香痞疾顿愈，而十二月十三，即举一子。报应之速，捷于桴鼓如此（《敬信录》）。

---

① 缔视：仔细察看。缔，通"谛"。
② 剞劂：刻书。

苏州方泳斌

苏州方泳斌，年四十六无子，于乾隆乙未年，祷文昌帝君，许印送《敬信录》三百部酬愿，是年十月内果得一子（同上）。

秀水沈维章

秀水沈维章，年四十无子，只一女，又患病。乃于嘉庆甲子冬，往兰溪，同舟人徐兆鹤授以《敬信录》一卷。始犹不甚经意，次年夏间，舟往桐乡，行箧中检出《敬信录》，为消闲计读，竟瞿然而惊，觉言言金玉，字字珠玑。因念似续无人，遂于家嗣前立愿，逢朔望三七日，持诵《感应篇》《本愿经》《阴骘文》《觉世经》，无间忙闲，并许印送《敬信录》百部。女病渐痊，至丙寅八月，竟得一子，益信天道昭彰，灵应甚速。己巳冬，又得一子，乃复印送百部，以酬神效（同上）。

德清蔡状元

浙江德清蔡石公名启傅，号昆阳，领顺治甲午乡荐。时尚未举子，夫人私蓄三十金，为置一妾。妾至，垂泣，蔡怪而问之，曰："吾夫以负营卒债，故至此。"蔡乃夜往其夫家，语之曰："吾为尔消释此事，然我今夜不可归，归则心迹不明。"即补被卧其家，天明召营卒至，谓之曰："汝辈违法，今不汝较，即缴券付金。"卒亦感动，不取息。命轿升妇还其夫，然后归。夫人逾年即举子。是科公车北上，有妓欲从蔡，蔡赋《罗江怨词》云："功名念，风月情，两般事，日营营，几番搅扰心难定。欲待要倚翠偎红，舍不得黄卷青灯。玉堂金马人钦敬，欲待要附凤攀龙，舍不得玉貌花容。芙蓉帐里恩情重，怎能两事都成？遂功名，又遂恩情，三杯御酒嫦娥共。"竟去，不复顾。康熙庚戌，果以第一人及第（余德水《熙朝新语》）。

僧　　报

康熙间，歙人许毅甫先生宏，迁海州之板浦镇，性仁慈，一乡称为长者。一子年十九，忽夭折。许力行善事不懈，时来一僧，日夜行街市中，曳铁牌长二丈许，名为五十三参。许见之，问僧何处卓锡①，所化何为。僧言柴市古庙距此十五里，因殿宇倾颓，募化修葺，数月来，尚少银若干。许如数与之。鸠工庀材②，琳宇③一新。许每过柴市，必入寺小憩，与僧谈论甚洽。一日坐厅事，僧自外入，纳衣④杖锡⑤，直趋后堂，问之不答。随之入，忽不见，内室喧言生子矣。遣人探之，僧果于是日圆寂。子取名西来，即康侯先生也，醇德懿行，州人矜式⑥，后嗣科名鹊起，至今为一镇之冠（《翼駉稗编》）。

---

① 卓锡：卓，植立；锡，锡杖，僧人外出所用。因谓僧人居留为"卓锡"。
② 鸠工庀（pī）材：招集工匠，准备材料。唐·李方郁《修中岳庙记》："遂鸠士庀材，四旬而就。"庀，准备、具备。
③ 琳宇：殿宇宫观的美称。
④ 纳衣：亦作"衲衣"，僧侣之服，此处活用作动词。
⑤ 杖锡：拄着锡杖。锡，锡杖。
⑥ 矜式：尊敬效法。

韩　其　相

萧山韩其相，少工刀笔①，久困场屋②，且无子，已绝意进取矣。雍正癸卯，在公安县幕，梦神语曰："汝因笔孽多，尽削禄嗣，今治狱仁恕，赏汝科名及子，其速归。"未以为信。次夕，梦复然，时已七月初旬，答以试期不及。神曰："吾能送汝也。"寤而急理归装。江行风利，八月初二日，竟抵杭州，以遗才③入闱④中式。次年果举一子（汪辉祖《佐治药言》）。

高　总　戎

顺治年间，浙西总戎⑤高公，山右人，幼起行间⑥，血战取功名，一字不识，而作事多合圣贤之道，人谓之仁义高三。中年无子，买一妾，夜就榻，抚其胸，闻贴肉绵衣中，蔌蔌有声。怪问之，不言。因问，曰："妾旧家女，妾父府学秀才也。"语未毕，公大骇，奋跃疾起，不及再问。盖尔时里衣尽脱，恐沾其身也。趋至别室，命夫人诘其故，则父为怨家诬陷系狱，不得已鬻女，父自分⑦必死，一子尚幼，故备书被冤颠末⑧，命女缝著衣中，俟弟之长而授之，使鸣冤耳。公次日见郡守，备言其情，事白得释，送女还之。除原价不取外，复赠其父使自给，而以百金赠女作奁资，促之立嫁士族。后公复纳妾，连举数子，闻今有举于乡者矣（于觉世《感应篇赘言》）。

于铁樵曰：公之仗义挥金，自是英雄本色，不足为难。惟当罗襦既解，微闻芗泽⑨之余，乃以一念不忍，蹶然⑩而起，视却奔女于楼中、拒少妇于户外者，不更难乎？

铜　山　李　翁

铜山李绍庭，年七十无子，家巨富，惟一侄仅四岁，有病，医药莫效。后得此经，旦夕虔心持诵，并刊印布劝四方，侄病辄愈，又生一子。寿至九十八岁，后子年十六、侄年二十同入泮（《同善录》）。

杭　州　丁　翁

杭州丁翁，任盐城县佐，年五十，无子。甲午春三月，在清江遇一僧，授以《高王观世音经》一卷，云凡求必应，须虔诵之。于是日夜持诵，并愿刻经文一千三百卷，广为劝化。未及一年，果生一子，年十六而登第（《同善录》）。

---

① 刀笔：古代在竹简上刻字记事，用刀子刮去错字，因此把有关案牍的事叫作刀笔。后多指写状子的事，多用作贬义。
② 场屋：科举试士的场所。
③ 遗才：虽有才华而考试落第的人。
④ 入闱：进入考场。
⑤ 总戎：主持军事的官员。
⑥ 行间：军队行伍。
⑦ 自分（fèn）：自己估量、揣测。
⑧ 颠末：始末。
⑨ 芗（xiāng）泽：香气。
⑩ 蹶（juě）然：疾起貌。

钱 塘 郑 启

钱塘郑迪人启言：向闻《高王观世音经》灵感非常，由来已久。仁和彭寿汪君，尤为钦敬，每遇诸事，必竭诚斋沐，悉心皈命，均经立验。余与汪君世好，而兼至戚，因余无嗣，蒙授速诵是经，即当感应。室人殳氏，闻而深信，遂亦发心虔诵万遍，并许得子之后，刊刻印送。果于次年簉室①王氏获生一子名钰。此实佛力护佑之验，是以刊刻印送。世之善人君子，有发愿虔诵者，定获诚求响应云（同上）。

马 封 翁

马封翁年四十只生一子，甫五岁，一日婢偶抱出门，失手跌伤左额而死。封翁见之，呼婢奔避，自抱死儿入。妇惊恸几绝，撞倒封翁数次，索婢挞之，无有。婢归母家，日夜祝天，愿公早生贵子。次年遂生森，左额宛然赤痕，后为户部尚书。夫婢仆犯罪之大者，孰如死其子？此事尚可恕，又何事不可恕乎（同上）？

毗 陵 钱 翁

毗陵钱翁，好行善事，里有喻姓者，为势家索逋②械击，求假于翁，翁如数给与。事解，喻挈妻女踵谢③。翁妻欲致其女为翁生子计，喻夫妻欣然。翁曰："乘人之危不仁，本欲作善而以欲终，不智。"急还之。是夕梦神语曰："汝阴德隆重，当锡④尔贵子。"明年果生子，名天锡，十八岁乡会联捷（同上）。

陆 文 定 公

陆文定公树声，松江人，以大宗伯⑤致仕⑥，年六十，无子。夫人为密置十鬟，诞日设宴，出为公寿。公曰："更为我取百金来。"金至，悉召其父母，谓之曰："吾老不足辱诸女，各赠十金为嫁资，使更择婿。"后邻家女三许人而三婿死，里中以为不祥，无敢聘者。公曰："是真吾妾矣！"遂娶之，生子彦章，犹及见其登进士，仕至光禄卿。公寿九十七，朝廷为立百岁坊（赵恒夫《寄园寄所寄》）。

倡 育 婴 会

苏州贡士许升年，艰于得子。甲午春，适有楚中日者⑦黄某，推算多奇验，因命决焉，

---

① 簉（zào）室：妾。
② 索逋（bū）：催讨欠债。
③ 踵谢：亲自登门道谢。
④ 锡：同"赐"。
⑤ 大宗伯：礼部尚书。
⑥ 致仕：辞官。
⑦ 日者：占候卜筮的人。

云应乏嗣。升年遂矢愿①广行善事，倡育婴会于玄妙观，竭力殚心，凡所收之婴，视同己出。时升年五十六岁，其内子②亦逾四旬，忽举一子，因取名婴，证其应也（《感应篇集训》）。

林 三 不 可

林封翁潮州人，为潮郡刑房吏，矜怀疑狱，偶一人衔冤陷重辟③，翁谋昭雪，不能得策，乃朝夕祷大士前，冀赐救拔之术。一夜梦大士示曰："某按院讞语致疑某刑官招详未确，乘此辩之，可见罪非其有。"晓即代为作词上诉，果获释。其人感德，无以为报，知翁无嗣，欲以女归之，翁不许。越数日，延翁饮，醉扶密室，扃女同寝。翁觉，曰："不可。"女曰："父蒙翁再生，命妾奉事，以酬翁德。"翁又曰："不可。"女复曰："此出父命，且昏夜无人知者，翁凝严若此，无乃负父片心乎？"翁再曰："不可。"遂起去后不过其门。未几，生一子名大钦，少年奇颖，乡荐北上入京，店主人梦神语曰："明日有林三不可子来寓，今科状元也，汝宜敬礼。"及殿试，果大魁天下。主人具以梦告林，林思三不可非父混名，何以神有预言？归以告母，始道其详，方知封翁之隐德，人所不喻，而神已先知之也（同上）。

云 间 颜 氏

云间颜氏，讳文瑞，号云簏，性至孝，自幼晨昏定省，无间寒暑，年甫十三，即任家事，以慰父母。及长，窥亲意颇爱弟，悉以田房让之，不取尺土寸椽。娶杨侍讲女为室，氏奉翁姑益孝，奉膳问安，有余必请，亲膳毕，方敢就食。常以银钱隐投亲笥，随亲所喜而与之。凡有所入，必先及弟以悦亲心。四五十年，恒如一日。一夕梦神告曰："汝命不永，且乏嗣，上帝以汝至孝，故益尔年、锡尔嗣。"逾年果得二子章敬、章程，守公家法，亦有孝风（《文昌孝经引证》）。

王 封 翁

吴县王文康公鏊，其封翁某，家素贫，训徒自给。来学者皆村童牧竖④，翁尽心训迪，课法精良。其徒读四书未半者，询之以字，鲜不识，且能明其字中大意。每与同辈论师道曰："师与天地君亲并列，何其尊重！童子一师事我，则终身荣辱，俱我任之。若不尽心竭力，误人子弟，与庸医杀人等罪。"又喜与童子讲孝弟故事，曰："学者先心术而后文艺，先敦本而后施仁，如孝弟有亏，虽才华震世，不足重也。"中年无嗣，意颇窘迫，梦神告曰："无忧也，将必有佳儿。"果生文康公，登第拜相，二孙官至学士，会元⑤朱紫⑥不绝。公享年九十有二，无疾而终（同上）。

---

① 矢愿：立下心愿。
② 内子：妻。
③ 重辟：极刑，死罪。
④ 牧竖：牧牛羊的童子。
⑤ 会元：举人会试第一名。
⑥ 朱紫：朱衣紫绶，古代显贵者的服色，喻高官。

欧　阳　氏

欧阳氏，廖宗臣之妻也，嫁甫逾年，而舅姑皆病疫死，遗一小女，名闺姑，才数月。欧阳适生女，同乳哺之。又数月，乳不给，乃以己女分邻妇乳，而自乳闺姑。二女并长成，欧阳于闺姑每加厚焉。女或有言，欧阳曰："汝，我之女；闺姑，祖父母之女也。且汝有母，小姑无母，何可相同？"因泣下，女亦感悟，诸凡让小姑。欧阳年三十余，无子。一夕梦其姑曰："汝本无子，因抚我女，胜所生女。我已请于帝，赐汝贵子。"逾年果得子。后宗臣判清河，二女皆及笄，富贵家多求宗臣女。欧阳曰："小姑未字，若先女，异日何以见翁姑于地下？"乃先嫁闺姑，妆奁甚厚，而嫁女不及也。后欧阳忽患病甚笃，闺姑祷于神曰："吾嫂犹母也，愿以身代。"未几，欧阳氏果愈。所生子历仕有声，而闺姑之子亦荣显（《同善录》）。

至 孝 生 子

夏旸，石工也，目不知书，志行纯孝，冬月侍父同寝，必挟溺器于怀，温之以进。父卒，哀毁逾礼。母病，侍汤药不离左右、衣不解带者三年。母思食荔枝，家在城外，夜值大雪，越城叩市，苦求以应。旸一子，为弟殴死，恐伤母志，含泪不言。后复生一子，读书成进士，旸犹及见身受荣封焉（同上）。

汉 阳 双 凤

嘉靖甲辰，楚大饥，汉阳庠生萧达，出粟赈济。粟尽，复捐千金易粟，作粥以施。时未有子，妻戴氏，夜梦数百人，罗拜[1]曰："吾等报凶岁活命恩也。"少顷，一人携两孺子至，曰："请为君嗣。"庚戌，长子良有生。丙子，仲子良誉生。先后中乡试，万历庚辰，良有会试第一，廷封榜眼及第，良誉亦登高第。达寿七十五，置庄以赡族人，名曰景范。二子后出俸增田，楚人有汉阳双凤之谣（《丹桂籍》）。

陕西梁化凤

梁化凤，陕西长安人，顺治三年武进士，秉性忠勇，为江南苏松总镇，与士卒同甘苦，军中有慈父之称。时海寇郑国性作乱，围金陵甚急，公率兵御之于德胜门外，身先赴敌，尽歼贼众，全城危而获安，以功晋松江提督。公年逾五十，只生长公子鼎，身弱多病，公时以为忧。一日览许鹤沙先生《感应篇图说》，大生欢喜，捐俸资刷印五百部，广为劝戒。每日清晨，着净衣冠，焚香再拜，虔诵一篇。而后出理公事，虽盛暑祁寒[2]、车中舟内，未尝废也。公曾于夏夜露坐，忽见室内明如白昼，趋视之，乃所奉《感应篇》放光，照人须发皆见。公知持诵有灵，益加勉力，不敢稍辍。次年，即生次公子鼐，诞降之夕，满室闻异香，经文放光如前。时公向以单传为忧，今则双珠并耀矣。尝语人曰："天下无不可回之天意，但人不知

---

① 罗拜：罗列而拜，围绕着下拜。
② 祁寒：严寒，酷寒。

求耳，求则未有不应者也。"后次公子藩，克^①绍^②前烈^③，由军功出身，历任总镇，升福建提督，转文阶为浙闽总督。遭遇之隆，近世罕比。生子九人，俱登仕版^④，文孙济济，靡不翱翔云路，至今陕中称望族云。世之孤单无嗣者，欲求种子之方，急宜效法梁公之持行^⑤《感应篇》，则无有不获报者矣。公父子俱载国史名臣列传（《感应篇图说》）。

力行感应篇获报

常州右营守备曹成秀云：余乙丑补宜营，抵任初，侧闻宜邑绅士徐子经陆者，孝友端方。营务旁午^⑥，未遑^⑦识荆^⑧。越数月始晤，往来款洽。余谈及年逾半百，多病乏嗣，行将解组归里。徐君慰曰："官可辞，而子不可少，但能多行善事，可以致福。"余曰："我辈居官，动止^⑨多尤^⑩，敢望福报？"徐君曰："不须他及，只力行《感应篇》，更能刊施广布，诚心劝善，向来应验，不可枚举。"余始豁然，立愿刊刻。未几，身其康强。丁卯四月，果生一子。余益信神明可以至诚感格^⑪也。后其友人案头，披读《感应篇象注》，中列公案，了如指掌，余不胜惊喜，重誓虔印百部，用公同好（同上）。

金　封　翁

徽人金封翁，年六十外，无子。用银百两，娶一妾，媒诡云小家女。翁见其举止安雅，应对和柔，心窃疑之。至晚妻以红衫命女易服，女持衫，泪流满面。翁曰："尔但实说，我当为尔谋，身价不足计也。"女曰："吾父为某县令，刚直不合上司，被参去官，抑郁而死，折措^⑫殡葬，家计全空。方毕父事，母又去世，既无伯叔，终鲜兄弟，无奈只得卖身。此时尚不知母入殓否。妾遽着吉衣，是以痛耳。"翁大骇，随煅其券，取银数十两，命妻同一老媪送女还家。殓母毕，即命妻媪同住女家，急为之择良配。后其妻年逾五十，孪生二子，俱成名进上。人皆以为盛德之报云（同上）。

孙　优　人

常熟孙优人，奏技于郊外之富室，主妇见而悦焉，遣婢招之。孙思我辈薄福，何可为此？托病持灯觅路而归，夜深不可行，欲寻村家止宿。遥望而趋，则一古庙也，因于神前假寐。俄见两尊神谓曰："不意此人有此善行，应议赏。"令查禄籍，侍者持薄至，曰："禄寿俱无，

---

① 克：能够。
② 绍：继承。
③ 前烈：前人的功业。
④ 仕版：记载官吏名籍的簿册，亦借指仕途、官场。
⑤ 持行：修行。
⑥ 旁午：交错，纷繁。
⑦ 未遑：未及，无暇。
⑧ 识荆：语本唐·李白《与韩荆州书》："生不用封万户侯，但愿一识韩荆州。何令人之景慕，一至于此耶！"后以"识荆"指初次见面或见到平素所仰慕的人。
⑨ 动止：行为举止。
⑩ 尤：过失。
⑪ 感格：感于此而达于彼。
⑫ 折（shé）措：抵偿。

子嗣亦绝。"又令查其祖父，曰："薄福如本人，无低昂①也。"神曰："岂可使善人无后，大福未可待，当赐一令子。"后岁余即举一子。长擢②恩贡③，官司李④。未赴任，家居讲学，江左士林咸推仰焉（《平旦钟声》）。

二十二颗明珠记

潘子璜曰：友人杨镇南，晚年生一子，聪明俊秀，七岁病卒。是年杨五十三岁，余命其读《阴骘文》，许行善事三千条，以求亡儿再世。南遂每日贸易外，专以孝事继母为功过。继母年八十，哭泣不常，作事颠倒，南悉承顺，且沐浴垢衣，亲为洗濯。行至五十七岁，果产一子，与前儿无异。余代为书一匾，还于帝君庙前，写"骨肉重圆"四字，声传千里（《科第捷径》）。

老绝户生子

国朝显宦某公，年六十，无子。夫人性严妒⑤，不容娶妾。公屡讽之，不听，乃将家业而分之，一半与其弟，一半留供自己薪水。一日内升户部，命弟备礼物，带往京中送人。弟在己箧中检点，其妻夺回曰："老绝户无子，我仅得家财一半，还讥诮我夫妻，吃伊现成茶饭，我恨之深矣。愿他所有之资，破散无存，异时落在我手，方遂我志，尚肯将分定之物，为伊装体面耶？"夫人适过窗下，语语听见，而老绝户三字，尤伤其心，乃含忍不言。公启程之日，夫人托病不行，俟公行后，乃大出资财，遍选二十内外精壮女子五人，觅舟亲送至京。时公与客斗叶子戏⑥，闻夫人至，不觉大惊，叶坠于地，至舆前迎接，握夫人手曰："何不同来，乃独行耶？"夫人曰："我为君送妾来也。"公不知其故，不敢答。安顿行李毕，令五妾出拜，皆端正好女子也。公狂喜不禁，惟感荷⑦而已。夫人拨房，令五妾各房，按其经净时，挨侍公寝。期年得三子，又二年，得二女一子。公向苦无嗣，今则儿女满堂矣。夫人乃命治装，携二子一女回家。公愕然曰："感夫人贤德，使我无子而有子，方欲同享富贵，奈何欲舍我去乎？"夫人曰："我有积忿在心，数年不忍言，今幸有子女，欲归与二叔算账耳。"遂至家遍请亲戚，召叔姆责之曰："尔一向享用，并非祖宗遗留，尔兄萤窗雪案⑧、我淡饭黄齑⑨时，尔夫妇安在？幸享我现成之福，反骂我为老绝户，又愿我家财破散，落汝之手。此等恶愿，天道不容。我闻兄无子，而后弟得有其业。今我有子有女，尔何得侵占我产？"乃凭众将向所给者收回，随时给付。叔姆懊悔无及，未几夫妇双亡，只存一子，依夫人过活（黄正元《感应篇图说》）。

---

① 低昂：起伏。

② 擢：选拔。

③ 恩贡，亦称"恩贡生"，贡生之一。明清每年由府、州、县选送廪生入京都国子监肄业，称为岁贡。凡遇皇帝登极或其他庆典而颁布恩诏之年，除岁贡外再加选一次，称为"恩贡"。

④ 司李：官名，即司理。

⑤ 严妒：嫉妒心强。

⑥ 叶子戏：赌博用的纸牌。

⑦ 感荷（hè）：感恩，感谢。荷，承受恩惠。

⑧ 萤窗雪案：喻勤学苦读。雪案，晋代孙康利用雪光映照，伏案读书，《初学记》卷二引《宋齐语》："孙康家贫，常映雪读书。"萤窗，晋代车胤借萤火亮光读书，《晋书·车胤传》："胤恭勤不倦，博学多通。家贫不常得油，夏月则练囊盛数十萤火以照书，以夜继日焉。"

⑨ 黄齑：亦作"黄齑"，咸腌菜，喻指艰苦生活。

放 雀 获 报

镇江范某，其妻病痨瘵，濒死，有医者教之曰："用雀百头制药末，饵之。又于三七日服其脑，当痊。然一雀不可减也。"范依言聚雀而笼之。妻闻之恚曰："以吾一命，残物百命，虽死决不为也。"开笼放之。未几病痊，且得妊生男，男臂上各有黑斑，如雀形云（《池上草堂笔记》）。

放 生 得 子

元时一富翁无子，百计祈求不能得，闻太岳真人判事极灵，因斋戒往叩之。判云："汝前生杀业颇多，今应无子，如欲忏悔，须放满八百万生灵，挽回造化，为求子第一良方。"翁大感悟，即于神前先誓戒杀，虫鱼微命必全。归家，广出赀财以放生，所放之物，逐日登记。未满八百万，即生一子，后以孝廉出仕，父子荣贵。马东明特为作传以纪其事（《乐生集》）。

卧松子曰：放生为求子良方，盖生气之所氤氲，自能感召也。

士 人 某

万历间，士人某，年老无子。偶遇一长者，谈及阴德，士人曰："阴德不可不积，然命有一定，非人所能强。"长者曰："命由天造，福自我求，但恐行之不力耳。"士人问："阴德何者为大？"长者曰："放生甚大。"士人从之，自此每日无间，买物放生。数年果生二子，后皆显贵，八孙相继登科（同上）。

卧松子曰：凡求子者，须买物类之多子者放之，尤妙屡验。

劝 阻 野 烧

耿常，青州人，有瘫病，无子。值秋抄，坐车往本庄养病。佃户请其看野烧以散闷，兼云："草灰入地土脉壮。"耿力阻之。一夕梦其父曰："尔瘫病当愈，劝阻野烧一事，虫蚁全活多矣。"后遇良医，病果愈。复生一子，以承宗祧焉（同上）。

吏 舍 火 光

明商霖，为严州府吏，平日周急济危，在吏舍常劝群吏奉公守法，不可舞文害人。吏皆听命，诸县因解府有冤枉者，笔底委曲申救，多所全活。一夕，太守见吏舍有光如火。次日，问群吏："家何事？"对曰："商霖生一子。"守异之曰："此子必贵。"弥月抱看，守惊愕，命张黄盖送之。长中三元，拜相，即素庵先生辂也（《桂宫梯》）。

唐泽元曰：自己为善有限，劝人为善无穷，所以受报亦无穷。

倾 囊 济 人

福建叶封翁，习匠业，久客于外，岁暮归，过县，见有数人被械愁叹。问之，皆逋粮①不能完者。叩其数，共十余金，自料囊中金足了此，遂尽与之。既归，到门徘徊未肯入，妻闻乃出迎焉，翁具以倾囊济人告。妻曰："此极美事，淡薄度岁，奚伤也？"是夕梦神告曰："上帝以汝盛德，令汝生台阁子孙，念汝父未葬，明日视汝羊所在，吉穴也。"次日放羊，从而求之，见卧一山隈②。因乞其地于邻子，举枢葬焉，生台山先生向高，为盛时宰相（《汇纂功过格》）。

愚山子曰：十余金之助，数不多；脱数人之械，德不薄。子孙台阁，报云厚矣，而帝不靳③。何也？取其心之诚也。翁囊不过十余金，悉倾以济人，是十余金之心，即千万也。况当岁暮而能捐之，是十余金之心，不啻千万也。夫人未诚于善耳，苟诚于善，天之报宁有不厚者乎？

毁 宅 救 人

云南严恭肃公，名清。其父，讳瑛，名医也，好义乐施，人求疗者，即令药与之；如遇贫人，加银五分施之，以为粥饵之费，积有年所。先是太翁居罗雄州，有土目④者潘，杀其营长而夺其妻，生子继荣。及继荣长，以夺其母故，禁锢潘死，畏朝廷法，纠党判逆，筑寨赤龙山，掳远近妇女数百人，多淫虐以死。一日掳得妇女二百余人，以太翁住房宽阔，寄居其间，令供饮食勿缺，违者杀无赦，将往他处焚掳，俟回时，一同带归寨中也。贼党既去，太翁私念此二百余人，若带到寨，必尽虐死，不如救之。乃与众妇女商，令醉守贼二人，而背缚严家眷属十余人于里许外之大林中，各逃往省城以避。临行纵火尽烧其房屋器物一空，守贼二人亦死焉。隔日贼众回，问之，太翁曰："昨夕被掳之亲属数百人至，劫去众人，而烧我房屋器具，夺我牛马猪羊，并欲杀我全家。再三哀之，乃云缚之大树，令自饿死，今幸将军等到，望救残喘，感如再造之恩。"众贼见其被害情形，信而怜之，置弗问。后贼归，太翁乃尽卖田地，而迁于省垣。其时年已五十，尚未有子也。次年乃生一子名清，家既贫，居于乡，子八九岁，尚未读书，尝为人牧牛在山中，日午无事，席地而卧焉。父偶入山，见子面向日光而睡，恐其中暑，呼之起，曰："不畏烈日晒乎？"清曰："儿每睡时，觉有人执大扇以遮阴，故不畏热。"太翁异之，乃命就塾读书，而性鲁钝。太翁曰："余力行善事，而生子不慧，奈何？"夜梦神摩恭肃顶而针焉，有气冲出，自后颖异不群，过目成诵。时邻有死者，三日复苏，言至一宅第，有穿碑，主者另记碑语，传示人间，语云："医生严用和，施药阴功多，自寿添二纪，养子掇高科。"清后登嘉靖甲辰进士，历官至吏部尚书，孙似祖，庚辰进士，亦为尚书（《信徵载集》参用《汇纂功过格》）。

---

① 逋粮：拖欠租税。
② 山隈（wēi）：山的弯曲处。
③ 靳：吝惜。
④ 土目：土司所属员司。

施 医 药

王太翁，号虚舟，云南宁州人，生平专心岐黄之术，每于穷苦孤寡老弱之辈，不惟诊视弗索步金，并药物亦常给之，行道多年，济人无算。有人双目不见，十年无医。翁曰："可治也。"为针之，翻眼刮翳，忽然能辨五色。有人面生疣，渐大如拳，翁以药敷之，半月而愈。又有面黄瘦欲死，医谓是痨瘵，翁曰："非也，乃内有疮毒。"投以药，下脓血数升而瘳。其邻妇临产不下者三日，呼痛求死，翁针其心下，儿生。主人喜问之，曰："此抱心生也，针出则手舒，手舒故胎下。"取儿手视之，掌有针痕。有患头痛者，虽雷声不闻，视之，曰："此虫唼脑。"合药吹鼻中，虫悉从眼耳口内出，病遂愈。有病痿者，以方治之不效。悟曰："药有新陈，则力有迟速，此病在表而深，非少药能治。"乃熬药一桶，令病者坐桶中，以药浇洗遍身，逾时而痊。其治病奇验，大都似此，而从无受人之谢者。晚年生一子，名元翰，号伯举，登万历进士，由庶吉士，改吏科给事中，以直谏著声天下，其经济学问，论者谓与髯苏①同云（同上）。

须澄本幕窗悔过记

明隆万间，云南鹤庆府有须生者，名澄本，幼聪颖，弱冠游庠，长袭父业作幕，橐有余赀，暇温书史，自负笔妙，取青紫②如拾芥③。后屡黜棘闱④，五旬时犹依依黉舍⑤，家变迭兴，赀财耗散，置三妾，而生子皆不育，殆无时不作搔首问天想也。闻鹤庆山有觉梦道人，善请吕祖仙乩，斋沐往叩。须臾，祖师降坛示曰："须子欲问休咎⑥乎？尔自谓多才，岂知多才多误，途愈迷，津愈远矣。"澄本惊愕，跪泣诉曰："弟子半生呓梦，今欲脱迷津，不知何道而可？"坛又示云："天覆地载，古往今来，道有万端，总归一善。故天地以好生为德，天地之善也。圣贤体天地好生之心以为心，圣贤之善也。走向善去，便是生路，而千万吉祥集之矣。走向不善去，便是死路，而千万凶灾集之矣。人负慧性奇才，是极幸事，又是极不幸事。何谓极幸？如圣贤禀天纵之资，而聪明才力，均用在积功累仁中，所以大而为王侯卿相，小而享天福延绵。德如何大，福亦如何大，岂非极幸事乎？何谓极不幸？如奸宄⑦以不凡之质，而聪明才力，均用在机械⑧利欲中，所以轻则受终身落魄之报，重则受子孙斩绝之报，恶如何深，祸亦如何深！岂非极不幸事乎？今须子有超群绝类之才，吾为尔喜，吾为尔悲，尔知之乎？"澄本复跪求示，又批云："尔年已半百，终日诩诩自得，驰骋其才，皆误用之才，适足以上戕宗祖，下贼儿孙者也，吾是以悲之也。尔自今以后，果能转舟之帆，返马之辔，改途易辙，以从前之快吾笔意，尽化为今日之发吾热肠，则所用之才，皆恰当之才，适所以报答宗祖，培植儿孙者也，吾是以喜之也。"澄本复祷云："弟子深悟前非，痛加洗涤，自今束

---

① 髯苏：苏轼。
② 青紫：古代高官印绶、服饰的颜色，喻高官显爵。
③ 拾芥：拾取地上的小草，喻指事情不费多大气力就能办到。芥，小草。
④ 棘闱：科举时代的考场。旧时在考场四周围上荆棘，以防止闲人擅自进入，故称为"棘闱"。
⑤ 黉（hóng）舍：学舍，校舍。
⑥ 休咎：吉与凶，善与恶。
⑦ 奸宄（guǐ）：违法作乱的人。
⑧ 机械：巧诈多机心。

笔家居，不复作幕，将家中所积，广行善事，以期晚盖[1]，未识可稍逭[2]否？"祖师又示曰："种种善事，诚贵力行，然尔之行善，何必费家财，何必不作幕，何必束此笔也？惟正当作幕，正当执笔，而行善愈易，行善愈大。何也？天下之最便于行善者，莫如为官为吏，生杀惟我，威福惟我，利害惟我。倘存心行善，则积德累功，易如反掌，亦且功德之大，倍胜他途也。然为官为吏，无论才短才长，势必资幕宾以运筹而决断，故官吏无权，而幕宾最有权。幕宾有权，而凡官吏生杀威福利害之权，无非幕宾掌握之权。千词万状，积于幕案，为幕宾者，一一得剖其曲直，司其予夺，区其祸福，定其死生。吾见值年、值月、值日、值时四位功曹，暨空中来往，鉴察神祇，每于帷幕之前后左右，环视如电。见一判词而恰当，则笑颜点首以录功。见一判词而背谬，则怒目切齿以记罪。其有自恃无私，好执偏见，又或徇情贪利，舞弊作奸，种种颠倒，以抑沉冤于莫雪者，鬼神且不暇登簿，而急奏天曹，彰报尤速，得祸尤烈。故作幕一途，最易损阴德，亦最便于积阴德。下愚之流，认此为罟利肥家之薮，则日持快心之笔，不啻日持杀人之刀，而祖宗之枯骨难留，子孙之命脉已斩，盖惘然弗顾矣。上智之士，假此为济人利物之途，则将以寸管之仁，举而辅兹三尺之法，而阴德之积于冥冥者无穷，余庆之赐于苍苍者未艾，盖隐然有在矣。今须子不必费所积，以行区区善事也，即从作幕执笔一途求之，毋泥成法，毋设成心，惟恻然肫然[3]，体天地好生之心以为心。念此讼狱之纷至，其出于狡猾虚饰者，固亦有之，而迫于懦受强凌，愚被污陷，覆盆莫解者，十居其九。是全赖阅词者，虚心以探其隐微，平心以论其曲直，设身处地，以详其疾苦，痛痒关切，以救其颠连。理固是矣，而民境有顺逆缓急之不同，尤当圆通以曲赴乎理。律宜遵矣，而人事有安危常变之当察，尤必参伍以善用其律。总之勿泥律中之义，常施法外之仁。以仁行法，故子羔虽刖人之足，而刖者忘怨，抑且报其恩。以法灭仁，故商君欲脱己于危，而苛法毙人，适自受其毙。须子惟牢记吾言，即以万万千千之善，尽寄于濡毫构语之中，则福基大启，蕃祉频膺，不可胜计矣。"判毕，澄本望空叩谢，即日洗心涤虑，痛改前非。虽在幕中，常若帝天之鉴，凡判一词，务以锄强扶弱，尤以兢兢加意于鳏寡无告穷民。行之三年，乡会联登，妻育一子，而三妾俱育，共有五子。自知挽回之机，荷蒙天佑，不愿仕进，仍就幕宾。益绵栽培之德，因作《幕窗要览》数篇劝世。及五子成立，长则登第，次入词林，余皆以名宿显。孙支林立，皆嗣书香。寿至九十八岁，无疾而终。此非善可回天、善无不报之验欤（《桂宫梯》）？

宜 兴 吴 氏

宜兴吴颐山，门前有坊，额题四省文宗。族有与构隙者，夜将纸改作"一代人物"四字，盖笑其五十无子也。公怒其，会郡守系同年，往诉其事。守曰："此事无证据，且即使实其罪，吾兄无子，彼笑自若，须急为种子计，则今日之肆诮者，愧死无地，且免无后之悲。"公曰："弟留心房术，不惜重赀，二十年来，并无效。"守曰："误矣！房术不如心术，若欲种子，除非树德。方今岁祲[4]，正天假之缘也，有十二善，兄可为之：一、查贫民钱粮，一两以下代纳；二、小罪追赃，二两以下代完；三、各城门设粥厂；四、族属姻党朋友，贫者量亲疏厚

---

[1] 晚盖：以后善掩前恶。《国语·晋语一》："彼将恶始而美终，以晚盖者也。"韦昭注："美，善也。晚，后也。盖，掩也。言以后善掩前恶。"

[2] 逭（huàn）：免除。

[3] 肫（zhūn）然：惇厚一致貌。

[4] 岁祲：收成不好。

薄馈之粟；五、给佃户工本米，每亩二斗；六、广收掩道路遗骸；七、迎名医施药；八、造门外各处板桥；九、置义庄；十、助学田；十一、刊布善书良方；十二、助流落者还乡。"公欣然拜谢，随时随事，实力行之，不求人知。后连得二子，皆高第，乡试中式，公犹及见（同上）。

西蜀程九鹏

程九鹏，西蜀人，筮仕①岩邑。一日，遇楚中郭些庵先生，曰："子艰于嗣，何事戚戚为也？观子容貌性情，非斩后者，如木有根荄，而祈枝叶之繁茂，非培养不可。子欲培养，端自服膺帝君化书，帝君在蜀为桂禄嗣籍之主，子耳而目之久矣，胡不勉而行之？"程闻之，不觉憬然悔悟，遂于帝君前，竭诚洗心，冀求慈悯。爰得彭退庵所刊化书事迹，朝夕讽诵，见所求者如此，而所获者如彼，益加龟勉，不敢少懈。复得《文昌大洞仙经》，及《救劫真经》，因与同志参订纂绘，将付剞劂，阐扬神化而愿力未就。适汉南李钦邻先生，程执经师也，奉命督江储，程就署恳之先生，闻人之善，如己之善，欣然捐俸付梓，用成盛事。程后生子，果如所祝云（《文帝全书》）。

无 锡 杨 生

顾小韩方伯学潮言，杨乘时溥，无锡诸生，文名甲于邑，奈屡试辄落孙山，年过五十，所育非男，闺中但有五女，因娶妾焉。娶之日，宾客宴贺者未散，主人入房，见新姬呜咽镜奁次，慰之不止，诘其由。乃曰："忆儿家阿父，为南浔通判时，尝置多妾，后为阿母不容，鞭棰极楚，逐出后甚有流为娼者。阿父闻而不忍，使苍头②持金嫁为厮养妇，或送空门。今不幸父兄俱戍黔疆，母妹早年丧失，孑身异路，遭媒侩居奇，侍巾栉③于君子。抚今追昔，不觉悲从中来。"杨为之泫然④曰："无泣，我之桃嗣，有命存焉，何忍以宦家女为媵妾，尔其为我女，当为择一佳婿。"女再拜，遂命与诸女寝，隶姊妹行，出谓客曰："君辈且留，不意今夜复得一女，请再作汤饼会。"具述前事，众客服其盛德。明年夫人举一子。临蓐⑤时，公坐堂上，蓦见二隶导一官进，方欲迎迓⑥，官遽趋内室，与二隶俱不见。觇其面貌，女谓酷似其父也。公年九十余终，子为名孝廉，诸婿俱显贵，义女婿后亦得官，貤赠⑦公为中宪大夫焉（《池上草堂笔记》）。

镇 海 谢 翁

谢翁，字子敬，浙宁之镇海人，少入庠。后以讼事牵连，走避杭州姊丈凌某家。凌在松江有一布庄，嘱翁司理，人以谢老实呼之。翁先娶小江胡氏，继娶沈氏，俱无所出，年已四十八矣。是年夏间，往乡收赈，橐贮二百金，路过某村，见道旁人拥挤一门。翁问何事，云：

---

① 筮仕：古人将做官时必先占卜问吉凶，故后称刚做官为"筮仕"。
② 苍头：汉时仆役皆须以青巾作头饰，故称仆役为"苍头"。
③ 侍巾栉：为人妻妾的谦辞。
④ 泫（xuàn）然：流泪貌。
⑤ 临蓐：临产。
⑥ 迎迓（yà）：迎接。
⑦ 貤（yí）赠：置官赠爵。

"若①家欠官项，监追紧急，将十八岁小女，鬻人为妾，母女不忍分离，故悲耳。"翁问："可退婚否？身价若干？"众曰："二百金已缴官矣。"正喧嚷间，富家公子来迎妇，旁人遂以翁言告公子，公子曰："刻能交银，我便准退。"翁即将橐金交付清楚，母女二人转悲为喜，正欲问翁下落，而翁已不知去向矣。次年秋，从此路过，某夫妇识认是翁，固留至家。酒酣卧书室中，醒则灯烛辉煌，一妇旁坐而候，须臾率女淡妆出，云："闻翁年将五旬，尚无嗣息，吾女命当为簉室②，今夕其吉，即晚合卺③可也。"翁曰："不告而娶，有三大碍。第一恐东人④之责荒唐，第二防吾继室之怨不义，第三忧姊丈之咎非礼，必寄函达之而后可。"翁明早返庄，算明数簿，交付毕，即回里。行至武林，遇相士刘铁嘴曰："翁面上阴骘纹现，曾为好事，当得丈夫子⑤三人。"翁不以为意。后五十一岁，连举三子，风鉴⑥真神矣。松江某家待之不来，因说出前事，缙绅⑦修邑志采入焉（《咫闻录》）。

戴　景　和

戴景和，安徽天长县人，读书识大义。一夕雪夜归，闻有贫妇分娩，即谓妻曰："彼妇生产，恐有不测之虞，可急煮姜粥，并携药丸以赠。"妻从之。至则其人感冒风寒，奄奄欲绝，得姜丸物，食之而安。明早再赠以米三斗。遇人有急，凡力量所能为者，必扶持之。时尚未有子，有友赠以种子方。公笑曰："欲种子，先种德，未敢乞灵于药物也。"后生子兰芬，道光壬午科进士，胪唱⑧第一（《活世生机》）。

矮　子

新安赖定之游戏言，其乡有夫人庙，乃土神也，最灵验，远近祈祷，香火甚盛。凡有叩问，虔心求之，则附神于巫婆借口明示，恻恻款款，如与家中人叙家常事也。赖氏族中有某甲者，田产房屋，亦属富足，至晚年犹无子女，深以为忧，乃求于夫人庙。求签不许，问筊⑨不许。明日备牲醴竭忱再往求之，又不许。至三曰清晨，斋戒而往，大声祷于神曰："纵不能赐一子，祈赐半子，亦足沾神之惠矣。蒙神降鉴，某当鼎新庙貌，以答灵庥⑩。"神附于巫婆曰："庙宇之修，无需尔力，尔能力行善事，当与尔半子。"某曰："善事所喜为者也，能蒙感应，当装塑金身，演戏迎会，使万民观叹。"神曰："此慢渎亵狎之事，非善事也。谓⑪善事当使人不知，如施棺百付、济贫千人乃为善也。"某发愿谨遵。逾年妾孕，生一男，喜曰："神只许半个，以为女也，兹竟得一个，皆神庇佑也。"遂极力济贫施棺，已满一千一百之数。次年，又生一男。三年后，又生一男。则行善愈力。既而十余年，二男三男，身长魁梧，而大

---

① 若：其。
② 簉（zào）室：侧室。
③ 合卺（jǐn）：结婚男女同杯饮酒之礼，后泛指结婚。卺，古代结婚时用作酒器的一种瓢。
④ 东人：主人。
⑤ 丈夫子：男孩子。
⑥ 风鉴：相人之术。
⑦ 缙绅：地方绅士。
⑧ 胪唱：科举时代进士殿试后，皇帝召见，按甲第唱名传呼，称胪唱。
⑨ 问筊（gào）：掷杯珓以卜吉凶。筊：古代占卜用具，用类似于蚌壳的两半器物制成，合拢拿在手里，掷于地，观其俯仰，以占吉凶。
⑩ 庥：庇荫，保护。
⑪ 谓：通"为"。

男尤高与桌齐。始知半个者，非女子，乃矮小之一半耳。乃翁死，家产平分。矮子出己财作贸迁①，事皆顺遂，作海面客商事，从无风波盗贼之惊，自制大船出洋，往往虚往实归。以此数年，即成巨富，娶妻生三子。家业既盛，欲捐一顶戴，中必有阻滞，或银为人拐骗，或照不知何处失落。其二弟欲出财作生涯，则所为多不利，惟谨守田地则可安居。后矮子三子中，大二皆矮，三子则身长力大。然矮者多致富，而长者则易贫。以此验之数世，其子孙十人中，必有一二矮者，越矮越富，而长大俱平平无发达。由是生子之时，似欲求其矮，而恐不能复得也。岂非庙神之灵应，而求子者之信心耶（《信徵广集》）？

购　菱　藕

周翁，名润，在云津桥下作米铺生意，年五十，尚无子。有老道人，手执渔鼓②简板③，唱道情④以乞一文二文钱。润见其衣虽褴褛，毫无尘垢沾染，以为是吕仙化身也，因延入室，稽首再拜曰："余年已五十，尚无嗣续，愿指迷途，不胜顶感⑤。"道人笑曰："君平日何所修积，愿一一言之，以卜后嗣之有无。"润曰："我某处修建寺庙，曾捐助工金若干。"道人曰："此不过庸俗耳目以为好看，不足言也。"润曰："我某处斋醮⑥庆祝，演戏酬神，曾作会首，出金若干。"道人曰："此不过饮食欢聚宴会为乐，不足言也。"润曰："我于某年时症大作，曾制药诊济，去若干金。"道人曰："瘟疫大劫，所制之药，亦何能济，不过讨人多谢而已，不足言也。"润曰："我曾于山寺诞期，搭棚张灯，送茶进香之人。"道人曰："敛财游玩，以邀善名，更不足言也。"润曰："我曾于买半升二合之人，照常升加一与之，其有小钱，亦不索换。"道人喜曰："此则有济于穷苦，惜所惠者小，若能扩而充之，或散米给众于水旱之时，或开仓赈济于兵荒之际，则其德之所积，虽登仙亦可也，岂直子孙之计哉？虽然，如君之惠，小则小矣，于得子亦可望焉。今授君一方，以后常购菱藕，熟而食之，自然有子矣。"润问其道号居址，曰："吾苏州太湖人，名璞完。"润送以布一匹，聊作补衲之用，遂去。后周润照方服食，一二年之后，果连生二子（《信徵集》）。

华亭廖氏

华亭廖寿彭之祖景明兄弟六人，皆通籍⑦，公其季也，疏财仗义，好为济困扶危之事，历山西偏关临晋诸县，后擢云南宾川州知州，旋升广西直隶州知州。先是大吏闻前任某，亏短库项其巨，委公前往摘印查封。公禁吏胥，一无所取，并为申报，实无隐匿，即亏短之银，均系因公赔累，委曲周全，罪从末减⑧，某德之。某系辽东人，距家万余里，人口既多，私债累累，竟有全家流落之势。一日，某忽至，谓公曰："我之亏累，皆由自取，且年已衰老，

---

①　贸迁：贩运买卖。
②　渔鼓：道士唱道情用的打击乐器。
③　简板：打击乐器，用两根长竹片组成，靠近下端处各置一铜钹，用左手夹击发声，常与渔鼓合用，多用于戏曲或道情类的说唱乐曲中。
④　道情：一种以唱为主的说唱艺术，用渔鼓和简板伴奏，原为道士演唱道教故事的曲子，用以宣扬出世思想，警醒顽俗，后来也用一般民间故事做题材。
⑤　顶感：顶礼感恩。
⑥　斋醮：僧人、道士设坛祈福。
⑦　通籍："籍"是二尺长的竹片，上写姓名、年龄、身份等，挂在宫门外，以备出入时查对。"通籍"谓记名于门籍，可以进出宫门，故后称做官为"通籍"。
⑧　末减：从轻论罪或减刑。

死复何恨？惟一家老小羁留异域，不久将为饿殍，今有一言敢告，在任时预料必有今日，曾以三千金密藏署中后院地下，以备还乡之资，初不料查抄之突如其来也，公肯怜我，分赠千金，俾全家得藉此作归计，固所愿也。否则公竟自取之，我亦无憾，毋日后为他人得耳。"公曰："是何言欤？君如此收场，我不能救援，方深自抱愧，今肯见利而忘义乎？"因留某止宿署中，夜深人静，率亲丁数人，偕某至所指处发之，即装于酒瓮中送还之。未几，公以属吏失出案被议①，解组②南归，两袖清风，饔飧③几致不给。时公年五十，嗣续尚虚，即于次年得一子，名云槎者。幕游山左，后在河东节署掌笺奏，以布衣负时望。孙四人，出仕者三。曾孙六人，皆业儒。元孙二人，现在五房均已无人，仅赖公一线之绪，谓非厚德之报欤（《池上草堂笔记》）？

施 药 得 子

丁彦文以药材起家，三十无子，发心将药材施舍救人，三年遂得一子，名天应。自后益施无倦，虽贵重之味，拯人疾苦，毫无吝色。一日贩药渡海，风波大作，同行三十七舟，无一不覆，独丁舟安然无恙。将抵岸，众见丁舟下有神龙拥护。广施二十余年，家益富。后天应登第，彦文亲受诰封④（《真经注案》）。

李书年宫保

李书年先生，名奕畴，夏邑人。秉⑤皖臬⑥时，有霍邱县民范二之者，家贫，父为别村雇工，范赘于某村魏媪家为婿。媪惟一女，家亦贫，卖馄饨为生。范入赘几一载，次年正月十四日，忽不见，媪使义子韩三及邻人各处寻觅无踪。范父疑其被害，屡至媪家寻闹，语侵韩三，为韩推跌，遂列词控县。县令王某，集讯数次，未得其情。适署内雇一乳妇至，即魏媪同村人也，询其知媪婿事否，曰："知之，闻之邻家，似是因奸致命。"王因此有成见在胸，日以重刑严讯，据称范魏氏与韩三有奸，韩起意与其母女将范二之杀死灭口。诘其尸所在，则云当下将尸肢解，入锅煮化，泼入土坑，将骨判碎，以期灭迹。数人异口同声，案情遂定。招解至府，亦无异词。先生提勘时，见犯供皆顺口而出，若默记熟诵者，屡诘驳之，均矢口不移。然不能无疑，因此不敢详院。首府因逾限请详其力，否则请仍发府审。先生不听，因另委高太守某复讯，嘱云："此案据供，肉煮骨锉，而肺肝肠肚尚无着落，似可从此跟究，或另有端倪。"高从之，犯果愕眙⑦，皆称不知，语甚支节。先生又命提原差严行拷讯，据供："初奉县票查寻范二之时，知范有两家亲戚，先寻至其姑母家，据云：'正月十四日被害，何以十五日尚在我家吃元宵？'又寻至其表伯母家，亦云：'伊十八日犹在我家住歇，何以称十四日被害？'彼时小人已疑范二之不死，拟回县即禀明此节。值案已问明，私告之司阍⑧者，反遭斥骂，谓小人不应混禀，因此不敢多言。"先生已微闻之，慨然曰："此案真有冤，断不

---

① 议：议处，议罪。
② 解组：解下官印，辞官卸任。组，旧时官印上系结的丝绳。
③ 饔飧（yōng sūn）：饭食。饔，早餐。飧，晚餐。
④ 诰封：朝廷封赠爵号的诰命。
⑤ 秉：主持。
⑥ 臬（niè）：主管一省司法的官员。
⑦ 愕眙（yí）：惊视的样子。眙，直视、瞪。
⑧ 司阍（hūn）：守门。

可详院矣。"早作夜思，惟伤属责令范父再行找寻，此事遂延搁不办者半载。一日突有人至皋署大堂，啼哭喊叫，自称范二之，从前因赌欠债，被人逼迫，潜逃外省，昨遇邻人告以家难，故赶来自投。先生即亲提确讯，再三无异，置于别室，随提狱中三犯，隔别诘其谋杀情状，并谕以明日即招解上院，尔等皆当伏法矣。三犯者仍各自点首，并无戚容。及召范二之与之相见，众始错愕，范魏氏首先上前，扭住哭云："你到底是人是鬼？一向在何处？累我们至此？"哭声震天。魏媪曰："我已拼一家性命断送汝手，汝今日又何必生还？"一恸欲绝，惟韩三仰面哈哈大笑，一时堂上堂下，无不为之掩袂①。窃视先生坐堂皇②中，亦嗒然③若失，不发一言。久之，始诘三犯曰："既系如此奇冤，前过堂时，何以并无一语翻异？"三犯齐声泣曰："小人因此案历过府县堂已十余次，诸刑备受，此供悉是县差所教，并云倘上司因翻供驳审一回，则汝等悉照前此多受苦一回，小人心胆已碎，惟望早日结案，又何敢再求伸冤乎？"先生正在嗟叹，忽见府县两人，踉跄自外闯入，伏地呜咽曰："惟大人救我！"先生乃好慰之曰："君等平日但笑我多疑不断，今亦知此案却系我多疑之力乎？若悉依君等所为，则魏媪母女及韩三皆应伏极刑，范父之诬告，府县之失人，皆应拟抵，合计应死者六人，而抚皋之谴戒，又其小矣？"时沉冤骤释，城中万口称颂，如披云雾而睹青天，以为是大阴德，必有厚报。是年先生五十余矣，尚缺嗣。次年，遂举一子，名铭皖，以地志也。后又连举数子，共六人。铭皖中庚子进士，现任刑部主政。铭舒中癸卯举人，铭霍、铭棨等，皆有声庠序间。论者谓，是狱平反免死者六人，而先生得子之数，适相符合，果报昭然、天道不爽如此，岂不奇哉！先生本乾隆庚子进士，铭皖恰于道光庚子成进士，是科先生年八十余，父子先后相隔六十载而作进士同年，艺林佳话，举世无两。先生以重宴鹿鸣④、重宴琼林⑤，皆蒙恩赉⑥骈蕃⑦，晋衔宫保。天之报施善人，正未有艾⑧也（《池上草堂笔记》）。

传 方 举 子

方书载某翁，有烂喉妙应验方甚灵，其方用牛黄五厘，指甲五厘、瓦上焙黄，男女互用。青黛六分，壁喜窠二十个，要在墙头上者，瓦上焙黄。冰片二厘，药珠三分，象牙屑三分，瓦上焙黄。研末，吹在患处，屡试屡验。其人晚年无子，传此方后，忽举两子云（《群方汇钞》）。

休 宁 程 翁

休宁程祥善，清赢多病，生八女，俱育之，居恒以乏嗣促龄为忧。至四旬忽发愿持诵《感应篇》，遵训力行。甫三载，妻妾生五子。由是善志弥坚，会里中饥疫，设粥食饿，施药疗病，全活者无算。年七十，子孙绕膝者二十四人（《感应坚信录》）。

---

① 掩袂：以衣袖拭泪。
② 堂皇：官吏办事的大堂。
③ 嗒（tà）然：失意、沮丧的样子。
④ 重宴鹿鸣：又称"重赴鹿鸣"。清制，举人于乡试考中后满六十周年，重逢原科（同一干支之年）开考，经奏准，与新科举人同赴鹿鸣宴，称为"重赴鹿鸣"。鹿鸣宴，科举考试后，由州县长官宴请主考官、学政及中式考生的宴会。因在宴会上歌《诗经·小雅·鹿鸣》篇，故称"鹿鸣宴"。
⑤ 重宴琼林：又称"重赴琼林"，清制，进士于考中后满六十周年，重逢原科（同一干支之年）开考，由礼部奏准，与新科进士同赴恩荣宴（通称"琼林宴"）。琼林宴，本指宋代皇帝于琼林苑设宴款待新进士，后泛指在礼部宴请新科进士的宴会。
⑥ 恩赉：恩赐。
⑦ 骈蕃：繁多。
⑧ 艾：终止，断绝。

徐柏舫太史曰：乏嗣者三年中忽而多男，太上所云三年天必降之福，不信然欤？其种种善举，是实能积德累功者。

关帝赐子

广东王联，年近五旬，无子，素信善遏欲，刊布关帝戒上子文。至丙寅除夕，梦帝君抱一婴儿曰："尔能遏欲，又刊文传世，今赐汝子昌后。"次年果举一子，聪颖异常，连中己丑春元（《镇航珠》）。

东莞郭老寿

郭老寿，东莞人，自言其祖行年四十有五，妻妾并无所生，抑郁无聊，愁怀莫解。一日有老医见而劝曰："汝欲生子，须要爱人之子。"其祖曰："敢问何谓爱人之子？"老医曰："小儿初生，至忧其不饮乳，三朝七日，恐有惊危，得疏风去痰之药，通利其关，即时起死回生矣。余有一方，屡试屡验，汝肯发心救济，分送于人，人之子得生，汝不忧无子矣。"其祖大喜，求得此方，理散以行方便，渐传渐远，愈救愈多。两年之后，而妾生一子矣。十年之间，共生四子矣。所救婴孩不知多少矣。其祖力行不倦，八十六岁，见子孙男妇共五十一人，时常欢笑，自以为施此药之功也。郭友所言如此云："其方名小儿销喉散。"录载二卷《福幼编群方》中（《活世生机》）。

苏州潘汝凤

苏州潘汝凤，尝因采药到虎邱山，坐石而叹。忽来一老翁，白发朱颜，举动清致，问曰："汝无病容而有忧色，何也？"汝凤曰："家道不宁，寸心烦乱，妻染黄病，儿女遭伤，数年以来，深忧无计。"老翁曰："此前生冤债也，惟修德可补回之。"汝凤曰："修德费钱，非吾所及。"老翁曰："汝错认矣，无怪半生不能做一好事来也。好事在心，心欲济人，一言一动，皆成福泽。闻汝有心气痛方，每多应验，何以秘为己有，不肯轻传，恐传之不能获利乎？钱财有定数，天地有主持。汝肯益人，天必益汝。但使家庭吉庆，胜获利还多也。汝有好方不传，弃了不费钱之功德矣。"汝凤曰："今后传之何如？"老翁曰："传之必有顺遂之处，勿谓吾欺汝，汝之所行，吾皆知之，况又有值日功曹上奏也。"汝凤伏地叩头曰："君出此语，必是名仙，既幸相逢，求为救我。"老翁不顾而去，行步如飞，追之不及。汝凤悔悟，遂将此方传之于人。数月后其妻病愈，年余复生一子，人谓汝凤之遇此翁，盖有仙缘也。其方用元胡索一钱，木香一钱，蒲黄一钱，三棱一钱（醋炒），沉香节一钱，佛手一钱，橘红一钱，降香一钱，鸡内金二钱，郁金一钱，桃仁一钱，川朴一钱，正麝香二分，梅片分半，珍珠一钱（另研，包），琥珀五钱（另包，研），莪术一钱（醋炒），乳香五分（去油），朱砂二钱，赤金十张，共药二十味，为极细末，老蜜为丸，每个重一钱，赤金为衣，蜡壳封贮。遇症以一丸磨酒，再用双料热酒冲服，恐珠末坠于碗底，以酒洗清，饮尽为佳也（同上）。

赈 饥 速 报

南海谭璐，道光辛巳孝廉瑀弟也，绩学工文，屡困童试，不得已援例纳监，连赴棘闱，孙山屡落，且年已四旬余，弄璋①未卜，牢愁抑郁，空自叹我命之不犹而已。道光癸巳大水，远近田庐，淹没倾跌者无数。是时米珠薪桂②，乡之人皆面有菜色。公恻然不安，因谋所以拯济之法，亟与同里崔君显文计议，欲拨公项以为赈饥之需。崔曰："事虽好，如公项无余钱何？"公无可为计，因勉强筹画，自捐囊金二百两，买米赈济，远近饥民，咸来就食，一时存活甚众，里人德之。其明年值道光甲午乡试，公以监生录遗，场中文字，意到笔随，二场诗经题文，独标精彩，榜发遂登乡荐。次年乙未，即生一子。公后官潮州澄海教谕（《科名佳话》）。

芥园氏曰：二百金之惠，本不多，而当饥馑荐臻之时，用以济人，则活人其众矣。况以寒儒而能勉力为之，则其功尤倍也。乃行之者只欲尽其心，而报之者遂以偿其愿，科名子息，并集一时。向之有求而弗得者，今竟操券以得之，何其巧且速也！世之欲求科第与子息者，或图风水，或买关节，或讲求药饵，或专事祷祈，费尽钱钞，百无一验。何若谭公仅费二百金之惠，而科名子息，竟能如愿相偿，其便宜无有过于此者矣。有志者请尝试之。

南海叶秀才

南海叶秀才瓒，家贫废学，往粤西帮理盐务，久已无志场屋③矣。历年给家用外，铢积寸累，仅余三百金。适道光癸巳大水，粤东大饥，闻之心极不忍，急倾囊尽将所积付交绅士，设法赈济，一倡众和，遂成美举，人皆德之。迨乙未因公返省，赴乡试焉。识者谓此生今科必售④，或曰："茅塞十年，何以中为？"曰："文字吾不敢知，忆前救饥一事，出于至诚，今见其丰姿大异，是以卜之。"及榜发，果获售。时尚未有嗣，次年遂举一子，自此家道渐裕，得享康宁云（《池上草堂笔记》）。

为兄谋娶延嗣

玉山县十七都诸生廖其炳，兄弟五人，炳居长，平日端方正直，孝亲爱弟，与同庠生罗某交最善。父母没⑤，炳丧葬尽礼，勤俭持家，为诸弟谋婚娶，而己年至四十三，尚未有室。其第三弟某，敬兄如父，隐与罗某商议，密聘邱氏女，一切吉礼，俱系三弟自理，不敢令兄知也。及期，三弟出避于外，罗某先至其家，与炳闲谈，忽喧传彩舆至门，亲友俱集。炳问其故，罗曰："此即弟为兄聘者，今日但劝兄合卺，诸事弟又预备。"炳愕然曰："此必三弟所为，我有诸侄得承父祀足矣，又何必娶？"因问舆夫此女何姓、其父何名，遂作书辞婚，题诗于上，情见乎词。女家素重公义，仍令舆夫抬彩舆至公家，罗与诸亲友亦苦劝不已，公乃

---

① 弄璋：璋，玉器。古时拿玉给男孩玩，期望将来有如玉一般的品德。语本《诗经·小雅·斯干》："乃生男子，载寝之床，载衣之裳，载弄之璋。"后指生男孩为"弄璋"。
② 米珠薪桂：米贵如珍珠，柴贵得像桂木，形容物价昂贵。
③ 场屋：科举时代试士的场所。
④ 售：考试得中。
⑤ 没：同"殁"。

从之。三弟喜惧交集，一月后始敢见公。公后生四子，其三弟亦生四子，兄弟友爱至老，公享年八十九岁，无疾而终。同治己巳四月，其长孙以事至江邑，亲述其事如此。仆时尚在瓏山塾中，增补是书，端阳节回城，闻人传述此事，因附录之，以为骨肉忿争者劝云（黄正元《感应篇图说》）。

吴郡陈嘉猷

吴郡陈生嘉猷，多病艰子，频困秋试①，乃幡然迁善，汇集《感应篇注解》，刻施普劝，且多行篇中善事。至丙午科高中北闱②第三名，连举丈夫子六人，长季俱登科甲，余亦蜚声庠序（《感应善过格》）。

徐柏舫太史曰：前半生多病乏嗣，屡困棘闱，所谓吉庆避之也。后半生登第多男，接踵科甲，所谓福禄随之也。祸福在天，而所以转祸为福者谁哉？

---

① 秋试：秋季举行的乡试。
② 北闱：明清科举制对顺天（今北京市）乡试的通称。

妇 科 辑 要

（清）何梦瑶　辑

黎健鹏　韩宇霞　校注

整 理 说 明

《妇科辑要》，又名《妇科良方》，是岭南医家何梦瑶的妇科专著。何梦瑶，字报之，号西池，晚年自号研农，南海云津堡（今佛山市南海区西樵镇崇北乡沙村）人。雍正进士，旁通百家，以诗文名，官至奉天辽阳州，在思恩任职时，当地疫疠流行，曾施方药。晚年恹倦宦海，辞归故里，潜心学术并热心于医学教育工作。撰写的医学著作主要有《医碥》《伤寒论近言》《三科辑要》《神效脚气方》《追痨仙方》等，两广图书局主人称其为"粤东医界古今第一国手"。

一、《妇科辑要》内容

《妇科辑要》全书约 1.8 万字，分正文和诸方两部分。正文部分共分 13 门，即经期、经行各证、经闭、崩漏、带下、癥瘕痃癖疝痞血瘀血蛊、胎前、临产、难产、产后、乳证、前阴诸证、种子论，涵盖妇科之经、带、胎、产九十余种病证，叙述简明扼要，条理清晰。正文后为诸方部分，载方 120 首（不包括灸鬼法）。

全书以《医宗金鉴·编辑妇科心法要诀》为蓝本，将其 3.3 万字的篇幅作了精辟的归纳和浓缩，目录基本参照《医宗金鉴》的顺序编排。与《医宗金鉴》不同的是，不设嗣育门，代之以种子论一门放在篇末，但《医宗金鉴》嗣育门的基本内容已分散到《妇科辑要》其他各篇论述。《医宗金鉴》采用先总括，再辨证分型，后分证论治的编写体例，而该书则由博返约，进行合并和概括，在某病条目之下，辨证分型后即出方药，更便于临证索方。

二、《妇科辑要》学术特点

（一）论寒热不偏不倚，述详略羽翼《医碥》

书中为数不多的个人论述体现出何梦瑶不偏不倚、反对滥用温补的学术观点，如书中产后治法总论："丹溪谓：'气血两虚，唯宜大补，虽有他证，以末治之。'而张子和则云：'产后多瘀血证，慎不可作虚治。'二说各成其是，不可偏执，何则？生产乃天地自然之理，儿出血随，亦属自然，壮健之妇，产后岂必遽寒？子和砖出窑仍热之说，深为得理，可概用温补之药乎！今人惟从丹溪，寒凉攻逐，闻而吐舌，览子和《儒门事亲》诸案咸疑而不信。一味温补，令热愈锢，血愈瘀，渐致肿胀喘咳，二便淋秘，骨蒸潮热，而死者多矣。已上各条证治，系从《医宗金鉴》录出，于攻伐清凉一门，尚未多备，学者博览群书，取衷焉可也。按子和每以四物汤与凉膈散对服，又用玉烛散、导水丸、禹功散、调胃承气汤等以清之泻之，三圣散等以吐之，又常饮以冰水，无不应手取效，当细参之。"以上论述明确指出了该书的文献来源，并批判了《医宗金鉴》中产后门诸方偏于温补而少清凉的观点。针对朱丹溪和张子和两家看似矛盾的说法，何氏对后学者提出个人建议"博览群书，取衷焉可也"，并列举了一些张子和对产后病使用清凉吐下之法及其"应手取效"之功，以免后学者一叶障目，一味温补而导致"死者多矣"，体现了何氏高尚的医风医德及实事求是的学术态度。

该书与《医碥》在内容上相互补充，交相辉映，可谓羽翼《医碥》。该书虽篇幅短小，但内容翔实，基本包含了《医宗金鉴·编辑妇科心法要诀》的内容。不因篇幅所限而致文义破碎，反而重点突出，更有利于医者学习。如《胎前·转胞》的描述极为简练"四物汤加升麻、人参、白术、陈皮煎服，服后以指探吐，如是者三四次。余照《医碥·小便不通》门治之"，删减了《医宗金鉴》中转胞的表现、丹溪转胎法及用上方无效后所用的阿胶五苓散。但《医碥·小便不利》中，相关内容则比《医宗金鉴》更为详细，指出了妇人转胞更为常见的原因不是"尽由胎压"，而是"多因尿急脬胀而骤马驰车，飞跑疾走，致脬颠翻，或水溢中焦，食满肠胃，下压膀胱，无处退避，以致闪侧翻转"，指出此情况应用"吐法、滑石散"；并附上优于丹溪转胎法的方法："令孕妇卧榻上，连榻倒竖起，尿自出，胜手托"；还辨析了《金匮要略》妇人病中的"转胞不得溺"用肾气丸，是因为"虚寒，气不化，溺急胞胀，重坠翻转"。

（二）诸病求本探病机，望问两诊明转归

该书对疾病的发生以及病机尤为重视，如在《乳证·乳不行》中，就阐述了乳汁和月经产生的生理机制："乳与血本一物，在上为乳，在下为月经。化生于脾，水谷之精气所酝酿而成者也，故乳之味甘。宣布于肺，故乳之色白。及其变为血，则心火之所成也。归藏于肾，故味咸。一而二，二而一者也。故经行则无乳，乳行则无经，荫于胎，则经乳俱不行。"从而推论出血虚为产后乳少的病理基础，进而出方"四物汤加花粉、王不留行、通草、穿山甲、猪蹄熬汤煎服"，层层递进，论病求源，明理而后能立法，知法而后能疏方，出方而后能增损药。何梦瑶条理清晰、说理透彻的写作特点于此可窥一斑。

何梦瑶十分注重望面色及舌诊在诊断妇科疾病、判断病情预后上的作用。书中涉及脉诊极少，而以望诊和问诊作为辨证依据则比比皆是：如《胎前·子肿》中，以小便多少（"小水长"和"小水短"）分辨气肿和水肿，以两脚肿而皮肤"薄而亮"和"厚"分辨水肿和气肿"之在下者"；又如带下门中，除了望带下五色辨证，何梦瑶还总结了"色鲜明、气臭秽、形稠黏者为热，色黯淡、气腥秽、形清稀者为寒"的辨别大纲。何梦瑶作如此处理，应该是为了方便不懂脉诊的一般读者按书索方，降低了读者的使用门槛。

该书在妇科疾病转归上，亦有不少精辟论述。如《胎前·子喑》提到："孕妇声音细哑不响（非绝然无声），由胎盛阻遏少阴之脉，不能上至舌本故也。产后音自出，不必治。"此处继承了《素问·奇病论》的观点"人有重身，九月而喑，此为何也？胞之络脉绝也。帝曰：何以言之？岐伯曰：胞络者系于肾，少阴之脉贯肾系舌本，故不能言。帝曰：治之奈何？岐伯曰：无治也，当十月复"；又如《难产·盘肠》："儿未出，母肠先拖出，恒有之，勿慌。俟儿出后肠仍不收……其肠自收"。通过对疾病转归的精确叙述，让医者在临证时不至于慌张，也有利于稳定患者情绪，取得其配合以达到更好的治疗效果。

（三）辨证论治重气血，外治针灸法灿然

书中处处可见辨证论治的思维，每个病证下均有详细的证型。何梦瑶在书中对复杂的辨证论治提炼其精髓，指出其学术来源，便于后学者掌握及深化。如《经行各证·经行发热》中提到"由外感者，于应用方内加表药。由内伤者，加里药。又有热入血室证，小柴胡汤加

归、地、丹皮，或清热行血汤。见《伤寒》少阳篇末及阳明篇。"外感内伤各有其对应之法，还溯源到《伤寒论》的热入血室。

最能显示其灵活辨证思想的是该书的种子论，书中最后一门为种子论，开篇却云："此书不载种子方法"，后文解释道"种子方法，只寡欲多男一句可了，其余慎起居……适寒温，自是养身常道，固不单为种子言也"，并进一步说理"夫药以治病，无病何用药？设有病，则寒热虚实，证亦纷然莫纪，古今医方尚不可尽……且种子诸方，例用温补，而张子和谓吐、汗、下三法，行则天下无不孕之妇"，最后得出"何方不可种子"的结论，抨击了时人不加辨证就例用温补以种子的风气，后文结合张子和的病案表明，对于更多气血平和或体肥者而言，吐、汗、下三法更有利于其种子。严守辨证论治原则的何梦瑶，发出与当时学术界主流观点相左的呼声，有力地抨击了专事温补的医风。

书中辨证无论如何纷繁，总不离气血，故立方也常用四物汤、四君子汤加减。观书后所附诸方可知，四君子加减方、四物汤加减方如六君子汤、异功散、芩连四物汤、姜芩四物汤、玉烛散、地骨皮饮等，俯拾皆是。

该书还善于吸收同代或前人经验，亦不拘泥于内服药物，更有外洗及针灸方法，以补《医宗金鉴》未详尽之处。例如，以"蓖麻仁四十九粒涂其顶心""醋水各半，出产母不意，噀其面背，一惊即收"等外治疗法，喻嘉言治祟法、秦承祖灸鬼法等，足见何梦瑶是在博览群书、结合临床经验的基础上辑要该书，而并非单独使用《医宗金鉴》进行缩减。

三、《妇科辑要》学术价值

该书脱胎于《医宗金鉴》，有学者认为其学术价值远不能与《医宗金鉴》相提并论。但对于初学者而言，《妇科辑要》更易阅读和记忆，更便于临证查阅。该书配合《医碥》阅读研究，能更好地从病理病机、辨证转归等方面理解妇科疾病。何梦瑶对《医宗金鉴》进行了系统地归纳提炼和补充发挥，使其内容既不失真又大量节约刊行成本，且与《医碥》相互呼应，为《医宗金鉴》及相关经典医籍在岭南的普及与传播做出了积极的贡献，对现代中医妇科临床仍具有一定的指导意义。

四、《妇科辑要》版本

《妇科辑要》，无单行本，约成书于1751年，分别收录于《三科辑要》《医方全书》中。本书现存版本有三：清·光绪二十一年（1895年）广州双门底拾芥园《三科辑要》刻本、1918年两广图书局《医方全书》铅印本及2015年中国中医药出版社《妇科良方》单行本（下称"中医药出版社本"），其中1895年清刻本有《广州大典》影印本（据广东省立中山图书馆藏本影印）及广东科技出版社2001年《岭南中医药文库·三科辑要》（据北京中医药大学图书馆藏本影印）。

五、校注方法

本次校注以《广州大典》影印本为底本，以两广图书局铅印本为主校本，以中国中医药出版社本为参校本，以本书所引著作之通行本如《医碥》《医宗金鉴》《儒门事亲》等为他校本，综合使用对校法、本校法、他校法、理校法进行点校。对原文的注释主要参考的工具书有《说文解字》《现代汉语词典》《辞源》《辞海》《中医大辞典》等。主要采取了以下整理方法。

（1）将原书繁体竖排改为简体横排，并以现代标点符号对原书进行标点。何梦瑶所出之注，原书以双行小字刻印，整理后改为与原文相同字号，并加括号以区别。凡底本中代表前文的"右"字，一律改为"上"字；代表后文的"左"字，一律改为"下"字。

（2）对原书中个别段落较长者，根据文义重新划分为若干小段，以便于习览。

（3）凡目录与正文有出入处，均据正文对目录加以厘订，不出注。

（4）底本中因写刻致误的明显错字及俗写字，予以径改，如针炙改为针灸；书中俗写之药名，一律径改为现行标准用名，如消黄改为硝黄、旁光改为膀胱等。

（5）凡底本与校本互异，若显系底本误脱衍倒者，予以改正；若难以判定是非，或两义均通者，则不改原文；若显系校本讹误者，亦不予处理。若底本与校本虽同，但原文仍属错误者，亦据理校予以改正。

（6）对本书常用的部分通假字、古今字、异体字，具体处理如下：羌，作"炮姜""干姜"用时，以"姜"律之；悮，以"误"律之。

序

　　尝谓学不究天人者，不足以穷医道之蕴；识不贯阴阳者，不足以造医道之深，此医道之所以必精于儒，而非肤①学者之所能问津也。南海梦瑶何君夙②耽③经史，兼擅岐黄，昔尝著《医碥》一书，其根究病源，常有深透数重之见，其辨论杂症，更有不遗毫末之思。洵④足见触类旁通，无法不备矣。而其于婴科、痘科、妇科尤为研精殚⑤思，批郤导窾⑥，因辨症订方，辑成两卷，所载病情脉象，分条析缕，穷流塞源，实足补古人所未备。此诚活世之金丹，济人之宝筏也。兹拾芥园主人因旧刻漫灭，重刊是编，以公同好。爰⑦弁⑧数言，俾后之读是书者，当咸知先生寿世⑨之心也乎！

　　光绪岁在旃蒙协洽⑩秋日谷旦⑪番禺后学潘湛森拜序。

---

① 肤：浅薄。
② 夙：平素。
③ 耽：沉迷。
④ 洵：实在。
⑤ 殚：竭尽。
⑥ 批郤导窾：语出《庄子·养生主》"批大隙，导大窾"，比喻善于从关键处入手，顺利解决问题。
⑦ 爰：于是。
⑧ 弁（biàn）：书的序文，此处活用为"作序"。
⑨ 寿世：造福世人。
⑩ 旃（zhān）蒙、协洽：天干地支中"乙"和"未"的别称，用以纪年。《尔雅·释天》：（太岁）"在乙曰旃蒙""在未曰协洽"。
⑪ 谷旦：良晨，晴朗美好的日子，常用为吉日代称。《诗经·陈风·东门之枌》："谷旦于差，南方之原。"

经　　期

女子十四岁，冲任脉盛（冲为血海，任主胞胎，详针灸经脉）而天癸至（膀胱为任水，肾为癸水。天癸者，先天肾水也。水之赤色者为血，天癸至，谓经行也），月经以时下。经血每月一下，故曰月信。信者，不失其期也（亦有两月一行者，名并月；有三月一行者，名居经；有一年一行者，名避年；有终身不行而孕者，名暗经）。失期而或先或后，则因有病而然。

先期者大概属热，亦有寒者，更须分虚实。若下血多，色深红而浊者，为实为热；实者，血有余也，芩连四物汤。若下血少，色深红而浊，则为热为虚；虚者，血不足也，地骨皮饮。血滞者，姜芩四物汤。血多色清淡者，实而无热也，胶艾四物汤。血多有块，色紫，稠粘，腹痛者，实而兼瘀也，桃红四物汤。若血少，色浅淡而清者，为虚且寒，乃气不摄血，故先期而来，非热逼也，当归补血汤、圣愈汤。

后期亦有寒热虚实。若腹胀痛，血多色紫者，实也，热也，瘀而滞也，过期饮。血多而色淡不紫，气腥秽，腹痛不胀者，实而寒也（寒滞，故后期也），当归建中汤。若血少而色浅淡，腹不胀痛者，虚而寒、涩而滞也，人参养荣汤。血少而深红者，虽虚而热也，芩连四物汤。

二者均须论血色，色以红为正。若深红而紫，深紫而黑，鲜明者属热，黯晦者属寒，更以脉证参之。若淡而带白，则为寒证无疑。若黄如米泔，则为湿化。又须察其形气，为热所化，则必稠粘臭秽；为寒所化，则必清冷臭腥。若瘀积，必见结块。若是溃败，则杂见五色，似乎疮痈之脓血。若更有脏腐尸气，且多下不止，则为危候。又须察其腹之胀痛，若经后痛者，则为气血虚弱；若经前痛者，则为气血凝滞；先胀后痛及胀多者，气滞血也；先痛后胀及痛多者，血滞气也。以此参酌，自得之矣。

忽迟忽早无定者为经乱，审其由治之。

经 行 各 证

经 行 发 热

由外感者，于应用方内加表药。由内伤者，加里药。又有热入血室证，小柴胡汤加归、地、丹皮或清热行血汤。见伤寒少阳篇末及阳明篇。

经 行 身 痛

若无外感，乃血脉阻滞也，于应用方内加羌活、桂枝以疏通经络。若经后去血过多者，乃血虚不荣也，大补其血。

经 行 腹 胀 痛

胀多者，加味乌药汤行其气；痛多者，琥珀散破其血；经行去血多者，当归建中汤；胞虚受寒，小腹冷痛者，大温经汤；但寒而不虚者，吴茱萸汤。

经 行 吐 泻

脾虚者，参苓白术散；虚而寒者，理中汤；热而吐泻，及因停湿伤食等证，并详《医碥》。

错经吐衄血崩

血为热迫，上壅下崩也。若去血过多，则热随血去，以补为主。若去血少，热尚未减，仍当清之。甚者，三黄四物汤。轻者，犀角地黄汤。

经行兼带下

不论经行时见及前后见，但臭秽粘腻者，湿热也；若形清腥秽，寒湿也。从白带门求治法。

经闭　经断复来

血 滞 经 闭

因寒者，即经所谓石瘕也。寒客子门，凝血不散，留结腹大，状如怀子，月事不下[①]，又名血瘕。表证多者，吴茱萸汤。里证多者，琥珀散。

因热者，即《内经》所谓胞脉属心络胸[②]，胞脉闭，气上迫肺，心气不得下通，故月事不下也，乃血为热结，迫肺作咳，三和汤，大便不实者，去硝、黄。

血亏血枯经闭

《经》[③]谓：二阳（阳明，胃也）之病发心脾（言心脾气郁不舒，而致胃病也。一说胃病热，热伤脾，阴火乘心，故心脾病），女子不月（依前说是胃病饮食少，血无以生也。依后说是血为热所耗也），其传为风消（血虚则热，愈热愈虚，肌肤瘦削，如风之消物也），息贲[④]者死（火刑金，肺气不降，故奔迫上喘，咳嗽不已，俗所谓肺劳也。贲，奔貌）。此为血亏经闭也，若失血过多，血就干枯，经来渐少而闭，以致骨蒸肌热，面色枯白痿黄，毫无血色，午后两颧红赤，此为血枯经闭，乃无血可行，非有血而不行也，二证并当清热滋阴，三和汤去硝、黄。经闭久嗽成劳者（若不咳嗽，只谓之虚，必有咳嗽，乃为劳。所谓内伤以有咳嗽为重也），证见骨蒸潮热，盗汗自汗，体瘦食少，俗所谓肺劳也（按：咳嗽亦有因外感风寒者，不知解邪，故久咳不已亦成劳，所谓伤风日久，变成劳也，俗名血风劳，详《医碥·咳嗽》）。

---

① 此句出自《灵枢·水胀》：石瘕生于胞中，寒气客于子门，子门闭塞，气不得通，恶血当泻不泻，衃以留止，日以益大，状如怀子，月事不以时下。皆生于女子，可导而下。

② 胸：疑为"胞"，据《素问·评热病论》："胞脉者属心而络于胞中。"

③ 此句出自《素问·阴阳别论》：二阳之病发心脾，有不得隐曲，女子不月；其传为风消，其传为息贲者，死不治。

④ 息贲：古病名，为五积之一，属肺之积。症状表现在右胁下有包块，形状如覆盖的杯子状。有胸背疼痛，甚则吐血、呼吸困难、咳嗽等症。

照《医碥·虚劳》用药。

经 闭 肿 胀

先闭后肿,通经自愈,小调经散加红花、丹皮、牛膝。先肿后闭,利水自愈,茯苓导水汤。参胎前子肿及产后浮肿。

室女①师尼寡妇经闭

室女年幼,气血尚未充足,常有经来数月忽止而非病者,此不必治。血充自复来,若兼见虚损形证,则为童劳,多属难治。

此四等人常有情志不遂之病,其脉弦出寸口者是也,逍②遥散加香附、泽兰叶、丹皮、生地、郁金、黑栀、黄芩以清热开郁。若气血凝结,大黄䗪虫丸。人弱不任攻伐者,泽兰叶汤兼柏子仁丸,久久其血自行。

经 断 复 来

四十九岁后天癸绝,经已断而复来,若无他证者,乃血有余也,不必治;若因血热者,芩心丸或益阴煎;若因怒气伤肝,肝不藏血者,逍遥散;脾气虚寒不摄者,归脾汤;冲任虚损不固者,八珍汤、十全大补汤。

崩 漏

妇人行经之后,淋沥不断,名曰经漏。经血忽然大下不止,名曰经崩。多由冲任损伤、脾虚不摄、暴怒伤肝所致,治法已见上条,更有因湿热者,热用知柏四物汤或荆芩四物汤,湿用调经升阳除湿汤,以补中胜湿可也。

失血过多,须大补其气血,更升举其下陷,兼固涩其滑脱,升举则补中益气汤,腹痛加芍药,有热加黄芩,无热加肉桂,咳嗽去人参;固涩则地榆苦酒煎。血崩而心腹痛甚者,名杀血心痛,乃瘀滞不散也,失笑散,先定其痛,乃随证治之。

带下　附白淫

多由湿热所化,如带而下,又带脉横束周身,诸经湿热皆得遗于带脉,而冲、任、督三脉同起胞中,络廷孔③。带脉所受湿热,由之下注胞中廷孔,廷孔即溺孔之端也,故曰带下。色黄者,脾经之湿热;脾为热伤,不能运化津液,则湿盛,热蒸之而成稠浊之形也。色白者,肺经之湿热;肺为热壅,不能通调水道,下输④膀胱,停为痰饮而下,古谓白痢,为热伤气

---

① 室女:未出嫁的女子。
② 逍:诸本作"消",中医药出版社本据文义改"逍",可从。
③ 廷孔:阴户,女子阴道外口。
④ 输:诸本作"輸",中医药出版社本据文义改"输",可从。

分，即此义也（子和谓：白亦血所化。如疮始为血，次化为脓，亦[①]通）。色赤者，热伤血分也，此与经漏无异，而区别为赤带者：一以经漏不过淋沥点滴而来，此则成条如带；又此常赤白相兼，不但血分热，而且兼湿，如痢之赤白每相杂也。色青者，肝经郁热而伤脾动湿也。色黑者，肾热，则水液浑浊也。凡此皆以热湿为言者也，然亦有寒湿者，或先热而后转寒，或初便是寒，由五脏气寒，不运行津液，停为痰饮，不摄而下也。其辨别之法则：色鲜明，气臭秽，形稠粘者为热；色黯淡，气腥秽，形清稀者为寒也。至若内痈溃，出血脓及白浊（白浊有从尿窍出者，尿窍必不利，其色如米泔，此膀胱病也，与带下之尿利者不同，有从精窍出者，尿窍通利，胶粘如眵[②]，乃胞中白淫病也，然所出不若带下之多，亦异。详《医碥·赤白浊》），皆与带下病症不同，须细辨之。

湿热盛者导水丸，微者清白散，赤加地榆、荆芥、黄芩，湿盛加二术。寒湿盛者万安丸，微者，色黄宜四物汤加炮姜、肉桂，六君子汤，归脾汤；色青黑，宜八味地黄丸；色白，宜补中益气汤。凡带下久而滑者，于药中加龙骨、牡蛎、石脂等以涩之，更加升麻、柴胡以升举之。

附白浊白淫方：白淫，固精丸。白浊，威喜丸。

瘕癥痃癖疝痞血瘀血蛊

瘕癥，即积聚也。男子为积，女人名癥。男子为聚，女人名瘕。脐两旁有筋突起，大者如臂，小者如指，曰痃癖[③]。小腹高起，牵连腰胁疼痛，曰疝。痞者，痞闷不通，气之壅盛也。瘀者，血瘀腹中，未成坚块也，久则结块而成血蛊矣。

凡此多由经产、风冷外袭、生冷内伤、邪正相搏，气血结滞于腹中。察其形状，时见时散者，无形之气也；常见不散者，有形之痰、食、血也。痰食积滞者，乌药散加去痰消食之品。血结者，血竭散。气滞者，大七气汤、通用开郁正元散。

痃癖，葱白散。疝，当归散。血瘀未成形者（面色痿黄，腹胀痛，内热，晡热，尿利，矢黑），若产后恶露不行，失笑散；经闭不通，玉烛散。久成血蛊（腹大，面黄，有蟹爪纹路），桃奴散。余详《医碥》。

胎　　前

经水不行，未审是胎是病，用当归、川芎各三钱，为末，艾汤调下，觉腹内频动是胎，动已无损。五月以上者，验其乳头、乳根必黑，乳房亦升发，且有乳汁，捻之则出也。

巢氏有分经养胎之说，谓：一月名胚胎，足厥阴脉养之；二月名始膏，足少阳脉养之（二脉属木，气始，春也）；三月名始胎，手心主脉养之；四月始受木精以成血脉，手少阳脉养之（二脉属火，木生火也）；五月始受火精以成气，足太阴脉养之；六月始受金精以成筋，足阳明脉养之（二脉属土）；七月始受水精以成骨，手太阴脉养之；八月始受土精以成肤革，手阳明脉养之（二脉属金）；九月始受石精以成毛发，足少阴脉养之；十月脏腑关节人神俱备足，大肠脉养之（二脉属水）。此说最不经，不可泥也。

胎前用药，大概以清热养血为主，恐伤阴血也，故汗、下、利小便均禁。丹溪谓：理脾

---

① 亦：诸本作"赤"，疑误。中医药出版社本作"亦"，可从。
② 眵（chī）：眼汁，俗称"眼屎"。
③ 痃癖：泛指腹部和胁肋部的肿块。

则气血易生，疏气则气血调和。母病致胎动者，但治其母。胎病致母病者，但安胎。瘦人多火，勿伤其阴；肥人多湿，勿动其痰。白术健脾消痰（气壅者可改用他品），条芩清热养阴，故为安胎要药。随证加减配用，胎不安稳，更佐以杜仲、续断、阿胶、艾叶；气盛胎高，则加紫苏、大腹皮、枳壳、砂仁。凡服药恐有伤胎者，先用罩胎饮护之，方用嫩荷叶卷而未开者，阴干为末，开水调服三钱，乃用别药无碍。

恶　阻

孕月余，时呕恶者，气血因胞结于下，下不通而上干[①]也，无别证而不甚者，勿药，其则随证治之。因痰者必见痰证，吐痰、心烦、头目眩晕，加味六君子汤。热者，烦闷，喜饮凉水，加味温胆汤。

胞　阻

腹痛在腰腹间者，是属胎气滞而作痛也，胞蒂系腰防堕，胶艾四物汤加杜仲、葱白，大豆淋酒[②]煎。因外感，则加独活、羌活。因内热便闭，用蜜、芒硝煎服。若上在心下者，多属食滞，平胃散加草果、枳壳、神曲。便秘宜下者，加大黄，然必倍甘草，使不伤胎。在小腹下者，多因胞血受寒，或停尿作痛也，胞血受寒者，加味芎归饮；尿蓄者，导赤散或五苓散。

子　肿

头面遍身浮肿，小水[③]短者，水肿也（名子肿）。小水长者，气胀也（名子气。胀满而喘，在六七个月间者，名子满）。但两脚肿，皮肤薄而亮者，水肿之在下者也；但两脚肿而皮肤厚者，气肿之在下者也气亦能化水，然水毕竟少）。水太盛，儿未成形，恐防浸渍胎坏，须早治之，茯苓导水汤气胀者加枳壳，脚腿肿者加防己，喘者加苦葶苈）。

子　烦

时时烦心，由胎中郁热上乘也，知母饮，热甚加犀角，气虚加人参，渴加石膏。

子　悬

胸膈胀满，曰子悬。更加喘甚者，曰胎上逼心，俱宜紫苏饮，虚加人参。

子　痫

忽然颠仆抽搐，不省人事，须臾自醒，仍如好人也，此乃肝心二经风热痰迷所致，羚羊角散。抽搐甚者，钩藤汤。若口眼歪斜，半身不遂，于中风门求之。

---

① 干：诸本作"于"，疑误，中医药出版社本作"干"，可从。
② 大豆淋酒：《医宗金鉴·编辑妇科心法要诀》止言"大豆淋酒煎服"，未言制法。《医宗金鉴·编辑外科心法要诀》白驳风条下有"豆淋酒法：黑豆半升，炒烟起，冲入醇酒三斤，浸一日夜，去豆，用酒送药"，结合用法应是。
③ 小水：小便。

子　嗽

因痰者，二陈汤加枳壳、桔梗；感冒风寒者，桔梗汤；久嗽属阴虚，麦味地黄汤。

子　淋

五淋散加生地、泽泻、车前、滑石、木通，清热利水。

子　瘖

孕妇声音细哑不响也（非绝然无语），由胎盛阻遏少阴之脉，不能上至舌本故也。产后音自出，不必治。

转　胞[①]

四物汤加升麻、人参、白术、陈皮煎服，服后以指探吐，如是者三四次。余照《医碥》小便不通门治之。

激　经

即胎漏。孕后复行经也。此血有余，无他证者，不必治。若热激者，阿胶汤清之；若所下如豆汁或黄汁甚多者，恐胎枯槁而堕，宜黄芪汤或银苎酒。又有尿血证，血出尿孔，乃膀胱血热也，四物汤加血余[②]、白茅根以凉之，此与胎漏血出人门[③]者不同。

脏　躁

孕妇无故悲伤者是也，甘麦大枣汤，详《医碥》悲门。

胎不安欲堕

跌仆伤胎者，芎归汤调益母丸。暴怒伤肝、房劳伤肾致胎动欲堕者，逍遥散、六味地黄汤。母病虚弱欲堕者，十圣散。胎伤腹痛血下者，佛手散加阿胶、蕲艾、杜仲、续断、白术、条芩；血不下者，圣愈汤加杜仲、续断、砂仁；血瘀不出者，加红花、桃仁、生蒲黄、五灵脂等。

---

① 转胞：妊娠小便不通。汉·张仲景《金匮要略·妇人杂病脉证并治》：妇人病，饮食如故，烦热不得卧，而反倚息者，何也？师曰：此名转胞，不得溺也，以胞系了戾，故致此病，但利小便则愈。
② 血余：人发，多煅为血余炭用，以"发为血之余"得名。
③ 人门：阴道口。

堕 胎

孕三月未成形者，为堕胎，五七月已成形者，为小产，悉如正产调理。若堕后血下不止，面黄唇白者，脱血也，急宜独参汤，以峻补其气，使无形生出有形来，且使气不随血脱，而后可以措手①也。若恶血瘀滞不行，腹胁胀痛者，回生丹、益母丸，酌其缓急虚实用之。有常惯堕胎者，每如期而堕，谓之胎滑，此房劳太过，欲火煎熬所致，六味丸酌用加味可也。

子 死 腹 中

凡孕妇凶危之证，欲知子母存亡，但看孕妇，面赤舌青，腹冷如冰，口出秽气者，其子必死；若面青舌赤者，其母必亡；面舌俱青，口角两边流涎沫者，母子俱不能保。审知其子已死，急下之，勿使秽气恶血上冲心胸，缓下用佛手散，峻下用平胃散加芒硝，看产母之虚实酌用，再察其证之寒热为加味可也。

子 啼

儿在胎中，有啼声，或如钟鸣也。空房中鼠穴土同川黄连煎汤饮之，自止。

胎 兼 癥 瘕

但攻其大半即止②，详《医碥·积聚》。

胎 不 长

孕五六个月而胎不长，由妊母虚弱也，八珍汤，六君子汤之类补之。

鬼 胎

因其人思想不遂，情志相感，自身气血郁结而成，如肠覃、石瘕之类（二者详《医碥·积聚》），肠覃宜香棱丸，石瘕宜吴茱萸汤，鬼胎依此用之。若果为鬼祟所凭，加入喻嘉言治祟方可也。

附梦与鬼交

寻常梦遗，见《医碥》。若鬼祟所凭者，必独笑、独悲、独语，如有所对，归脾汤调辰砂、琥珀末，服喻嘉言治祟方，秦承祖灸鬼法③并效。

---

① 措手：着手处理。
② 但攻其大半即止：语出《素问·六元正纪大论》：大积大聚，其可犯也。衰其大半而止，过者死。
③ 秦承祖灸鬼法：明·龚廷贤《鲁府禁方》卷一·邪祟："以病者两手大拇指，用细麻绳扎缚定，以大艾炷置于其中，两个甲及两指角肉四处着火，一处不着即无效，灸七壮，神验。"

临　产

月足而产，犹瓜熟则落，自然而然，何忧何虑耶？嘱令宽心，勿致忧而气结，惊而气散，更不许收生婆①妄言恐吓，及人多语杂，令其惊恐也。

胎至八九月，或十月已足，腹中痛，有作有止，痛定仍如常，及痛不甚者，皆非产也。是产，必痛甚，且连痛不已，并腰亦痛（肾系于腰，胎系于肾也）。然儿生自有其时，必儿头已正顶产门，胞破水下，谷道②挺进，目中火爆，捻其中指本节跳动，乃为产时。产母于此际努力一送，儿即出矣。若先期用力，恐儿未转身，妄行努逼，则有倒出（足先出也）、横生（手先出也）、侧产（儿头虽顶产门，尚偏侧不正，只见额角也）之祸，即幸免此，亦预费气力，临产时反无力推送矣！然不特用力不可早，即临盆亦不可早，恐久坐久立亦消乏精神气力，故《达生篇》③（此书最精，当熟读之）谓：只宜忍痛，正身，仰卧，以俟其时也（或卧或行或坐，总不拘，但以适意为主，意适则血脉调和，流动而不凝滞，儿亦易于转身）。如是则何难产之有？然亦有难产者，或初产之人，或虚弱之妇，或不知此而犯前项之忌，皆致难产，详后法。

难　产

交 骨 不 开

有因气血不足者，有初次生产者，均宜开骨散通其阴气（弱者加人参）。

气 血 凝 滞

有胎前喜安逸，不耐劳碌，贪眠嗜卧，以致凝滞者，有平素血液干枯，或胞浆早破，产道干涩者，滑胎煎及猪油、麻油、蜂蜜、葱白、葵子④、牛乳、滑石、当归、榆白皮之类。若是气虚力乏者，独参汤。若严寒凝滞者，紫苏、生姜煎汤熏洗腹及下体，暖即产。

横生侧生倒生

并令安心仰卧（一则易于施治，一则纾⑤产母并胎儿之困。若久于坐立，则倒悬之儿殆矣）。横倒生者，推儿手足令入，不应，则以针刺儿手足，用盐擦之，儿痛即缩上转身矣。侧生者，看其头偏拄何处，随势推正之。

---

① 收生婆：旧时以旧法接生为业的妇女。
② 谷道：肛门。
③ 《达生篇》：清代早期问世的一部价值颇高的产科著作，清·亟斋居士撰，刊于1715年，有原生、临产、真诀条辨等14篇及格言、方药等，所论多为经验之谈。
④ 葵子：冬葵子。
⑤ 纾（shū）：舒缓，解除。

绊　肩

儿头虽正顶产门，因转身时脐带绊肩，故不得下，亦令产母仰卧，以指拨开肩上脐带，即出。

坐　碍

产母疲倦久坐，抵其产路而然。用长手巾一条，拴系高处，令手攀之，轻轻屈足伸舒，以开产路，即下。

盘　肠

儿未出，母肠先拖出也，恒有之，勿慌，俟儿出后肠仍不收，研烂蓖麻仁四十九粒，涂其顶心①（收即去之），内服补中益气汤或八珍②、十全大补等③汤加升麻，其肠自收。捷法：醋水各半，出产母不意，噀④其面背，一惊即收⑤。一法：煮滚醋放盆内，将肠放筛箕上就熏之，即收。

胎 衣 不 下

产后气力困乏，不能送出，别无胀痛者，独参汤及八珍汤等，外以蓖麻仁一两，捣烂贴右足心。衣下，速洗去，缓则肠亦出。若久久不出，则血入胞中，胞大难出矣。盖脐带连胞，儿出则带必坠胞，胞形如仰盂，盛聚血水，胞即胀大，故难出也。或以手指顶其胞底，倾翻其血；或以指摸胞上口，扳开一角，倾泻其血；或以本妇头发搅其喉，使其呕恶，则气升胞举，底翻向上，其血亦倾（即指顶意），并效。

若血浸淫已久，渗入胞中，纵倾翻其余血，而血已渗透胞衣，必厚，此非破血不可，速用夺命散或失笑散散之，免致胀痛上攻。若为风冷所干，致血凝瘀者，治同。

产 门 不 闭

初产伤重者，浓煎甘草汤洗之。由气血不足者，十全大补汤。

子 宫 脱 出

又名子肠不收，补中益气汤加醋炒芍药，余同盘肠法，或灸顶心百会穴数壮；或以荆芥、

---

① 顶心：头顶中央，百会穴处。
② 珍：两广图书局本、中医药出版社本作"珍汤"。
③ 等：两广图书局本无此字。
④ 噀（xùn）：喷。
⑤ 《医学心悟》云：此法"恐惊则气散，深为未便。又方，大指拈麻油润之，点灯吹熄，以烟熏产妇鼻中，肠即上。此方平善宜用"。

藿香、椿根白皮煎汤熏洗，神效；或蛇床子五两，乌梅十四个煎汤洗之，日五六次。

产　后

血　晕

产后眩晕昏迷，有因恶血停瘀上攻而然者（必非骤见），面唇必红赤，佛手散。有因人本虚弱，产时去血过多，血脱气亦随脱而然者，面唇必色白（产毕即见），清魂散或独参汤，频灌之。并宜频烧干漆及烧铁钉淬醋，不时熏之。

腹　痛

若恶露（即恶血也，血何名恶，以应出不出，即留滞为患，故曰恶也。）不尽下，留瘀作痛者，必痛而胀，手按必拒，或并小腹硬实胀痛，或自下上冲心胸也。近上者，失笑散，近下者，回生丹、夺命散；若因风寒乘虚入于胞中，滞血为痛者，香桂散；腹中有块者，延胡索散，不散必成血瘕；若因伤食而痛者，必见恶食嗳腐等证，异功散加山楂、麦芽、神曲；若因怒气肝郁，痛连两胁者，四物汤加木香、柴胡，此皆实证。若痛而不胀，喜揉按、热熨，或得食稍缓者，皆属虚痛也，血虚者，当归建中汤；气虚者，四君子汤加当归、炮姜（脾气虚者宜之）、胃关煎（肾气虚寒者宜之）。

小　腹　痛

血块未净者，名儿枕痛。摸之有块，按之亦拒手，延胡索散。凡小腹痛，须辨小便利不利，利者为血瘀，不利者为水蓄，水蓄者五苓散。若寒气凝滞，不治则成寒疝，吴茱萸汤。

胁　痛

左多属肝血瘀，延胡索散。右多属肝气滞，四君子汤加青皮、柴胡。若去血过多而痛者，八珍汤加肉桂。

心　胃　痛

四肢厥逆，爪甲青白者，风冷入内，气血凝滞也，大岩蜜汤。中脘痛，恶食呕吐者，食滞也，二陈汤加木香、砂仁、神曲、麦芽等。若便结尿涩，渴欲饮冷者，实热也，玉烛散。

腰　痛

下注两股皆痛者，产时风冷内侵，血滞三阴经也，佛手散加独活、肉桂、续断、牛膝、防风、桑寄生。若因去血过多，三阴亏损者，六味地黄汤加桂、附、续断、杜仲。

遍 身 痛

去血过多者，八珍汤等。风寒外客者，加羌活、防风等表药。若面唇紫赤者，必血瘀也，四物汤加秦艽、桃仁、没药、红花。

头 痛

若面色黄白，无表里证者，乃产后去血过多也（详四诊，问头身），八珍汤加蔓荆子。若先见腹痛者，瘀血以渐上攻也，芎归汤。

恶 露 不 绝

或由停瘀，零星渐下，或瘀已尽去，而冲任虚损，不能收摄也。瘀者必黯浊臭秽，佛手散。不摄者必是新鲜之血，十全大补汤加阿胶、续断。

筋 挛

筋脉拘挛疼痛，俗名鸡爪风，产后血亏不能荣筋也，八珍汤加黄芪、阿胶、桂枝；兼感外风者，四物汤加柴胡、木瓜、桂枝、钩藤。

气 喘

因血脱而孤阳上越者危，独参汤加固敛之药。因瘀血上攻者，面必紫赤，夺命散；虚者人参一两、苏木二两煎汤，冲散①服。

浮 肿

败血流入经络，化水而浮肿者，遍身青肿，皮如熟李，病在血分也，小调中汤调小调经散。若心胸胀满，肤胀皮厚，小水尚利者，病在气分也，枳术汤。若皮薄而亮，小便不利，卧则喘咳者，此为水肿，茯苓导水汤。

发 热

去血过多，阴虚发热者，若汗喘，则阳欲亡，急用当归补血汤。若产时伤力，劳倦发热者，补中益气汤、八珍汤。脾虚伤食发热者，异功散加消导之品。若瘀血发热必兼腹痛，生化汤，诸去瘀药酌用。

---

① 散：指夺命散。

寒　热

恶寒发热者，外感也（一面恶寒，一面发热，非有先后也），四物汤加柴胡、葱白（诸表药可酌用）。先寒后热或先热后寒，往来作止有定期者，疟也，多是血瘀与食滞，生化汤加柴胡、鳖甲、山楂、神曲；若无定期者，乃血气虚损，荣卫不调，阴阳相为胜复也，惟有大补气血而已。

汗

大汗不止及头汗如雨，小便全无，此为亡阳，血脱气随脱也。非大剂参、附不能回阳。若头微汗，身无汗，小便利，屎黑者，瘀血逼热上攻也，去瘀自已；小便不利而喘咳者，水气也，利水自已。若非瘀血水湿，则为阳脱之象矣。

痉

头摇喘促、汗出不止、两手撮空者必死，余详《医碥》。

抽　搐

八珍汤加丹皮、生地、钩藤钩。若搐而无力、戴眼、大汗不止者死，余详《医碥》。

不　语

有气血两虚，神识昏冒者，八珍汤加钩藤、菖蒲、远志。有瘀血冲心者，七珍散。有痰热乘心者，二陈汤加胆星、黄连。有亡血筋急，舌不能运者，四物汤。

衄血便血血崩

瘀血不下，火逼上行为衄（黑色见于口鼻者，难治），用人参泽兰叶汤，多冲童便服之。若逼从大便出，芩连四物汤，芩、连俱酒炒黑用；欲止之者，更加地榆、荆芥穗（微炒）、升麻、棕榈皮、阿胶。脾虚不摄者，归脾汤。中气下陷者，补中益气汤。若血崩者，当峻补之，十全大补汤加阿胶、升麻、续断、枣仁、山茱萸、姜炭。若因暴怒伤肝，血妄行者，逍遥散（加黑栀、生地、白茅根，因停瘀者，必多小腹胀痛，佛手散或失笑散）。

谵　狂　见　鬼

败血冲心者，小调经散。血虚神不守舍者，妙香散，当归、熟地煎汤调服，神效。

渴

气虚津乏者，生脉散。血虚者，四物汤加花粉、麦冬，其者竹叶归芪汤。

咳　嗽

外感风寒者，旋覆花汤。阴虚火炎者，六味地黄汤加麦冬、五味。瘀血上冲者，佛手散加桃仁、杏仁、红花、川贝母、延胡索。

痢

热者清之，槐连四物汤。冷热不和者，芍药汤，坠者倍槟榔，痛者加生大黄。日久虚寒滑脱者，真人养脏汤。气血大虚者，十全大补汤。若败血渗入大肠作痢者，四物汤加阿胶、地榆、血余、乌鲫①鱼骨。余详《医碥》。

疟

已见上寒热条及《医碥》。

大 便 秘 结

血枯肠燥，但用导法可也。

小 便 淋 闭

瘀血挟热，流渗尿胞中者，四物汤加蒲黄、瞿麦、桃仁、牛膝、滑石、甘草梢、木通、木香。

小 便 不 禁

稳婆不慎伤其尿胞者，黄芪当归散补之，引②用猪草胞③同煎。

血 败 成 痈

产后败血不行，荣气不从（从，顺也），逆于肉理，结成痈疽者，生化汤加连翘、金银花、甘草节、乳香、没药。不可用寒药，一恐冰血，一恐寒中，难溃难敛。

---

① 鲫：本作"鲗"，中国中医药出版社本作"鲫"，可从。
② 引：引药。
③ 猪草胞：猪膀胱。《医宗金鉴》作"猪尿胞"。

产后治法总论

丹溪谓："气血两虚，惟宜大补，虽有他证，以末治之。"而张子和则云："产后多瘀血证，慎不可作虚治。"二说各成其是，不可偏执，何则？生产乃天地自然之理，儿出血随，亦属自然。壮健之妇，产后安然如故，岂可概称谓虚？又其人脏腑素热者，产后岂必遽①寒？子和砖出窑仍热之说，深为得理。可概用温补之药乎？今人惟从丹溪，寒凉攻逐，闻而吐舌，览子和《儒门事亲》诸案，咸疑而不信，一味温补，令热愈锢，血愈瘀，渐致肿胀喘咳，二便淋秘，骨蒸潮热，而死者多矣。以上各条证治，系从《金鉴》录出，于攻伐清凉一门，尚多未备。学者博览群书，取衷焉可也。按子和每以四物汤与凉膈散对②服，又用玉烛散、导水丸、禹功散、调胃承气汤等以清之泻之，三圣散等以吐之，又常饮以冰水，无不应手取效，当细参之。

乳　证

乳　不　行

乳与血本一物，在上为乳，在下为月经。化生于脾，水谷之精气所酝酿而成者也，故乳之味甘；宣布于肺，故乳之色白；及其变为血，则心火之所成也，故色红；归藏于肾，故味咸；一而二，二而一者也。故经行则无乳，乳行则无经（亦有并行者，则血之旺者也），荫于胎，则经乳俱不行。然则产后乳少者，其为血虚可知矣，四物汤加花粉、王不留行、通草、穿山甲、猪蹄熬汤煎服；脾虚食少者，四君子汤；并用葱白煎汤，时时淋洗乳房以通其气（血少必滞故也）。若因血瘀而不行者，两乳必胀痛，涌泉散。

乳　涌

壮旺者不用治，虚者十全大补汤倍参、芪（气虚不摄也，过犹不及之义）。

无儿食乳欲其消

麦芽炒熟煎汤，时时饮之。儿食少，而乳过多者，免怀散回之。

乳　痈

乳房忽然红肿，坚硬疼痛，憎寒壮热者，乳不通而欲成痈也。乃足阳明（乳房属之）、厥阴（乳头属之）二经风热壅盛（多由郁怒厚味致之），初起宜消毒饮。若寒热系由外感者，加荆芥、防风、羌活、独活。服后不消，其脓已成者，加皂角刺、穿山甲以穿发之。若溃后气血虚者，人参养荣汤。脓清不敛者，大剂参、芪、桂、附。

---

① 遽（jù）：遂，就。
② 对：通"兑"，搀和。

乳痈有因其儿口气燉热，口含乳头睡着，热气吹入乳中，以致乳管不通，因而结核，名曰吹乳。于初起时，忍痛频揉，令人吮去滞乳，亦可消，否则成痈，立效散。脓成者溃，未成者消，外用南星、半夏、僵蚕、白芷、皂角刺、草乌为末，葱汁合蜜调敷。大约青皮疏肝滞，石膏清胃热，甘草节行污浊之血，瓜蒌实消肿导毒，再加没药、橘叶、皂角刺、金银花、蒲公英、当归，以少酒佐之，此治实之法也。若因虚寒而气血凝滞者（证必不暴），则为乳岩之类，详下条。

乳　岩

乳根结成隐核，如围棋子大，不痛不痒，肉色不变，其人或内热夜热，数年后方从内溃出，嵌空玲珑，洞窍深陷，有如山岩，故名。由其人中气虚寒，或抑郁不舒，致气血凝滞，宜早服十六味流气饮或逍遥散，外以木香、生地捣饼敷上，热器熨之。鹿角胶一味，消岩圣药，隔蒜灸亦佳。不时以青皮、甘草为末，煎浓姜汤调服亦可。宜戒七情厚味，便可消散。若溃后，惟宜培补，十全大补汤、八珍汤、归脾汤、人参养荣汤酌用。

妒　乳

乳头生疮也，以鹿角、甘草为末，鸡子黄调，铜勺内炙，敷之，内服连翘散。

乳　悬

两乳细长，下垂过腹也，由瘀血上攻使然，浓煎芎归汤，不时饮之，以其余泽熏嗅，则瘀散，乳即上升。不效，更以萆麻仁捣贴顶心，收即去之。

前 阴 诸 证

阴　肿

肝、心二经火盛，湿热下流也，龙胆泻肝汤。若气虚下陷重坠者，补中益气汤。外用蕲艾、防风、大戟熬汤熏洗，更以枳实、陈皮各等分为末，炒热腾之（腾谓煎滚，以其气蒸腾之也），则肿痛自消。

阴　中　痛

肝脾郁滞，湿热下流所致，有痛极手足不能舒伸者，内服逍遥散加丹皮、栀子，外以四物汤料合乳香捣饼，纳阴中即愈。

阴　痒

湿热生虫也，加味逍遥散加槐实、白蔹，或龙胆泻肝汤。外用蒜汤洗，再以桃仁研成膏，合雄黄末，用鸡肝切片蘸药，纳户中，俟虫钻食其肝，取出即愈。

阴　　挺

阴中肉突出，状如菌如鸡冠也，或因湿热下注，或因气虚下陷，或因胞络伤损（不能内系），或因分娩翻出，即癥疝之类也。属热者必肿痛，小便赤数，龙胆泻肝汤。属虚者反是，且必重坠，补中益气汤加青皮、栀子。外用蛇床子、乌梅煎水洗，更以猪油调藜芦末敷之，必愈。若突出甚长，至数寸一尺者，名阴痔，即俗所称茄子病也。流黄水者易治（湿热易去也），流白水者难治（无热属虚，故难治也）。乌头烧存性，酽醋①熬熏，内服逍遥散、补中益气汤、归脾汤，酌其虚实用之。

阴　　疮

亦肝脾郁火，湿热下流，久而生虫，虫蚀成疮，脓水淋漓，时痛时痒，常觉虫行，小腹胀闷，尿赤频数也。肿痛者，四物汤加柴胡、栀子、龙胆草。溃烂出水者，加味逍遥散。重坠者，补中益气汤。

阴　　冷

艰于受孕，宜八味地黄丸，外以远志、干姜、蛇床子、吴茱萸各等分为末，棉裹纳阴中，日二易。

阴　　吹

阴中时时出气有声也，由胃中谷食盛，故分泄于前阴。用妇人发一团，洗净，猪膏煎化服之，导病从小便出，此《金匮》方。若气虚下陷者，四君子汤加升、柴提之。

交　接　出　血

由阴络伤损，血本不固，交接则肝火动而疏泄也，归脾汤加伏龙肝煎服，或以桂心、釜底黑二味为末，酒冲服方寸匕，自愈。有热者，前汤加胆草、黄芩、柴胡、栀子。

种　子　论

此书不载种子方法，何也？曰种子方法，只"寡欲多男"一句可了，其余慎起居、节饮食、调性情、适寒温，自是养身常道，固不单为种子言也。夫药以治病，无病何用药？设有病，则寒热虚实，证亦纷然莫纪，古今医方尚不可尽，而欲以印板数方治之且种之，不亦挂一漏万乎？且种子诸方，例用温补，而张子和谓："吐、汗、下三法，行则天下无不孕之妇。"然则何方不可种子，而拘守一途也？不载之载，其载毕矣。

---

① 酽醋：浓醋。

张子和云：妇人无病而无子，经血如常，或不调者，乃阴不升阳不降（即心火、肾水不交也），有所滞碍也。可用独圣散吐痰二三升（火热必生痰），后用禹功散或无忧散泻三五行，或十余行（以去肠胃之积），次吃葱醋白粥三五日，胃气通畅，可服玉烛散助以桂苓白术丸、散，降心火，益肾水，水火相济，不数月必有孕也。

一妇梦与鬼交，及见神堂、阴府、舟楫、桥梁，如此十五六年不孕，灸穴万千，黄瘦，发热引饮，中满足肿（饮多，小便不利也）。此阳火盛于上，阴火盛于下。鬼神者，阴之灵；神堂者，阴之府①；舟楫、桥梁者，水之用（火盛则魂动而多梦。其火本肾经相火，肾为阴，故梦鬼神。肾属水，故梦舟梁也。上焦阳火，乃艾灸所生，后起者耳）。两手寸脉皆沉伏，知胸中有痰也（痰在内，故沉伏）。凡三涌、三泄、三汗，不旬日而无梦，一月而有孕。

又一卒妻，心下有冷积如覆杯，按之有水声②。卒虑无子，欲出之。以三圣散吐涎一斗，次服白术调中汤、五苓散，后服四物汤和之，不再月而孕。故曰：用吾三法，无不子之妇，又云：病人久否③闭，忽得涌泄，气血冲和（又云中脘和畅），心肾交媾，阳事必举。

子和此义精矣，录之以开拓学者心胸。

喻嘉言云：经云阴平阳秘，可见阳之秘密不泄，由于阴之和平，盖阳根于阴，培阴所以培阳之基也（水足则火不易动，肾之闭藏有权，则肝不得而轻泄也）。今人④以热药劫阴，托名脐带胎发，实用炼过硫黄在内，服之阳虽坚壮，未几⑤燥病百出。有伤脑而精流不止者，盖脑为髓海，脑热而通身之髓尽奔也；有脑热蒸涕，黄浊透入板壁，刬⑥削不除，热极生风，竟至不起者；有病消渴，医令服六味地黄汤，千剂始愈者。又有用麝香、硫黄、附子等热药加艾火蒸脐者，以是种子，有速毙耳！

又云：一友继室身体肥盛，经候亦调，从未孕育。盖体肥者，血虽旺而气不流也，地体厚重，得大气以运之，则生机不息。若重阴冱⑦寒之区，天日之光不显，则物生实罕。昔湖阳公主，体肥难产，医为制枳壳、厚朴等耗气之药，名曰瘦胎饮，服数十剂，而临产顺利。盖肥满之躯，胎处其中，全无穴隙，以故伤胎之药，只能耗其外之气血，而不能伤其内之胎元，此用药之妙也。今仿其意而制方，不用补气之药，而用耗气之药（耗气犹云行气耳），以助其流动，岂杜撰乎？

又《金鉴》云：妇人肥盛多不孕，以脂膜塞闭子宫也，以涤痰汤送涤痰丸。

此皆至论，医者所当知。

---

① 府：《儒门事亲》作"所"。
② 《儒门事亲》原文尚有："以热手熨之如火聚""诊其脉沉而迟，尺脉洪大而有力"。
③ 否：通"痞"，不通。
④ 《寓意草》："向见一浙医宋姓者，在京师制成大颗弹丸，遍送仕宦，托名脐带胎发，其实用炼过硫磺在内，服之令人阳道骤坚可喜。"
⑤ 未几：不久。
⑥ 刬（chǎn）：铲。
⑦ 冱（hù）：冻结。

诸　方

四　物　汤

地黄（或生或熟）、芍药（或白或赤）、当归各二钱，川芎一钱。
水煎服。

芩连四物汤

即四物汤加黄芩、黄连。

姜芩四物汤

即四物汤加姜黄、黄芩、延胡索、香附、丹皮。

桃红四物汤

即四物汤加桃仁、红花。

知柏地黄汤

即四物汤加知母、黄柏。

荆芩四物汤

即四物汤加荆芥、黄芩。

胶艾四物汤

即四物汤加阿胶、艾叶、甘草。

地骨皮饮

即四物汤加丹皮、地骨皮。

玉　烛　散

即四物汤加大黄、芒硝、甘草。

三黄四物汤

即四物汤加大黄、黄芩、黄连。

当归补血汤

当归三钱。黄芪（蜜炙）一两。
水煎服。

圣　愈　汤

熟地（酒拌，蒸半日）、白芍（酒拌）、川芎、人参各七钱五分，当归（酒洗）、黄芪（炙）各五钱。
水煎服。

过　期　饮

熟地、白芍（炒）、当归、香附各二钱，川芎一钱，红花七分，桃仁泥六分，蓬莪术、木通各五分，甘草（炙）、肉桂各四分，木香八分。
水二钟，煎一钟，食前温服。

当归建中汤

当归一两，白芍二两，肉桂一两，甘草（炙）七钱，饴糖。
上㕮咀，每服三钱，加生姜、枣，水煎，空心服。

人参养荣汤

即十全大补汤去川芎，加陈味①。

小 柴 胡 汤

柴胡，黄芩，人参，半夏，生姜，大枣，甘草。

清热行血汤

桃仁、红花各一钱，丹皮、五灵脂、生地各一钱，甘草五分，穿山甲、赤芍各一钱。

---

① 陈味：陈皮，五味子。原书其后有"十全方见第八十二页"语。

水煎服。

加味乌药汤

乌药、缩砂仁、木香、延胡索、香附（制）、甘草、槟榔各等分。

上细剉，每服七钱，生姜三片，水煎温服。

琥 珀 散

三棱、莪术、赤芍、当归、刘寄奴、丹皮、熟地、官桂、乌药、延胡索各一两。

上前五味用乌豆一升，生姜半斤切片，米醋四升，同煮，豆烂为度，焙干，入后药，同为末。每服二钱，温酒调下，空心食前服。

大 温 经 汤

吴茱萸（汤泡）、丹皮、白芍、人参、肉桂、当归、川芎、阿胶（碎炒）、甘草（炙）各一钱，麦冬（去心）二钱，半夏二钱五分。

上加生姜，水煎，食前服。

吴 茱 萸 汤①

当归、肉桂、吴茱萸、丹皮、半夏（制）、麦冬各二钱，防风、细辛、藁本、干姜、茯苓、木香、炙甘草各一钱。

水煎服。

理 中 汤

白术、人参、干姜、甘草（炙）各一钱。

上剉，水煎服。

参苓白术散

人参、白术（土炒）、茯苓、山药（炒）、甘草、莲肉（去心）、白扁豆（炒）各钱半，陈皮、薏仁（炒）、砂仁、桔梗各八分。

上为细末，每服二钱，姜枣汤调服。

---

① 吴茱萸汤：此方出自《太平惠民和剂局方》卷九。

犀角地黄汤

芍药七钱五分，生地半斤，牡丹皮（去心，净，酒浸）一两，犀角一两（如无，以川升麻代）。

上咬咀，每服五钱，水煎服。有热，如狂者，加黄芩二两。

三 和 汤

当归、川芎、大黄、朴硝、白芍、地黄、黄芩、栀子、连翘、薄荷、甘草各等分。

上剉，每服八钱，水煎服。

小 调 经 散

白芍、当归、没药、琥珀、桂心各一钱，细辛、麝香各五分。

上为末，每服五分，姜汁、温酒各少许调服。

茯苓导水汤

茯苓、槟榔、猪苓、缩砂、木香、陈皮、泽泻、白术、木瓜、大腹皮、桑白皮、苏梗各等分。

上加姜煎服。胀加枳壳，喘加苦葶苈子，腿脚肿加防己。

逍 遥 散

当归（酒炒）、白芍（酒炒）、白茯苓、柴胡各一钱，甘草（炙）五分，白术（土炒）一钱。

水一盏半，加薄荷、煨姜煎服。

加味逍遥散

即前方加丹皮、栀子。

大黄䗪虫丸

大黄、赤芍、生地、桃仁、杏仁、干漆、甘草、䗪虫、虻虫、蛀虫、蛴螬、黄芩各等分。

上末，炼蜜丸，每服丸数，量虚实增减。

泽 兰 叶 汤

泽兰叶三两，当归、白芍各一两，甘草五钱。

上为粗末，每服五钱，水二盏，煎一盏，温服。

柏 子 仁 丸

柏子仁（炒，另研）、牛膝（酒洗）、卷柏各五钱，泽兰叶、续断各三两，熟地（酒浸半日，石臼内杵成膏）三两五钱。

上为细末，炼蜜丸如桐子大，空心米饮下三十丸。

芩 心 丸

用黄芩心枝条者三两，米泔浸七日，炙干，又浸又炙，如此次。

上为末，醋丸如桐子大，每服七十丸，空心温酒送下，日进二服。

益 阴 煎

生地三钱，知母、黄柏各二钱，龟板（醋炙）四钱，缩砂仁、甘草（炙）各一钱。

上剉，水煎服。

归 脾 汤

人参、黄芪（炙）、白术（土炒）、茯神、当归、龙眼肉、远志（去心）、枣仁（炒）各一钱，木香五分，甘草（炙）五分。

剉，姜、枣，水煎服。

调经升阳除湿汤

黄芪、苍术、羌活各一钱五分，防风、藁本、升麻、柴胡、甘草（炙）各一钱，独活五分，蔓荆子七分，当归。

㕮咀，水五大盏，煎至一大盏，去滓，稍热服，空心服毕，待少时以早膳压之。

补中益气汤

黄芪、人参、白术、甘草（炙）各一钱，当归、陈皮各七分，升麻、柴胡各三分。

上剉，姜、枣，水煎服。

地榆苦酒煎

地榆一两。

醋煎，露一宿，次蚤①温服，立止。止后随证调治之（苦酒，即醋也）。

导 水 丸

牵牛（头末②），滑石（水飞），黄芩，川大黄。
上末，蒸饼为丸，量虚实服。

清 白 散

当归、黄柏（盐水泡）、白芍（炒）、樗根皮（酒炒）、生地、川芎、贝母各一钱，炮姜、甘草各五分。
上剉，生姜三片，水煎服（一方无樗皮、贝母，有椿皮）。

万 安 丸

牵牛（头末）、胡椒、木香、石菖香（焙）各等分。
上末，水泛为丸，量虚实服。

四 君 子 汤

人参、白术（土炒）、茯苓各二钱，甘草一钱。
上剉，姜、枣，水煎服。

六 君 子 汤

即四君子汤加陈皮、半夏。

异 功 散

即四君子汤加陈皮。

八味地黄丸

熟地八两，萸肉四两，怀山药四两，丹皮、泽泻、白茯苓各三两，附子（制）、肉桂各一两。
炼蜜丸，梧子大，盐汤下。

---

① 蚤：通“早”。
② 头末：去皮麸不用。

固　精　丸

牡蛎（煅粉）、菟丝子（酒蒸，焙）、韭子（炒）、龙骨、五味子、白茯苓、桑螵蛸（酒炙）、白石脂各等分。

上为末，酒糊丸，如桐子大，每服七十丸，空心米汤下。

威　喜　丸

白茯苓四两（去皮作块，用猪苓二钱五分，同于磁器内煮二十余沸，出，晒干，不用猪苓），黄蜡四两。

上以茯苓为末，炼黄蜡为丸如弹子大，空心细嚼，满口生津，徐徐咽服，以小便清为度。忌米醋，只吃糠醋，忌动气。

乌　药　散

乌药、莪茂①、桂心、当归（炒）、桃仁、青皮、木香各等分。

上为末，每服二钱，热酒调下。

血　竭　散

真血竭（如无，紫矿②代），当归，赤芍，蒲黄，延胡索。

上等分，碾细频筛，再研，取尽为度。每服一钱，用童便合好酒半大盏，煎一沸，温调下。方产下时一服，上床良久再服，其恶血自循经下行，不致冲上，免生百病（一方加桂心）。

大　七　气　汤

三棱、莪茂（各煨、切）、青皮（去穰③）、陈皮（去白）、木香、藿香、益智仁、桔梗、肉桂、甘草（炙）各七钱五分。

上咬咀，每服五钱，水二钟，煎至一钟，食前温服。

开郁正元散

白术、陈皮、青皮、香附、山楂、海粉、桔梗、茯苓、砂仁、延胡索、麦芽（炒）、甘草（炙）、神曲（炒）各等分。

上剉，每服一两，生姜三片，水煎服。

---

① 莪茂：莪术。
② 紫矿：南北朝时期紫胶虫在紫矿树中吸食营养后所分泌之物作为血竭使用，但唐代之后便不被使用。
③ 穰（ráng）：同"瓤"，皮或壳里面包着的东西。

葱 白 散

当归、熟地、赤芍、川芎、人参、茯苓、枳壳、肉桂、厚朴、干姜、木香、青皮、莪茂、三棱、茴香、神曲、麦芽、苦楝子各等分。

上末，加葱白三寸，食盐五分，煎服三钱。大便结燥，去盐，加大黄。便自利，加诃子。

当 归 散

当归、川芎各二钱，鳖甲（醋炙）三钱，吴茱萸，桃仁（十五粒），赤芍、肉桂各一钱，槟榔、青皮各八分，木香、莪茂、川大黄各七分。

上为末，每服一钱，水一盏，入干胭脂一钱同煎六分服，食后。

失 笑 散

五灵脂、蒲黄各等分。

为末，先用酽醋调二钱煎膏，入水一盏，煎至七分，食前热服，良验。

桃 奴 散

桃奴①（炒）、雄鼠粪（炒，两头尖者是）、延胡索、五灵脂、肉桂、香附（炒）、砂仁、桃仁各等分。

为末，每服三钱，酒调下。

加味六君子汤

（一方多旋花一味）

人参、白术（土炒）、茯苓、陈皮、半夏（制）各一钱五分，甘草（炙）五分，藿香、枇杷叶（炙）各一钱，缩砂仁、枳壳（炒）各八分。

上剉，加生姜煎服。

加味温胆汤

陈皮、半夏（制）、茯苓各一钱，甘草（炙）五分，枳实、竹茹、黄芩各一钱，黄连八分，麦冬二钱，芦根一钱。

上剉，姜、枣煎服。

---

① 桃奴：即碧桃干，敛汗涩精，活血止血，止痛。

平　胃　散

厚朴（姜汁炒），苍术（米泔浸，炒），陈皮，甘草（炙）。

上为末，每服三钱，加姜煎服。

佛　手　散

川芎二两，当归三两。

上为细末，每服二钱，水一盏，酒二分，煎七分，温服。

芎　归　汤

即佛手散不为末耳。

加味芎归饮

川芎二钱，当归五钱，人参一钱，吴茱萸五分，阿胶二钱，蕲艾八分，甘草（炙）五分。

上剉，水煎服。

导　赤　散

生地三钱，木通二钱，甘草梢一钱，灯心一团。

煎服。

五　苓　散

白术、茯苓、猪苓、泽泻各二钱五分，桂三分。

上剉，作一服，水煎服。

知　母　饮

知母、麦冬、甘草各五钱，黄芪、子芩、赤苓各七钱五分。

上咬咀，每服四钱，水一盏，煎至七分，去滓，入竹沥一合，煎服。

紫　苏　饮

当归、川芎、白芍各二两，陈皮、苏茎叶、大腹皮各一两，甘草（炙）五钱，人参（量虚实用）。

上咬咀，每服五钱，水二盏，生姜五片，煎一盏，去滓，日进二服。有热加黄芩、竹茹，烦加羚羊角，有食加山楂、神曲。

羚 羊 角 散

（一方无归、芎二味）

羚羊角（镑①）、独活、酸枣仁、五加皮、防风、薏苡仁、杏仁、当归（酒浸）、川芎、茯神（去木）各五分，甘草、木香各二分。

上咬咀，加生姜五片，煎服。

钩 藤 汤

钩藤钩、当归、茯神、人参各一两，苦桔梗一两五钱，桑寄生五钱。

上为粗末，每服五六钱，水二盏，煎一盏，去滓，温服，无时。忌猪肉、菘菜。烦热加石膏二两半，临产月加桂心一两。

二 陈 汤

半夏（姜制）二钱，陈皮（去白）、茯苓各一钱，甘草五分。

加姜煎。

桔 梗 汤

（一方多杏仁、百合、前胡三味）

天冬（去心）、赤苓各一钱，桑皮、桔梗、紫苏各五分，麻黄（去节）三分，贝母、人参、甘草（炙）各二分。

加生姜，水煎服。

麦味地黄汤

熟地四钱，山萸肉二钱，山药二钱，五味子十二粒，泽泻、茯苓、丹皮各一钱五分，麦冬二钱。

剉，水煎服。

五 淋 散

赤芍、山栀子各二钱，赤苓一钱二分，当归一钱，子芩六分，甘草五分。

水煎服。

---

① 镑：削。

阿　胶　汤

（《金鉴》论激经属热者，阿胶汤，方用四物加阿胶、黑栀、侧柏、黄芩，与此异，须辨）

阿胶（炙燥）、熟地（焙）、艾叶（微炒）、川芎、当归（切片）、杜仲（去粗皮，炙）、白术各一两。

上咬咀，每服四钱，水一盏半，枣三枚，擘破，同煎至八分，去滓，食前服。

黄　芪　汤

糯米一合，黄芪二两，川芎一两。

上细剉，水二大盏，煎至一盏，温服。一方无川芎。

银　苎　酒

苎麻根二两，纹银①五两，清酒一盏。

上以水二大盏，煎至一大盏，去滓，分温二服。

甘麦大枣汤

甘草三两，小麦一升，大枣十枚。

上以水六升，煮取三升，分温三服，亦补脾气。

益　母　丸

益母草（五月五日、六月六日采之，阴干，忌铁）。

上一味，以石器碾为细末，炼蜜丸弹子大，每用一丸，童便、好酒各半，研化服之。

六味地黄汤

熟地八钱，山萸肉、山药各四钱，丹皮、泽泻、茯苓各三钱。

上清水煎服。

十　圣　散

人参、黄芪、白术、熟地、砂仁各五分，甘草（炙）、当归、川芎、白芍（炒）各一钱，川续断八分。

剉，水煎服。

---

① 纹银：清代通行的一种标准银两，成色最佳。

回 生 丹

锦纹大黄一斤，为末。苏木三两，打碎，用河水五碗，煎汁三碗，听用。大黑豆三升，水浸取壳，用绢袋盛壳，同豆煮熟，去豆不用，将壳晒干，其汁留用。红花三两，炒黄色，入好酒四碗，煎三五滚，去渣取汁，听用。米醋九斤，陈者佳。

将大黄末一斤入净锅，下米醋三斤，文火熬之，以丧木①箸不住手搅之，成膏再加醋三斤熬之，又加醋三斤，次第加毕，然后下黑豆汁三碗，再熬，次下苏木汁，次下红花汁，熬成大黄膏。取入瓦盆盛之，大黄锅巴亦铲下，入后药同磨。

人参、当归（酒洗）、川芎（酒洗）、香附（醋炒）、延胡索（酒炒）、苍术（米泔浸，炒）、蒲黄（隔纸炒）、茯苓、桃仁（去皮、尖、油）各一两，川牛膝（酒洗）五钱，甘草（炙）、地榆（酒洗）、川羌活、广橘红、白芍（酒洗）各五钱，木瓜、青皮（去穰，炒）各三钱，乳香、没药各二钱，益母草三两，木香四钱，白术（米泔浸，炒）三钱，乌药（去皮）二两半，良姜四钱，马鞭草五钱，秋葵子三钱，熟地（酒浸，九坎②蒸晒，如法治就）一两，三棱（醋浸透，纸裹煨）五钱，五灵脂（醋煮化，焙干，研细）五钱，山萸肉（酒浸，蒸捣）五钱。

上三十味并前黑豆壳共晒为末，入石臼内，下大黄膏拌匀，再下炼熟蜜一斤，共捣千杵，取起为丸，每丸重二钱七分，静室阴干，须二十余日，不可日晒，不可火焙。干后只重二钱有零，铄③蜡护之，即蜡丸也。用时去蜡壳，调服。

八 珍 汤

人参、白术（土炒）、茯苓、甘草、熟地、当归、川芎、白芍各等分。
加姜、枣，煎服。

香 棱 丸

木香、丁香各五钱，枳壳（麸炒），三棱（酒浸一夕），莪茂（细剉，每一两用巴豆三十粒，去壳同炒，待巴豆黄色，去巴豆不用），青皮（炙），川楝子肉，茴香。
上为末，醋煮，面糊丸如桐子大，朱砂为衣，每服三十丸，姜盐汤送下或温酒下，无时。

治 祟 方

喻嘉言曰：杨季登次女，病多汗，食减肌削，诊时手间筋挈肉颤，身倦气怯。余曰此大惊大虚之候，宜从温补者也。遂于补剂中多加茯神、枣仁，投十余剂，全不对病。余为徘徊治法，因自讦④曰：非外感也，非内伤也，非杂证也，虚汗振掉不宁，能受补药而病无增减，且闺中处子，素无家难，其神情浑似丧败之余，此曷故耶？忽而悟曰：此必邪祟之病也。何

① 丧木：疑为桑木。
② 坎：疑为"次"字。
③ 铄：熔化。
④ 自讦（jié）：自己揭发自己的短处。讦，揭发短处。

为？其父不言，甚有可疑。往诊，问其面色，曰时赤时黄。余曰：此证确有邪祟附入脏腑，吾有神药可以驱之。季登才曰：此女每晚睡去，口流白沫，战栗而绝，以姜汤灌至良久方苏，挑灯侍寝防之，亦不能止。因见所用安神药甚当，兼恐婿家传闻，故不敢明告也。余曰：何不早言，吾一剂可愈。乃以犀角、羚羊角、龙齿、虎威骨、牡蛎粉、鹿角霜、人参、黄芪等药合末，令以羊肉半斤，煎取浓汁三盏，尽调其末，一次服之，果得安寝，竟不再发，相传以为神异。

余盖以祟附于身，与人之神气交持，亦逼处不安，无隙可去，故用诸多灵物之遗形，引以羊肉之膻，俾邪祟转附骨角，移从大便而出，仿上古遗①精变气、祝繇②遗事而充其义耳。吾乡熊仲纾先生幼男去疾，髫龄③患一奇证，食饮如常，但脉细神呆，气夺色夭。仲翁曰：此何病也？余曰：病名淹牒。《左传》所谓近女室晦④，即是此病，彼因近女，又遭室晦，故不可为，令郎受室晦之邪，而未近女⑤，是可为也。即前方少加牛黄丸，服旬日而安。

炙 鬼 法

见针灸。

开 骨 散

当归五钱，龟板（醋炙，研）三钱，川芎二钱，妇人发（生过子女者）一团。水煎服。

滑 胎 煎

当归三、五钱，川芎七分，杜仲（炒）二钱，熟地三、四钱，枳壳七分，山药二钱。水二钟，煎八、九分，食前温服。

十全大补汤

人参、白术、茯苓、黄芪、当归、熟地、白芍、川芎各一钱，肉桂、甘草（炙）各五分。加姜、枣，水煎服。

夺 命 散

没药、血竭各等分。

上研为细末，才产下，便用童便、细酒各半杯煎一两沸，调下二钱，良久再服，其恶血自下行，便不冲上，免生百病。

---

① 遗：《寓意草》亦作"遗"，据《素问·移精变气论》，以"移"为是。
② 祝繇（yóu）：祝由。
③ 髫龄：七岁曰髫，泛指幼年。
④ 近女室晦：女色过度则必感疾。语出《左传·昭公元年》："近女室……女，阳物而晦时，淫则生内热惑蛊之疾。"
⑤ 此句费解，既是幼年，又未近女色，何有室晦？原云"室晦之邪"未免牵强，疑是自慰过度。

清 魂 散

泽兰叶、人参各二钱，川芎五钱，荆芥穗一两，甘草二钱。

上为末，用温酒、热汤各半杯，调一钱灌之，下咽眼即开，气定即醒。

香 桂 散

当归、肉桂、川芎各等分。

为末，酒调服。

延 胡 索 散

当归、赤芍、生蒲黄、桂心、琥珀、红花、延胡索各等分。

上以好醋浸一宿，焙干为末，每服二钱，酒调。

胃 关 煎

熟地五钱，山药（炒）一钱，白扁豆（炒）二钱，甘草（炙）一钱，焦干姜一钱，白术二钱，吴茱萸五分。

水煎服。

大 岩 蜜 汤

当归、熟地、白芍各二钱，干姜、肉桂各一钱，吴茱萸、独活、远志（炙）、细辛、甘草（炙）各八分。

水煎服。

小 调 中 汤

茯苓、当归、白芍、陈皮各一钱，白术一钱五分。

上作一剂，煎汤服。

枳 术 汤

枳实（炒）二两，白术（土炒）二两。

加姜水煎服。

生 化 汤

当归，川芎，丹参，桃仁，红花，姜炭。

水、酒各半煎。

七 珍 散

人参、石菖蒲、生地、川芎各一两，细辛一钱，防风、朱砂（另研）各五钱。

上为细末，每服一钱，薄荷煎汤调服。

人参泽兰叶汤

人参五钱，泽兰叶、丹皮、牛膝各二钱，生地三钱，熟地五钱。

藕节五枚煎，冲童便服。

妙 香 散

甘草（炒）五钱，远志（制，去心）、山药（姜汁炙）、茯苓、茯神（去木）、黄芪（炙）各一两，人参、桔梗各五钱，辰砂（另研）三钱，麝香（另研）二钱，木香一钱五分。

上为细末，每服二钱，当归、熟地煎汤调下。

生 脉 散

人参，麦冬，五味子。

竹叶归芪汤

人参、白术（土炒）、当归、黄芪（炙）各二钱，竹叶二十片，甘草（炙）五分。

上到，水煎服。

旋 覆 花 汤

旋覆花、赤芍药、荆芥穗、半夏曲、前胡、甘草（炙）、茯苓、五味子、杏仁（去皮尖，麸炒）、麻黄各等分。

上咬咀，每服四钱，水一盏半，生姜三片，枣一枚，煎至七分，去滓，食前温服。有汗不宜用。

槐连四物汤

当归、川芎、赤芍、生地、槐花、黄连（炒）各一钱，御米壳①（去蒂，蜜炙）五分。
水煎服。

芍　药　汤

芍药（炒）、当归、黄连（炒）各五钱，槟榔、木香、甘草（炙）各二钱，桂二钱五分，
黄芩（炒）三钱。
每服五钱，水煎。如不减，加大黄。此证又有因中气虚弱，脾气郁结者，治当审察。

真人养脏汤

人参、白术、白芍各二钱，肉桂、肉豆蔻、诃子（煨）各一钱，木香、甘草、罂粟壳各
八分。
姜、枣煎服。

黄芪当归散

人参、白术（土炒）、黄芪、当归、白芍各三钱，甘草八分。
上刲，加姜、枣，水煎服。

涌　泉　散

白丁香、王不留行、花粉、漏芦各一钱。
猪蹄汤煎服。一方有僵蚕。

免　怀　散

红花、赤芍、归尾、牛膝各二钱。
水煎服。

消　毒　饮

青皮、白芷、当归、柴胡、浙贝母、僵蚕、花粉、金银花、甘草节各等分。
水煎服。

---

① 御米壳：罂粟壳。

立　效　散

瓜蒌实，乳香，没药，当归，甘草，皂角刺。

酒煎服。

十六味流气饮

当归，白芍，人参，黄芪，川芎，防风，苏叶，白芷，枳壳，桔梗，甘草，槟榔，乌药，厚朴，官桂，木通。

水煎服。

连　翘　饮

防风、玄参各二钱，白蔹、芒硝、大黄、射干各一钱，升麻五分，白芍一钱，甘草五分，杏仁二十粒。

加姜，水煎服。

龙胆泻肝汤

生地二钱，木通、车前子各一钱五分，泽泻、黄芩各二钱，当归二钱，黑栀仁、龙胆草各一钱，甘草（生）五分，柴胡，灯草一团。

水煎服。

独　圣　散

甜瓜蒂炒黄，研末。

每服一二钱，酸齑汁或熟水调下，得吐则止，不必尽剂（欲吐不吐者，含糖一块即吐）。吐时须令闭目（以吐能令人目翻也），紧束肚腹。吐不止者，温水调麝香少许，服之即止。

三　圣　散

防风（去芦）三钱，藜芦（去苗及心）五分，甜香蒂（炒黄）三钱。

共为末，每服二三钱，服法同前（止藜芦吐者，用浓煎葱汤解之）。

禹　功　散

黑牵牛（头末）四两，茴香（炒）一两，或加木香一两。

为细末，以生姜自然汁调一二钱，临卧服。

无 忧 散

黄芪、木通、桑白皮、陈皮各一两，胡椒、白术、木香各五钱，牵牛（头末）四两。
为细末，以生姜自然汁调三五钱，食后服。

桂苓白术丸

官桂、茯苓、半夏各一两，白术、干姜各二钱五分，橘红（去白）、泽泻、黄连各五钱，黄柏二两。
曲糊丸小豆大，每服三五十丸，食后姜汤下。

桂苓白术散

官桂、茯苓、白术各五钱，甘草、泽泻、石膏、寒水石各一两，滑石二两。
为细末，白汤①调三钱，食后服，新水②、生姜汤亦可。

白术调中汤

白术、茯苓、陈皮（去白）、泽泻各五钱，甘草一两，干姜、官桂、砂仁、藿香各二钱五分。
为细末，白汤化蜜少许，调下二钱，无时。若蜜丸，可每丸重一钱。

涤 痰 汤

治妇人肥盛者，多不受孕，以身中有脂膜闭塞子宫也，以此汤送后丸药。
当归一两，茯苓四两，川芎七钱五分，白芍药、白术（土炒）、半夏（制）、香附米、陈皮、甘草各一两。
上作十帖，每帖姜三片，水煎，吞后丸子③。

涤 痰 丸

白术（土炒）二两，半夏曲、川芎、香附米各一两，神曲（炒）、茯苓各五钱，橘红四钱，甘草二钱。
上为末，粥丸，每服八十丸。如热者，加黄连、枳实各一两。

---

① 白汤：白开水。
② 新水：新汲之水。
③ 后丸子：指下文涤痰丸。

导 水 丸

大黄、黄芩各二两，滑石、黑丑（头末）各四两。

理产至宝

（清）朱泽扬　撰

黎健鹏　韩宇霞　校注

整理说明

    《理产至宝》是清代岭南医家朱泽扬所编的产科专著,篇幅短小,便于病患检阅,内容全面,涵盖产科的基本内容。虽是作为随药附送的健康宣教书籍,但作者编写毫不随意,颇费心血。朱泽扬,广东南海人,清代岭南医家,生平不详。据序言及书中出现的丸药广告,推测其于佛山大墟莲花地内行医,并拥有个人医馆,著此书时已行医三十余年。

一、《理产至宝》内容及学术特点

    朱氏积三十年业医心得,融会《内经》及历代名医精华而编成《理产至宝》,全书不分卷,共 17 800 余字。该书论述孕、产、乳等病症及方剂,兼论小儿出生调护,书末附种子法式及急救良方,以收录方药为主,论述各病证多从简略,或述病源,或述症状,或述诊断治疗,多有朱氏创见。治病求本、辨证论治、用药精专、味少力宏、强调预防、治法灵活、师法经典、参以实践是该书论治产科病的特点,对现代中医临床的诊治调护仍然具有指导价值。

二、《理产至宝》版本

    《理产至宝》发行量少,若按该版中所附"刊送芳名"计算,该版仅刊行六百卷,故罕有资料提及该书,部分研究者认为该书已不存。本书现存主要版本为《广州大典》影印本,该本据广州图书馆藏本影印,清咸丰八年(1858 年)刻本,无牌记,原书版框高 174 毫米,宽 107 毫米,正文每页八行,每行二十字,夹注为双行小字,无目录。

三、校注方法

    本次校注以《广州大典》影印本为底本,以本书所引著作之通行本为他校本。对原文的注释主要参考的工具书有《说文解字》《现代汉语词典》《辞源》《辞海》《中医大辞典》等。主要采取了以下整理方法。

    (1)将原书繁体竖排改为简体横排,并以现代标点符号对原书进行标点。凡底本中代表前文的"右"字,一律改为"上"字;代表后文的"左"字,一律改为"下"字。原书双行小字夹注,整理后改为同样字号,并加圆括号予以区别。

    (2)对原书中个别段落较长者,根据文义重新划分为若干小段,以便于习览。

    (3)原书无目录,现按文意对原书添加目录。

    (4)底本中因写刻致误的明显错字及俗写字,予以径改;书中俗写之药名,一律径改为现行标准用名,如牛七改为牛膝、蒲王改为蒲黄、只壳改为枳壳、泡羌改为炮姜、川练改为川楝、射香改为麝香、不拔改为荜茇、京芥改为荆芥、麻王改为麻黄、伏神改为茯神、付子改为附子、红黄改为雄黄、青代改为青黛、吴于改为吴萸、京芥改为荆芥、末药改为没药、玉桂改为肉桂、牛膝稍改为牛膝梢、具麦改为瞿麦、石羔改为石膏等。

（5）凡底本与校本互异，若显系底本误脱衍倒者，予以改正；若难以判定是非，或两义均通者，则不改原文；若显系校本讹误者，亦不予处理。若底本与校本虽同，但原文仍属错误者，亦据理校予以改正。

（6）对本书的通假字予以出注说明，古字、异体字径改作今字、正字，如悮，以"误"律之；苐，以"第"律之。

咸丰戊午孟冬吉旦

南海佛山朱泽扬谨识　男碧溪侍订

内附急救良方　种子法式

板存禅山丹桂亭

序

予少读灵素内经，深究阴阳纪纲、铜人图之经络脏象、六经传变、标本病机，壮则博览汉、晋、唐、宋、元、明诸名家症治方书及我圣朝金鉴为医所宗，更加悉心考镜，嗜学不歇，研理求精，然犹未敢自信。诚恐救人之心未达，而误人之罪反深也。迨①业医三十余年，进与病谋，退与心谋，阅历日深，如老将之临阵，老商贾之行舟，历练愈多，而心胆愈怯也。第念医以寄死生，其道固难，而胎产一门，宗嗣攸系②，两命所关，尤为医道之最难者！凡妇人受胎之始，有以固其根；临产之际，有以防其变；既产之后，有以保其生，始终常变，无穷期也。盖时当分娩，母子性命悬于顷刻，倘调理失宜，安反成危；将养③有方，逆可使顺。若少妇初产，原未惯经④，每多惊畏失错⑤，或弄胎⑥而作正产⑦，误用其力，胞水先破⑧，儿身横侧，生息⑨不顺，每致性命危亡。即⑩中年惯产之妇，血气亦伤，又安得恃而不恐？失药调护，则胞浆干涩⑪，无水行舟，生理⑫不得，因而殒命者，比比皆是！斯时也，举家彷徨，而无早备之方，束手无策，即有明医在前，亦措手无及耳！其至有产后留瘀腹中，一二年发病死者，亦指不胜屈⑬；或胞中蓄瘀，不但终身难育，而百病格外多生，良可悯也！予经历颇多，似有得其要领，不为歧途所惑，于是细心潜究，博采先贤精妙，益以平日手自医调⑭、历历有效之方法，统列于此，以便择用，为胎产之一助，不但保母子之安全，且更无产后之患耳！

咸丰丁巳初冬南海佛山朱泽扬谨识　男碧溪侍订

馆寓佛山大墟莲花地内

尝谓见事当至危，而必思设法以救之者，此仁人君子之用心也。然危事莫急于胎产，而救法总恃乎医方。予业医有年，于《达生》⑮诸篇弥加研究，颇有得其要领者，爰⑯辑录前贤

---

① 迨（dài）：等到。

② 攸（yōu）系：所维系。

③ 将养：调息，调养。

④ 惯经：习惯，惯常所经历的，此处形容初产妇未曾生育。

⑤ 错：通"措"。

⑥ 弄胎：指妇女怀孕足月腹痛或作或止的一种征兆。《医宗金鉴·妇科心法要诀·生育》："临月腹痛腰不痛，或作或止名弄胎。"原注："若月数已足，腹痛或作或止，腰不痛者，此名弄胎，不宜轻动。"

⑦ 正产：胎儿足月后顺利产出。

⑧ 胞水先破：羊水早破。

⑨ 生息：生产。

⑩ 即：即使。

⑪ 胞浆干涩：羊水过少。

⑫ 生理：生产。

⑬ 指不胜屈：形容数量很多，扳着指头数也数不过来。

⑭ 手自医调：亲手治疗。

⑮ 《达生》：清代产科著作《达生篇》，亟斋居士撰，刊于1715年。

⑯ 爰：于是。

成方，又间参以多年经验，业已编次成帙①，速付梓人②，以图便于传览。无奈拘于有限之力，终难遂其普济之思，剞劂③虽成，未尝不束手而增叹也。因思人之欲善，谁不如我？苟能广布阴德，自必福有攸归。但思捐资印刷，得数金便可印刻数百卷，遍送亲朋，俾得家家有藏该书一本。倘遇生产，开卷便了然，断不至有误投药饵之弊。是则所费无多，能救顷刻之大难，集益靡尽，堪保母子之两存！谅仁人君子未必不有同志也，愿好修阴骘④者其熟筹焉！是为引。

同志者刊送芳名列于下：
任敬庵敬送一百卷
南邑金利司林超振敬送二百卷
潘浩济敬送三百卷

十三太保第一方
蔡松汀难产神效方
产久不下连服四五帖，只服头煎，不用二煎，以力薄也。
风气重加川芎、祈艾各一钱同煎。
熟地黄一两，北黄芪（勿炙）一两，防党参四钱，当归身四钱，枸杞子四钱，净龟板（醋炙）四钱，白茯神三钱，川芎劳一钱，白芍药一钱。

---

① 帙：书、画的封套，此指书籍。
② 梓人：印刷业的刻版工人。
③ 剞劂（jī jué）：雕版，刻印。
④ 阴骘：阴德。

临产及产后用药

本馆家藏添丁丸，方便济人。各药俱拣正地道，如法制练，各方详列于后。

夫产育，全仗用药得宜，无大补疏通开导之品，焉图产后之功？若伤气血之和，反贻①产后之害。临产服催生万全丸，补接开导，升降温行；产际用之，催生神手；产后服之，去瘀生新，是以名为万全者也。

临产作动服催生万全丸。若生产白②快者，在第十朝开服，能却产后一切之患。小儿出世后即服生化追风丸，第二朝服生化乌金丸，第三朝服生化益母丸。每套四个，取回本银一钱二③，并附《易产法式》在内。丸壳外有红圈，照次第用，煮熟黄酒、姜汁开服。另送《理产至宝》书一卷，内附各症急救良方。

双料添丁丸每套六个，取回本钱六百文。其药品性味皆同，惟人参、肉桂俱用顶上好的，资本较多，俾血气虚弱之妇更于易为见功。并附《易产法式》在内，丸壳外有红圈，照次第用，煮熟姜汁、黄酒开服。另送《理产至宝》书一卷，内附各症急救良方。

临产作动，服催生万全丸。若生产白②快者，在第十朝开服，能却一切产后之患。小儿出世后即服生化追风丸，第二朝服生化乌金丸，第三朝服生化丸，第四朝服生化丸，第五朝服生化益母丸。

此丸乃遵前贤《达生》诸书如法用药，特理生产，并不兼治各症，与古之追风、乌金、益母有别。古之追风丸，一方用药三十味，主治多而用药亦多，譬如广络原野以冀一获，即乌金、益母亦然。本馆此丸专理生产，用药不过十味左右，味少功宏。正如精兵直入之将，一旅之师，亦足破垒擒王矣！故丸上再加生化二字，生者，生其新血；化者，化其瘀血。即胎产诸书，首重生化汤者，以其行中有补，化中有生，实治产后第一良法也！世俗临盆作动，服卫生丸以代催生丸。平补气血之品④，男女时常可服，此际用之，未免鞭长不及马腹⑤，又无下降疏通开导之力，似未尽善，实不及催生万全丸之专主的当也！

产后服万应追风丸。药性一切辛温发表，辛香达窍，并不用兼理血药。世人不深察，以为治风，因其有万应追风名目，而不知产后之风系血虚血瘀所生，乃内虚不足症也，宜治风先理血，血行风自灭。若万应追风丸，本治时行暴感六淫之实邪，经络关窍闭塞有余之实证。一有余，一不足，明明两大法门，岂可张冠李戴？故《灵素》⑥云："夺血者不可复发其汗，夺汗者不可复伤其血，故人有两死而无两生。"夫血与汗，一物也，产后伤血，又岂可用发散之品乎？虽世俗体壮之妇，每服不见其害者有之，亦见其有微功者有之。因其药力轻微，每丸三十味，共重一钱二分，除去蜜，实得七分，更有朱砂之镇坠，是以无甚大害。若多服三四丸，其害岂胜言哉！倘血气衰弱之妇，与伤血多者，入腹则为戈矛，实功少而过多也！无如⑦世俗所尚日久，举世同风，牢不可破，亦不得不从俗参互考订。以追风丸料一个，入生化汤加白芍药料一半，两合为丸，使其壮弱皆合，虚实咸宜。仿古法用散必用酸收，犹兵家

---

① 贻（yí）：遗留，留下。

② 白：疑为"自"。

③ 本银一钱二：此处应为作者药馆之成药价格，下同。

④ 平补气血之品：指卫生丸。

⑤ 鞭长不及马腹：喻力所不能及。语本《左传·宣公十五年》："虽鞭之长，不及马腹。"杜预注："言非所击。"谓鞭子虽然很长，但是不应该打到马肚上。后因以"鞭长不及马腹"喻力所不能及。

⑥ 以下出自《灵枢》："夺血者无汗，夺汗者无血，故人生有两死而无两生。"

⑦ 无如：无奈。

之有制节。古人云：用药一加一减，有转旋造化之机也。

古法乌金丸，乃通经破瘀，消磨积块，破瘀峻厉，治妇人经闭相宜，于产后亦傍及①之。血气虚弱之妇，防其克伐太过，况产后大虚，恐无血主宰，一任药力，便为崩而不止。虚则易脱，势如覆水难收，故不取用。

至于宁坤、益母，一丸二呼，曰宁坤，曰益母，其义一也。本治妇人诸虚百病。产后服之，亦甚相宜。但世俗用于三四朝，亦欠妥当。因其丸内用参、芪、术为君，于胎产诸书，产后四五朝忌用。致瘀块不除，日久常有腹痛之患，似此与书相为悖谬。迨十朝恶露已少，方可补气。不但诸病不生，而精神加倍，亦是瘀消方可行补之法也。至于晕厥中风、气脱、血脱、神脱诸危等症，参、芪、术亦不在此禁例。所谓常则守经，变则从权。予非厚今而薄古，亦非古方立法不善，但世人用之不当。以产后事非轻浅，用一丸兼治十数病之药治之，世俗多忽而不深究。

泽故历取诸贤精妙，参以心得，乃遵前贤如法用药。前贤如木工钻眼已至九分，泽特透此一分以作圆满会耳！非为自出心裁也。

万应追风苏合丸古方

羌活，荆芥，防风，独活，薄荷，荜茇，麻黄，细辛，川芎，白芷，升麻，川乌，木香，檀香，僵蚕，全蝎，枳壳，厚朴，苍术，南星，牙皂，香附，藿香，砂仁，麝香，梅片，苏合油，朱砂，藁本，甘草。

共为细末，蜜为丸。每丸重一钱或一钱二分。

乌金丸古方

川芎，熟军②，红花，灵脂，乳香，归身，三棱，牛膝，寄奴，没药，赤芍，莪术，郁金，泽兰，干姜，熟地，桃仁，蒲黄，苏木，续断，田七，元胡，香附，肉桂。

共为细末，蜜为丸。每丸重二钱。

此方用醋煮，熟大黄为君，用多数倍。

催生万全方 附论

人参，能挽失散之元阳，大补元气，以为君。

当归，补诸不足，治一切风，大补荣血，以为臣。

川芎，入肝以疏屈滞③，少寓升提之性，则降下得力。

桃仁，取苦可去旧、甘能生新、滑能润下。

干姜，温能通行血分，炒焦则令其下降而遏其上升。

炙草，使各药少缓，中宫得受补益，不使即为下坠也。

牛膝梢，下行令经络无滞、气血效力，为运行推出之势。

---

① 傍及：推及，遍及。
② 熟军：熟大黄。较生大黄长于活血化瘀。
③ 屈滞：郁滞。

红花，少用则活血而生新血，散瘀而无产后之患。

肉桂，借此引经，领诸药入血分，温通行散，则生产自易。

论曰：妇人临产关系母子性命，实存亡顷刻之间，若用药不得其法，则误人性命于顷刻，岂不痛哉！是方屡用甚验，故以万全名之。先以调补气血，佐以散瘀、下降、温中，使气血得力，自能健用催生，此不催之催也。故用人参、当归为君，培补气血壮其主也；少加桃仁、川芎、黑姜、炙草、酒炒红花，温中而散其瘀也；牛膝梢、桂心温行导下，使无上逆冲心之患。不惟催生神效，产后更无瘀血凝滞，百病不生。补而兼温则不滞，温而兼补则不崩。升少降多，则气得提而易下；降而兼升，则瘀自去而新自归。补多泻少，邪去而元气无伤。苦少甘多，瘀逐而中和仍在，岂非万全催生者乎？

生 化 方　附 论

全归，川芎，炮姜，益母草，桃仁，炙草。

用童便浸一宿，晒干为丸。

论曰：产后诸症，皆缘气血骤下，元气大亏，用药不同常法，是以有虚极不能姑待者，则当峻补之中加入温行之药，峻补则力大而可宣通，温行则流畅而不滞。至于逐瘀之法，即实症不可用峻厉之药，瘀消方可行补。不但诸病不生，而精神加倍矣。归、芎、母草、桃仁温中行血，善去旧血，骤生新血，佐以炮姜、炙草。引四味入于肺、肝。行中有补，化中有生，实治产之良方，保全产妇之圣药也。

生 化 乌 金 方

归全，川芎，桃仁，炮姜，炙草，元胡，芥穗（炒黑），灵脂（醋煮），蒲黄，田七。

生 化 益 母 方

归身，川芎，焦芍，熟地（姜汁煮），桃仁，丹参，茯神，炙草，炮姜，益母草（四制）。

胎前饮食禁忌

子在腹中，资母之气血而生，孕妇饮食皆生子之气血者也，故凡厌忌之物所当屏①戒。苟恣性偏嗜，不但触动胎气，且临产艰难，能令子残母损，慎之！

食羊肉，子多白睛及多病。

食鳖鱼，子项短且损胎。

食犬肉，子无声音。

食蟹，令子横生。

食鳝鱼，子生疳积。

食无鳞鱼，难产。

食田鸡，子瘖哑。

多食姜，子生孖指且多生疮。

食草菇香信②，子惊风而夭。

食冰水冷物过多，胞衣难下。

多饮酒，子生秃头疮。

食茨菇，消胎气。

食蒜，滑胎。

多食苋菜，伤胎。

食牛马肉，过月难产。

多食豆酱，子多生黑点。

食鲤鱼，子多生疳虫。

食辣椒胡椒，子气促且痘毒盛。

食一切飞禽，子生雀目。

胎前服药忌

附子，牛膝，苡米，桃仁，三棱，莪术，赭石，朴硝，丹皮，肉桂，皂角，半夏，南星，通草，瞿麦，干姜，茅根，牛黄，建曲，麦芽，蝉蜕，乌头，犀角，大黄，槐花，丑牛，麝香，大戟，山羊血，赤小豆。忌利小便。

受孕之后，大忌男女交合。心有大惊，子必癫痫。

子考安胎之药，方书多用清凉，然间有宜用温补者，不可不知。如虚而不安者，或冲任不足、受胎不实，或脾胃气虚，不能提固，又或因色欲、劳倦、饮食、七情所伤，务须分别在气在血，虚热虚寒，或假寒假热，察其所由，随其疾苦而调之。产书云：胎动、胎漏皆能下血。胎动腹痛，胎漏腹不痛。胎动宜调气，胎漏宜清热。动而不安，须用清热养血可也。因母病而胎动，治其母病而胎自安。因胎动致母病，当安其胎则母病自愈。凡胎动而轻，或微见血，速用安胎饮安之。若腹腰疼痛下坠，势若难留者，用佛手散。胎未损服之可安，已损服之可下，下后随症调补之。

① 屏：除去，排除。
② 香信：香菇。香菌中的低级品种，是挑选花菇、冬菇后剩下的余料。

妊娠受胎两三个月，胎动不安，盖由子宫久虚，血海虚极，多令胎堕。其危同于风烛，非正产可比，宜急补胎元，今择备用诸方，以便取用参考。

至于胎前所忌之药，但医者认症真确，可以酌用。书云："安胎须用犯胎药。"正是因时酌用。经云："黄帝问于岐伯曰：'妇人有孕，用犯胎毒药若何？'岐伯对曰：'有故无殒，亦无殒也。衰其半而止之，过则死[①]。'"

安胎万全饮

人参、土术钱半，炙草五分，归身钱半，酒芍钱半，生地钱半，酒芩钱半，陈皮五分，紫苏五分，春砂（连壳）五分。

丹溪安胎饮

原方用熟地、川芎、姜一片、黑枣一个，水煎服。

杜 仲 丸

胎动腰腹痛，须防堕胎

杜仲（糯米、姜汁炒）一两，续断三钱，条芩三钱，白术（土炒）五钱，莲肉五钱，砂仁（连壳）二钱，炙草二钱，山药四钱。

为小丸，每吞三钱。

黑白安胎散

治胎动不安

白术（土炒）三钱，熟地六钱。

此方妙在白术利腰脐，熟地固根本，药品少，用力专也。

加味四物汤

治因房事过度，触动胎气不安

归身二钱，熟地二钱，白芍三钱，川芎一钱，春砂五分，炙草五分，竹茹二钱，阿胶（蛤粉炒珠）一钱。

调男子裈裆灰一钱，冲服，更禁房事。裈裆灰，即所穿之裤心近阴处是也。

滑 胎 散

孕至八九月，每服数帖易产。

---

① 出自《素问·六元正纪大论》，原文为：黄帝问曰："妇人重身，毒之何如？"岐伯曰："有故无殒，亦无殒也。"帝曰："愿闻其故何谓也？"岐伯曰："大积大聚，其可犯也，衰其大半而止，过者死。"

人参八分，福皮①七分，川芎七分，归身一钱，白芍一钱，土术一钱，炙草三分，紫苏五分，黄芩一钱，香附一钱，春砂五分，陈皮五分，枳壳五分，加姜二片、葱头一个。

保产无忧散

名十三太保，六月以后可服之。

当归一钱，川芎一钱，白芍一钱，菟丝钱半，炙芪八分，川贝一钱，枳壳六分，厚朴七分，其艾②五分，羌活五分，芥穗八分，甘草五分，加生姜二片。

如临产动履不安，更宜多服。

……③居无所妨碍，无所畏忌，诸神拥护，百邪速去，急急如律令。书毕，贴产妇墙壁上，不须避忌矣④。

禳　　法

临产之时，先脱产妇寻常所穿衣，以笼灶头及灶口，则易产。勿令产妇知之。

胎　　养

妇人受胎之后，所当戒者曰房事，曰七情，如邻家缮修，亦宜避之。经云：刀犯者形必伤，坭⑤犯者窍必塞，打击者色青黑，系缚者相拘挛。验如反掌。

---

① 福皮：大腹皮。
② 其艾：蕲艾。
③ 原书缺十七页 B 面及十八页，《广州大典》于十九页 A 面上角有整理者加"上缺"二字。
④ 此段引文出自《外台秘要·卷第三十三·体玄子》为产妇借地法一首："东借十步，西借十步，南借十步，北借十步，上借十步，下借十步，辟方之中，总借四十余步，此中产妇安居，无所妨碍，无所畏忌，诸神拥护，百鬼速去，急急如律令。上借法及所投月即写一本。贴着产妇所居正中北壁上，更不须避日游及支及诸神等，此频用有验，故录耳。"
⑤ 坭：同"泥"。

难 产 七 条

一、孕妇以气为主，以血为辅。气行则血行，气滞则血凝。富贵之家，不肯运动，任其坐卧，以致气滞而不舒畅，血滞而不流通，胎不转动，临产固难。即如贫家之人，勤动劳苦，生育甚易，明可征[①]矣。

二、孕妇至六七个月，胎形已全，不知禁忌，恣情交合，以致败精瘀血聚于胞中，子大母小，临产必难。

三、孕妇之家，或算命问卜，妄谈祸福，怆惶[②]忧戚，使其孕妇常怀惊恐，丧神丧气。或临产大忙小乱，闲杂往来，交头接耳，孕妇恐怖，以致难产。

四、临产之时，自觉儿身转动，胞浆流出，腰腹痛甚，目中如火，手足俱冷，手中指中节跳动，谷道[③]挺进，此正产也。若儿身未转，腹中阵痛，或作或止，此名弄胎。稳婆粗率，便令努力，用力太过，母力已乏，及至产时，无力转运，以致产难。

五、临产之时，胞浆既破，儿身既转，着力一送，儿即下矣。稳婆粗率，见其将破，即令使力，儿身未转或转未顺，被其努责，逼其快下，有逆产者、有横产者、有侧产者，极为凶危。若此症，惟稳婆之良，或可调护保全，非医药之力也。

六、少妇初产，子宫紧窄，当产之时，胞浆已破，儿欲全出，却被其母不耐痛苦，辗转倾侧，两足不开，儿不得出，早服开骨散，更得稳婆之良为要。

七、产育之时，气以行之，血以濡之，然后子宫滑溜，生理顺易。盖子犹鱼也，胞浆水也，水行鱼行，水止鱼止。今产妇胞浆未破之先，不当用力而用力太过，胞浆既破之后，应当用力而力已乏，加以忧恐之甚、起卧之劳，气闭血滞，胞浆水枯，所以产难。

---

① 征：证明，证验。
② 怆惶：伤心惶恐。
③ 谷道：肛门。

催 生 四 法

如初产一二日艰难者，只以加减五苓散主之。

泽泻二钱，白术二钱，云苓二钱，车前二钱，木通二钱，枳壳二钱，槟榔二钱，甘草二钱，滑石四钱，肉桂心一钱，灯草一大团。

用长流水顺取煎，分服。连进，以子生为度。

如过二三日，人事强实，饮食能进者，此胞浆干涩也。加减四物汤主之。

川芎二钱，归身四钱，赤芍二钱，生地四钱，元胡二钱，枳壳二钱，香附二钱，槟榔二钱，滑石六钱，肉桂心一钱。

分服，以子生为度。煎法如上。

如过三二日，人事困倦，饮食少者，此中气不足，不能运动其胎也，加味四君子汤主之。

人参三钱，白术二钱，云苓二钱，归全四钱，炙草二钱，川芎二钱，枳壳二钱，香附二钱，肉桂心一钱。

用长流水顺取煎服，加木香五分，药水磨、冲，分服。

如过三四五日不产，或胎死腹中，何以验之？观其母之唇舌俱红者，子母无事；唇青舌红者，母死子活；唇红舌青者，子死母活；唇舌俱青，母子俱死。宜灸独阴穴九二壮。独阴①穴，在足第一指第一节宛宛中。胎衣不下亦宜。

下 死 胎 方

平胃散加朴硝五钱，酒水各半，同煎服，其胎化血水而下。

佛 手 散

治胎伤心腹痛，口噤欲绝，用此探之，胎不损则痛止，子母俱安。若胎死则立便逐下。

川芎五钱，归身一两。

煎服。

又 方

用桂枝、赤芍、丹皮、赤茯、桃仁各等分为散，用滚醋汤化下。

双胎一死一生

服此则死者出，生者安。

蟹爪一升，甘草（半生半炒）五钱，东流水十盏。

煎至三盏，去渣，入阿胶（半生半炒）二两，令溶化，分二三次服。煎药时灶口宜向东。

---

① 独阴：经外奇穴，在足底，第2趾的跖侧远端趾间关节的中点。与后文定位有异。有学者认为独阴穴为经穴至阴穴之别名，然至阴穴定位亦与后文有异。

下　死　胎

肉桂心二钱，川麝香一分。

为末，饭丸如绿豆大，滚水送下十五丸。

又黄牯牛屎，热涂母腹，即出。

临 产 须 知

凡孕妇未产数日前，胎必坠下，小水①频数，此欲产也。慎重之家，于合用药物、惯熟稳婆，预宜备之。其产妇合用之药物，如催生汤丸。止晕药物干漆渣、破漆器，产时烧之，使产母得闻其气，无血晕之疾。又烧红石放盆内，以好醋浇之，房中转游数次，使产母常闻醋气，亦无血晕。又取无病童子小便数碗，分二三次饮之，又无血晕。

产妇房中只令稳婆一二人，紧闭门户，勿使杂人往来询问、交头接耳、大惊小怪。直待水胞已破，儿身已转，逼近子门方可用力。当此之时。产母护痛②，其身倾侧，接生者不可抱束其腰，恐致损儿，但扶其肩膊，勿令困倒。临产时如白密沸汤③，薄粥美膳，常要具备。渴则饮白密汤，可以润燥滑胎，令其易产。饥则进以薄粥美膳，令其中气不乏，自然易生。如夏月炎暑之时，必用冷水洒扫房内，解其屈蒸④之气，使产妇温凉得宜。庶新血不妄行，又不致血晕。如冬月天寒之时，必于房中四处燃火，常使和暖之气如春，塞其窗户，使邪气莫入，庶免风寒之疾。

临产避忌须知

凡临产之月，不可洗头濯足，犯者胎多难产。若至临盆之际，凡系门窗箱杠瓶瓮之属，俱宜松开，以及一切外来亲戚并媚妇、闺女、丧孝、尼姑与秽污不洁，或月经适至，皆足以触胎致欱，俱宜防备。

产妇不可太饱，常令稍饥些为佳。盖饥则气下，气下则产速。若口渴不能饮食及吐，须饮以独参汤最妙，且能催生。

更有产母两尺脉绝，他脉平和，此乃下焦胀，气闭不行，难产之脉。急用紫苏饮⑤，散结行气而产矣。夫难产，妇人之常，非儿之横力，实母之气衰，以致儿身不能回转，于是手先出而足先堕矣。但见此等生法，产妇口中念"无上至圣化生佛"百遍，儿之手足即便缩入。急用人参一两、附子一钱、归身二两、川芎五钱、黄芪一两，煎汤与之。儿身即顺，立刻产下。

---

① 小水：小便。
② 护痛：护住痛处。
③ 白密沸汤：热蜂蜜水。
④ 屈蒸：郁蒸。
⑤ 紫苏饮：出自《普济本事方》卷十，方用大腹皮、人参、川芎、陈橘皮、白芍药、当归、紫苏茎叶、甘草，用治"妊娠胎气不和，怀胎近上，胀满疼痛，谓之子悬。兼治临产惊恐，气结连日不产"。

难　产

难产之法，多由产母仓皇，坐草太早。或胞浆先破，儿身未转，或转未顺，被母用力努责，以致足先来者，谓之逆产；手先来者，谓之横产；或漏其肩与耳与额者，谓之侧产；或被脐带缠绊，不得下者，谓之碍产。仓卒之间，二命所系，不可无法而救之也！

救　逆　产

令其产母正身仰卧，务要定心定神，不可惊怖。却求惯熟稳婆剪去手甲，以香油润手，将儿足轻轻送入，又再推上，儿身必转。直待身轻头正，然后服催生之丸药。渴则饮以蜜水，饥则饮以薄粥。然后扶掖起身用力一送，儿即出矣。此在稳婆之良，若粗卒蠢人不可用也。即不可用针刺足心，恐儿痛上奔，母命难存矣。

救　横　产

法半如上，将儿手轻轻送入，再推上，摸定儿肩，渐渐扶正，令头顺产门，后进催生之药，饮食之物，一切如上，扶正儿即下矣。手足切不可任其久出，更不令其多出，若出多及时久，则手足青硬，难以送入，而子必伤。

救　侧　产

亦令母仰卧，法如上。稳婆用灯审视，或肩或额，或左或右，务得其真，以手法轻轻扶拨令正。仍服食药物如前法，起身用力一努，儿即下矣。

救　碍　产

令母仰卧，稳婆用灯审视，看脐带绊着儿之何处，仔细以手法轻轻取脱。食服药物如前法，扶起用力一送，儿即下矣。

救　逆　汤

治产母气血素亏，子无力转头，手足先出。
人参一两，当归三两，川芎二两，红花三钱。
水煎速服，久之不顺，再煎再服。

又治产难方

如胞浆已破，血来许久而不生者，皆因血气干枯所致。急用归身二两、川芎五钱、人参五钱、益母草一两，贫者或用黄芪两半、附子一钱代参亦可，横生、逆产俱可治之。

佛 手 散

川芎五钱,归身一两。

三合济生汤

当归三钱,川芎二钱,枳壳二钱,紫苏一钱,福皮①钱半,甘草一钱。
待腰痛甚,服之即产。净水煎服,加鱼胶五钱,面炒成珠,为末,用热酒冲服。

催生如意散

人参一钱,乳香一钱,辰砂五分。
共为末,用鸡子清一个调药,以生姜汁和匀,冷服。如横生、倒产,即时转正。
益母草五钱,葱头三钱,纹银四两,水二碗煎一碗服。
伏龙肝,即灶心泥,多年佳,为末,酒调下。儿头带土出。

二 脱 散

蛇蜕一条,蚕故纸一张。
存性为末。乳香煎汤,服五分,《纲目》煎榆白皮汤调下五钱。亦治横、逆产。

胶 葵 散

阿胶珠一两,黄葵子一两。
为末,每服四钱,水煎。

如 圣 散

青葵花二钱。
为末,热汤调。三服气宽胎滑。

开 骨 散

归全一两,川芎五钱,龟板(炙)一两,头发一团,存性。
酒水各半煎服。

---

① 福皮:大腹皮。

催　生　方

山羊血一钱。

用酒化开，服之顷刻即产，神妙。

胞衣不下

盖儿既生，胞带必下坠，故胞在腹中，形如荷叶之仰，仰则盛聚血水，而胀碍难下，将儿抱定，不可断脐带。惟老成有识见稳婆，以右手二指紧跟脐带而上，带尽处将指向上半寸余，摸之觉有血便是胎衣，向下一捺，其血覆，其衣自下。或以手指顶其胎底，使其血散，或以指摸上口攀开一角，使恶露倾泻，则腹空自下矣。法甚简明，当为下胎衣第一妙法。今更录诸方，以备参考。

失 笑 散

五灵脂（生酒研，澄，去沙），蒲黄（一半生，一半炒）。
共为末，各等分，每服二三钱，葱汤调服，或用酒煎，热服。

单 方

黑牛粪（略焙，带润）。
以布裹之，束于腹上即下。

又 方

三奈①一二片。
含口内，有水咽下，其胎自落。

古 没 竭 散

没药，血竭。
等分为末，每服五六钱，滚汤调服。

又 法

将产母右足小指尖上②灸三壮如绿豆大，治难产及胎衣不下。

治胎衣不下方

生牛膝三两，葵子五钱。
水煎服。

---

① 三奈：山奈。
② 疑为至阴穴。

治死胎不下方

皮硝①二钱（壮者三钱），寒月加熟附子一钱。
用酒一杯，童便二杯，煎二三滚温服。

又 方

芒硝三钱。
用童便温调服，立下。

---

① 皮硝：芒硝粗制品称皮硝或朴硝。

乳少无乳并乳汁自出论

产妇冲任血旺，脾胃气壮，则乳足而浓。如无病且少乳，是气血凝滞，宜用行气下乳汤。若脾胃气虚，饮食少进，其人面黄，则乳少而薄，即所乳之子，亦怯弱而多病，宜滋养气血，兼通利之品，宜加减十全汤或加味四物汤。如既服通利之药不效，此必血气太虚，须另觅乳母可耳。

至于选乳母之法，择其肥瘦适中，无病善食者佳。太肥多痰，太瘦多火，儿饮其乳，亦复如是，随饮食性气而变，不可不慎也。但凡乳汁，择其浓白光彩为上，黄色清薄为下，不可用。若无病乳多，胀满而溢者，不必服药，宜温帛慰①而散之。若劳役乳汁涌下，此阳气虚也，宜独参汤，或北芪、党参、饭术煎饮。

行气下乳汤

治气血凝滞，无病少乳。

生地三钱，归身三钱，川芎一钱，云苓三钱，饭术②二钱，香附二钱，陈皮一钱，红花一钱，山甲一钱，木香五分。

酒、水各半，煎服。

加味十全汤

米党③三钱，饭术二钱，云苓三钱，炙草一钱，炙芪四钱，川芎钱半，归身三钱，生地三钱，酒芍④二钱，熟附一钱，红花七分，山甲五分，肉桂心三分（药水泡⑤）。

水煎服。

加味四物汤

归身三钱，生地三钱，川芎一钱，白芍二钱，茯苓三钱，花粉钱半，甘草一钱，山甲五分，王不留行一钱，麦冬二钱，通草二钱，漏芦一钱。

猪蹄一只，先煎汤，去腻⑥，取汤煎药服。

猪 蹄 汤

治产妇血气虚，乳汁不下。

炙党四钱，饭术三钱，茯神三钱，炙草二钱，归身四钱，川芎钱半，酒芍三钱，熟地五

---

① 慰：通"熨"。
② 饭术：依《胎产心法》卷下"行气下乳汤"原方，应为土炒白术。
③ 米党：应为炒党参。
④ 酒芍：酒炒白芍。
⑤ 药水泡：即焗服。
⑥ 去腻：指撇去浮油。

钱，炙芪五钱，漏芦一钱，陈皮一钱，木通三钱。

先用猪蹄一只，煮汁三碗，去油，取汤煎药服。

加味香砂六君子汤

治脾虚食少无乳。

米党四钱，土术三钱，茯苓三钱，酒草钱半，归身三钱，藿香一钱，春砂一钱，半夏二钱，陈皮七分，红花五分，麦冬二钱。

水煎服。

猪 蹄 汤

治乳将至未得通畅。

通草一两，猪蹄一只。煎汤，去油，用汤开涌泉散。

涌 泉 散

王不留行，瞿麦，山甲，麦冬，龙骨（煅）。

各等分，共为细末，每服一钱，或黄酒调服。

妒乳、吹乳、乳痈论

妒乳因无子饮乳，蓄结作胀，或血气方盛，乳房作胀，以致肿痛，增[①]寒作热。若不以手揸[②]去乳汁，及令人吮通之，必致成痈。宜用川芎、归梢、赤芍、小生地煎汤，调炒麦芽五钱为末，冲服，立消。

又妇人乳头生小热疮，搔之黄汁出，亦为妒乳。用天麻草煎水洗之[③]，立愈。

至于吹乳之症，有内吹外吹、上逆下顺之异，总属胆、胃二经热毒血气凝滞而成。内吹者，胎热也。外吹者，因儿饮乳，为口气所吹也。若乳汁不通，必壅结肿痛，不急治之，多成痈肿。速服瓜蒌散，外以南星末调敷，更以手揉散之。势甚者，以连翘金贝煎。再查《外科正宗》用橘叶散治内外吹乳。若初起作寒热，即服加味逍遥加瓜蒌霜散之。

至于乳痈一症，即吹乳不散，久积成痈，轻为妒乳，重为乳痈，势甚有余。宜先用连翘金贝煎治之甚妙。

瓜　蒌　散

治吹乳肿痛。

瓜蒌一个，乳香二钱。

用酒煎服。

外用生蒲公英、生南星末调敷。

连翘金贝煎

连服数贴，无有不愈。

忍冬三钱，连翘七钱，蒲公英三钱，红藤七钱，土贝母三钱，夏枯草三钱。

酒煎服。火盛烦渴加花粉三钱。若阳毒内热或在头项，水煎亦可。

橘　叶　散

治内外吹乳，寒热呕恶。

柴胡钱半，陈皮一钱，川芎一钱，山栀二钱，青皮一钱，石膏六钱，黄芩三钱，连翘三钱，甘草一钱，橘叶十块。

水煎服。

神效瓜蒌散

治痈之方，独此神效。

---

① 增：通"憎"。

② 揸：挤。

③ 《外台秘要·卷第三十四·妒乳疮痛方一十四首》：天麻草切五升，以水一斗半，煎取一斗，随寒温分洗乳，以杀痒也。此草叶如麻叶，冬生夏着花，赤如鼠尾花，亦以洗侵淫黄烂、热疮痒疮、湿阴蚀疮、小儿头疮，洗毕敷膏散。

瓜蒌一个，当归五钱，甘草五钱，乳香二钱半，没药二钱半。

酒水各半，煎服。若肝气虚，结核不散，佐四物汤加柴胡、升麻。

画　眉　散

治小儿两三岁断乳。

黑栀三个，雄黄三分，朱砂三分，轻粉三分。

共细末，用清油调匀，候儿睡着，抹儿两眉头上，醒来自不饮乳。未效再搽抹，更以京墨搽两乳头。

养 子

养 子 十 要

一要背暖，二要肚暖，三要足暖，四要头凉，五要心胸凉，六要勿见怪物，七要脾胃温，八要啼哭未定勿饮乳，九要少洗浴，十要母睡即夺乳。乳后不可与食，食后不可与乳。

延 生 第 一 方

小儿初生后，脐带脱落，取置新瓦上，用炭火四围烧至烟将尽，地上去火毒。研为细末，约重一钱，用朱砂五分，得五分，用朱砂二分五厘，用生地五分，归身五分，煎水调服。抹儿上腭，及乳头上，一日之内用尽为止。次日大便泻下恶物，终身永无疮疥及诸疾病。生一子得一子，十分妙法。

初 生 调 护

小儿初生或不能发声，谓之梦生，多不知救。切勿断其脐带，速用明火将胞衣炙暖，使暖气入儿腹中，更以热汤洗脐带。却取猫一只，以布包其头足，使伶俐人拿住猫头向儿耳边，以口咬猫耳，必大声一叫，儿即醒而发声后，正方可断脐带。

又有因难产或冒风寒，儿气欲绝，不能发啼声者，亦以前法温暖之，令暖气入腹，气回即醒，更令母之真元气呵而接引之。

凡断脐带，世俗皆以刀剪断，最为不妥。但以大纸捻条，蘸香油燃火于脐带上烧之，烧极焦为止，以金鸡瓦①割之。盖所以补接其阳气，不但为起死回生之良法，且日后更少诸疾之患。

初生肾缩②，乃受寒气所致，用硫黄、吴萸各三钱，研为细末。捣葱取汁，调药涂脐腹。另以蛇床子烧烟熏之。闷脐生者，儿粪门有一膜闷住儿气，故不能出声，拍之则膜破而声出矣。又用轻巧妇人，以银针挑破为甚便。或不能挑，急以暖衣包紧，勿令散，放以热水浸其胞衣。寒天以火炙之，久则热气入腹，其膜破声出矣。

生下无粪门者，乃肺热闭于肛门。以针看其端的而刺穿之，但不可深。以油纸捻条套之，免其再合。

初生遍身如鱼脬③，或如水晶，破则流水，以佗僧末掺之。

初生无皮但红肉，以早米粉干扑之，候皮生全则止。

初生二便不通，腹胀危急，令妇人以热水漱口，吮儿之前后心并脐下、手足心共七处，吮吸数次，以肉色红赤为度。须臾即通，迟救不及则死。

又一方，以生葱汁、人乳各半，调匀抹儿口中，须臾即通。

初生不尿，以生葱一条，切碎，人乳同煎，去葱取乳。分数次服即尿，不饮乳者服之即

---

① 金鸡瓦：墙头上插的碎瓦片、破瓷片，用以防盗贼。
② 肾缩：阴囊收缩。
③ 鱼脬（pāo）：鱼的鳔。

饮乳。

小儿初生未啼之时，令精巧妇人轻指探儿口中，挖去污血，随以甘草煎汤，用软帛包住指头蘸汤，拭去口中涎沫。后看儿面色，若身面俱红，唇舌紫赤，知其必有胎毒，每日用盐茶，但不可太咸，以帛蘸洗其口，去其粘涎，日须五六次，此法至神。盖儿之胎毒，藏于脾胃，口中多有精涎，其马牙、鹅口、重舌、木舌皆从此起。每日洗之，则毒随涎去，病从何来？倘胎毒重者，宜洗过周岁为止。倘儿面唇淡红，此为胎寒，不可用茶盐洗，惟以淡姜汤洗之，每日一二次足矣。

小儿初生有即死者，急看儿口中上颚有泡如石榴子样，宜即用手指摘破，出血以绵拭去，用发灰掺之。若恶血吞入口者，即死。

小儿初生撮口不饮乳，用牛黄末二分，调竹沥抹入口中。三朝洗儿，用虎头骨、桃枝、猪胆、金银器煎水洗之，则儿少惊。平时澡洗，用滚水加猪胆一个同洗，亦无疮疥胎毒之患。

小儿初生发惊，乃胎惊也。宜用朱砂二分、雄黄精一分，用猪乳汁调服。

母有孕，即要与儿断乳。若饮之，则发魃[1]病，令儿黄瘦骨立，毛发如穗，微微下利，寒热往来。宜用蝙蝠新瓦，存性，研细末，每服五分，白粥水送下。更用红纱袋入夜明砂与儿佩带。症深者宜服龙胆汤。

龙　胆　汤

大锦黄[2]（煨）二钱，胆草一钱，柴胡一钱，桔梗一钱，钩藤皮一钱，黄芩一钱，赤芍一钱，赤茯一钱，甘草一钱，蛴螂二个。

用水一升，煮取五合，去渣。一岁以下服一合，十岁以下服三合。得下利，止后服。不愈，再服。

理产至宝终

---

① 魃（jì）：传说中的小儿鬼。
② 大锦黄：锦纹大黄。

朱泽扬龟茸养肾培本丸　鹿胎济阴种子丸

是方不寒不燥，性味平和，大能补气补血，首重滋肾培元。盖肾气旺，余脏之气皆旺。所谓肾阳强，则万病消；脾阴旺，而百邪息。故凡病久虚不愈，诸药不效者，惟有益脾、补肾两途，是以古人最重先后天也。若平时多服，如草木之得雨露。根荣叶必茂，精足神必强。却病、延年、广嗣，相因而并至，惟愿诸君子留心细验其功，则泽有厚望焉。

龟茸养肾培本丸

《灵素经》云："圣人不治已病，治未病。夫病已成而后药之，譬临渴掘井，临斗铸兵，不亦晚乎？"是以人生贵补养栽培，使经络调达而不受戕贼之患，故必假药以滋助之，则血气归于和平，乃精气与神俱茂，而后百病不作。百病不作，而后益寿而多男。此理亦相因而并致也。如草木然，根本坚牢，枝叶自然畅茂，即风霜雨雪不能动摇。但补养非旦夕可效，故必以丸药功能，而合滋苗灌根之义也。盖阴阳迭用，刚柔互体，故补血以益营。非顺气则血滞，补气以助卫。非活血则气凝，脾为中州，水火交济而后能生万物也。更滋其化源，无伐天和，无逆气宜，则补阴补阳，无偏胜之忧，入气入血，有和平之美。使精生而气旺，气旺而神昌，却病、延年、广嗣，如桴鼓之相应也。

此丸大能补气补血、滋肾壮阳、添精补髓、益胃宁神、坚齿牙、强筋骨，治诸虚百损，消除百病。或中年营谋不遂，思伤心脾，精神仿佛，事多遗忘，耳鸣目暗，夜卧不宁，形衰神倦，步履艰难。或病后失调，血气虚弱，胸腹膨滞，饮食不思，手足冰冷，畏风怯寒，四肢倦怠，头目眩晕。或少年酒色过度，下元衰惫，阳事不举，或举而不坚，入门即泄，卧睡遗精，夜多小便，足软腰酸。治症功多，不能尽录。凡老少一切不足之病，皆应验如神。有病服之，诸病立退。无病常服，百病不生。若能服至一二年，返老还童，齿落复生，冬月遍体温暖，乌须黑发，行步轻飞。益寿延年之圣药，却病广嗣之神丹，功难尽述。

吞二钱，淡盐汤送下。

鹿胎济阴种子丸

男妇本属同治，所异调经、崩带、癥瘕，嗣育、胎前、产后、前阴、共[①]乳不同，故妇病又与男子异，而十倍难治于男子也。更加以幽居情郁而讳疾忌医，是以因月经不调而致病者，十常七八。不但难于孕育，更且百病多生也。盖妇人冲脉为血海，任脉主胞胎，二脉俱通，月旬时下，心脾平和，经候如常。倘或七情内伤，六淫外侵，至有不调不通之患矣。然不调不通之中，有兼疼痛者，有趱前者，有退后者，有将行作痛者，有行后作痛者，有周身骨痛者，有久闭成血积者，有数月不通成阴虚痰火者，种种弊端，难以枚举。病时微若秋毫，成患重于山岳也。予越历三十余年，述先贤之格言，摅生平之心得，穷源竟委，夕究朝研，更以平日历历经验之法，参互细考，制炼为丸，立于不败之地，而收万全之功，实济阴之宝筏云尔。每晨早，吞丸二钱，白糖汤送下。

---

① 共：通"供"。

　　此丸常服，补气补血、益胃宁神、润颜壮体、种子调经，有病却病，无病多服，百病不生，能使周身之气通而不滞，血活而不瘀。何患疾病不除哉？

　　擅治小腹积块疼痛，或有积块不疼痛，或疼痛而无积块，或小腹胀满，或经月见时，先腰酸，小腹痛胀，或经一月见三五次，接连不断，断而又来，其血色或紫、或黑，或块，或崩漏，兼小腹疼痛，或粉红兼白带，皆能治之，效不可尽述。

　　如经水常过期而来者，瘦人多是血虚，用川芎钱半、归身三钱、白芍三钱、生地四钱、北芪四钱、甘草一钱、红花一钱、桃仁二钱。

　　如肥人，多是气虚夹痰，用北芪五钱、饭党三钱、茯神三钱、甘草一钱、陈皮一钱、半夏三钱、香附三钱、川芎钱半、归身三钱、酒芍三钱、生姜二片。两者连吞丸五日后，服药三帖，再吞丸。

　　如经水行后作腹痛者，用归身四钱、白芍三钱、甘草一钱、桂枝一钱、饴糖五钱。加生姜二片、黑枣二个同煎服。

　　又方，川芎钱半，归身三钱，白芍三钱，生地五钱，木香一钱，槟榔一钱。吞丸五日，连服三帖后吞丸。

　　如经水将来腹痛者，用川芎钱半、归身三钱、生地四钱、小茴五分、川楝子二钱、槟榔一钱、元胡三钱、木香五分，水煎服。

　　如经水常不及期而来者，用川芎钱半、归身三钱、白芍二钱、生地四钱、黄连二钱、条芩二钱、白芷一钱、柴胡一钱、甘草一钱，水煎服。

　　如经水将来而痛，乍作乍止者，用川芎钱半、归身三钱、白芍三钱、生地四钱、黄连钱半、香附二钱、桃仁三钱、红花二钱、元胡三钱、丹皮二钱。

　　如赤白带下，用马齿苋捣汁二合，和鸡子青二个，炖，微暖饮。吞丸五日后，连饮三日，再服吞丸。

　　更出奇者，此丸种子如神。每月经初见之日服起，每朝早吞丸二钱，用红枣五个，煎水送下。连吞丸一料，一连四月服，四料必成胎。必须男女年岁与月合成阳数，方生子。如男女两人，一单岁一双岁，必择双月，方生子；如两单岁，两双岁，必择单月，方合阳数。择月不可以初一为定准，以交节为定准。要知偶有经过二十日结胎者，切记准日期，倘月份不对，生女。

种 子 法

无男女，则乾坤几乎息矣。男女匹配，所以广嗣。厥系匪轻，勿谓无预于人事。生育者，必阳道强健而不衰，阴癸应候而不偏。阴阳交合，精血合凝，而胎元易成矣。不然，则阳衰而不能下应乎阴，阴亏而不能上从乎阳，阴阳乖离，是以无子。虽云天命之有定，抑亦人事之未尽欤？

故种子者，男则清心寡欲以养精，女则平心定气以养血。补之以药饵，济之以方术，是谓人事之当尽也。何谓男贵清心寡欲？盖形乐者易盈，志乐者易荡，富贵之人不知术①神，则荡必倾，不知术①形，则盈必亏，此清心寡欲为男子第一紧要也。何谓女贵平心定气？盖女子以身事人而性多燥，以色悦人而情多忌，稍不如意，即忧思怨怒矣。忧则气结，思则气屈②，怒则气上。血随气行，气逆血亦逆。此平心定气为女子第一紧要也。药饵维何？男宜多服养肾丸以补精，女宜多服济阴丸以补血，斯为得理。

女人无子，多因经候不调，药饵之辅，尤不可缓。若不调其经候而与之交合，是用力于无用之地矣。

种子歌云："三十时辰两日半，二十八九君须算。落红满地是佳期，经水过时空霍乱。霍乱之时枉费工，树头树底觅残虹。管取芳花能结子，何忧丹桂不成丛。"此盖言经水未行之时，血海正满，子宫未开，不能受精以成其孕；经水既行，则子宫开，血海静，斯能受其精矣。然亦自经初行之时，计至三十个时辰，即两日半。欲种子，贵当其时。故一日、二日、三日与之交，则多生男；四日、五日、六日与之交，则多生女。七日以后，子宫复闭矣。素女论："男有三至，女有五至。如男至女未至，玉体才交，琼浆先吐，虽能下应乎阴，而阴不从也。如女至而男未至，则桃浪先翻，玉露未滴，虽能上从乎阳，而阳不应也，所以无子。此气至者，亦有先后男女之别焉，如阳精先至，阴血后参，则精开包血而成女；阴血先至，阳精后冲，则血裹精而成男。"

何谓男有三至？盖阳痿而不举，肝气未至也；举而不坚，肾气未至也；坚而不热，心气未至也。肝气未至而强合则伤肝，其精流滴而不射；肾气未至而强合则伤肾，其精散漫而不粘聚；心气未至而强合则伤心，其精冷而不热。此男子所以无子，贵乎清心寡欲，以养肝肾心之气也。

何谓女有五至？盖交感之时，面赤而热，心气至也；目中涎沥，微眤视人，肝气至也；娇声低语，口鼻气喘，肺气至也；伸舌吮唇，以身偎人，脾气至也；玉户开张，琼液流出，肾气至也。五气皆至而与之合，则情洽意美，阳施阴受，有子之道也。

凡种子者，当应候之时，男服养肾丹，女服济阴丸，更调其饮食，避其寒暑。至于夜半生气乘旺之时，依上法行之，自然交而必孕，孕而必成矣。

女服济阴丸，每于经旬初见之日服，连吞十日止。

---

① 原文作"術"，依文意应作"御"。
② 气屈：气郁。

急 救 危 病

人有急病，疾如风雨，命在顷刻，请医不及，须臾失救，世人见一时气绝，便以为死而不知救。岂不大可哀乎！即侥幸病轻，久延时刻，命医在旁，医者于此症越历无多，所见亦少，仓卒之际，未免指鹿为马，以致药不对症，因而误死，比比皆是。故抄撮前贤所历经验之法，被①得临时有方，不致妄投药饵，庶几仓卒无失救之患矣。

中恶客忤症

凡人暮夜出郊里，或游空冷房屋，或行人少到之地，或登不洁之厕，忽口鼻吸着恶气，即刻倒地，人事不省，四肢厥冷，两手握拳，口鼻出清血，心腹暖者，切勿移动其尸，即令人在旁烧麝香或安息香，急取生半夏末、皂角末各等分吹入两鼻中，即用备急丸五六粒，用热酒化下。或硃犀散一钱，百沸汤调服。如二者不便，或用苏合丸二三个，用姜汤化下。心腹温暖者，一日亦可活。直候人事苏醒，方可移归。然后再用故汗衣烧灰去火毒，二钱为末，百沸汤调下立安。须用内衣久遭汗者佳，男用女衣，女用男衣。

备急丸

主治卒死百病，面青口噤气绝。

锦王②，干姜，巴豆霜各等分。蜜为小丸如绿豆大。卒死者，取五丸，热酒化下。口噤者，开灌之，下咽即活。

硃犀散

犀角二钱五分，硃砂一钱二分五厘，麝香二分半。

共为细末，每服一钱，百沸汤调服。

鬼打鬼排症

此病得之无常，飒时如人用刀刺状，胸腹痛极甚，不可按，或吐衄下血，人事不省，法治同前。

尸 厥 症

卒然不省人事，如死尸状，但气不绝，脉或大无伦，或微细不见，忽然手足厥冷，头面青黑，牙关紧急，或错言妄语，晕不知人。用还魂汤救之，或照前中恶救之。

还魂汤

主治尸厥，或中恶，忽口噤气绝。

---

① 被：疑为"俾"。
② 锦王：大黄。

麻黄三钱，北杏二十三粒，肉桂心四分，甘草一钱。

水煎服。无好肉桂，用桂枝三钱亦合。

血　厥　症

妇人汗出过多，常有此症。

人平居无疾，忽如死人状，身不能动摇，默默不知人，目闭不能开，口哑不能言。血少气并于血，阳独上而不下，气壅塞而不行。宜白薇汤、仓公散。

白薇汤

白薇四钱，当归四钱，丽参二钱，甘草一钱。

水煎服，连服数贴。

仓公散

藜芦、瓜蒂、雄黄、白矾各等分，为细末。

用少许吹入两鼻中，即醒。

脱　阳　症

凡人因大吐大泻之后，元气不接，四肢厥冷，面黑气喘，冷汗自出，外肾①缩搐，不省人事，须臾不救，与伤寒阴阳易②同，宜急服大固阳汤。

大固阳汤

熟附子一大枚，白术五钱，干姜三钱，木香一钱。

水煎，冰冷服，不愈再服。

又用生葱四两，入盐捣烂，炒热熨脐下气海即愈。

搅　肠　痧③症

心腹绞痛，冷汗自出，胀闷欲绝，与干霍乱同。多因饥饱失时，阴阳暴乱而致也。所感如伤寒，头痛呕恶，浑身壮热，手足指头微厥冷，或腹痛闷乱，须臾能杀人。先浓煎艾汤试之，如吐即是。须用退蚕纸烧灰为末，热酒调服立效。又多饮盐汤吐之。有阴阳二症，阴砂腹痛而手足冷，看其身有小红点。以香油灯点火烧于红点上，令其暖爆。或服葱豉汤，汗出而愈。阳砂腹痛而手足暖，以针刺其十指背近爪甲半分许，血出即安。先自两臂按摩，令指头血聚，下其恶血，出清佳。

---

① 外肾：阴囊。

② 阴阳易：病名。语出东汉张仲景《伤寒论》："伤寒，阴阳易之为病，其人身体重，少气，少腹里急，或引阴中拘挛，热上冲胸，头重不欲举，眼中生花，膝胫拘急者，烧裈散主之。"

③ 搅肠痧：即干霍乱。

救 卒 死

急取半夏（生用）、皂角二味，等分为末，吹入两鼻中。又用雄鸡冠血频涂其面，干复涂之，并滴入两鼻中。或用牛黄末一钱、麝香二分，温酒调服。

凡卒死者，口张目开、手撒遗尿为虚，宜补气，人参、附子为佳。目闭口噤、手握拳为实，宜还魂汤去肉桂加桂枝。

人见五色非常之鬼，遂令暴亡。皆自己精神不守，神光不聚，故耳非外所侮，乃元气虚极之候也。

凡暴亡，不出一时可救之。虽气闭绝、四肢厥冷，若心腹温暖，鼻微温，神采不变，口中无涎，舌与阴囊不缩者，亦可活也。用还魂汤救之。

救食洋烟屡验方

用瓦面上神仙掌去刺，砂盆擂烂，用白布隔去渣，和暖水灌之。切忌热水，并忌食热物、酸物。

救食砒霜毒

其人烦躁，心腹搅痛，头旋欲吐，面目青黑，四肢厥冷，须臾不救。此毒于肉饭得之则易治，于酒中得之，则其毒散归百脉，故难救。在膈上，用瓜蒂散吐之，在腹中用万病解毒丸下之，急取黑铅四两，磨水一碗，灌服即解。或用地浆水[①]二碗，和铅粉频灌。或即杀猪、狗、羊、鸡、鸭，热血饮之。或用禾秆灰和水淋取汁，冷服一碗，毒随利下。或用板蓝根、砂糖、绿豆擂烂饮之。

万病解毒丸

人中诸物毒，服解毒丸最妙。

蛤粉四两，山慈菇一两，大戟七钱半，硃砂二钱，雄黄二钱，山豆根五钱，全蝎一钱，麝香一钱，续绪子[②]（去皮油）五钱。

共为细末，糯米糊为中丸，分作三十五丸，每服一丸，姜汁磨服，或蜜水亦合。

蛇 咬 伤

昏困不知人事，用五灵脂五钱、雄黄二钱半，为细末，酒调服二钱。或将此药敷伤口即苏。又方五灵脂、雄黄、川贝母、白芷各等分为末，热酒调服二钱，亦良。

毒蛇咬人，忌食酸物，犯之大痛。

---

① 地浆水：掘地三尺左右，在黄土层里注入新汲的水，搅混，澄清后取出的水即地浆水。《金匮要略·禽兽鱼虫禁忌并治》治食生肉中毒方："掘地深三尺，取其下土三升，以水五升，煮数沸，澄清汁，饮一升即愈。"

② 续绪子：疑为续随子，又名千金子，大戟科植物续随子的成熟种子，此处去皮油，应为千金子箱。考宋·杨士瀛《仁斋直指方论》载万病解毒丸，方由五倍子、山慈菇、大戟、全蝎、山豆根、朱砂、雄黄、千金子霜及麝香组成。

辟蛇法：羚羊角烧之，蛇即速去。又，养鹅能辟蛇。

颠 犬 咬 伤

凡春夏初交，犬多发狂。但见其尾即下不卷，口中流涎舌黑，即是狂犬。若被其伤，每多发病致死，乃九死一生之症。急用银针刺去毒血，以人尿洗之。可用生桃仔一个，破开两边，如无生桃，以干桃核代之。以人粪填满桃内，掩其伤口，用艾火于桃核上灸之。如核焦粪干则易之，灸至百壮。次日又灸百壮，灸至三五百壮为度。磨生姜或捣葱白敷其伤口，于患人头顶心有一红发，速去之，后服药快愈。用班猫①二十一个，去头、翅、足，以糯米一合，先将班猫七个同炒，勿令米赤，去班猫不用。再入七个同炒，班猫色变去之。又再入七个同炒，米出青烟为度。其班猫尽去，取米研为细末，用冷水入青油少许调服。一合米分七次服，以小便利下恶物为度，不愈照前法再服米一合。利后腹痛，以云连②、青黛各一钱，煎水解之。终身禁食狗肉、蚕虫，再发则不救。多食杏仁，以防其毒。又忌房事及多饮酒。若先将此犬杀之，取脑敷伤处，永不再发。

咽 喉 病

《内经》曰："一阴一阳结谓之喉痹。"③一阴肝与心胞，一阳胆与三焦。四经皆有相火，火者痰之本，痰者火之标。少阴君火、少阳相火二脉并络咽喉，君火势缓则热而为疼为肿。相火势速，则肿甚不仁而为痹，甚则不通而痰塞以死矣。咽喉之疾，皆属火热，故数种之名，轻重之异，乃火之微甚故也。微而轻者，可以缓治，甚而急者，惟用砭刺出血，最为上策。

杀命至急为喉毒，岂容小缓动悲啼。

喉疾急者五朝死，缓者七朝定逝西。

水谷难吞嗟饮食，三仙之药羡灵犀。

地猪中白同冰片，吹入喉中立起迷。

三仙散

地猪虫（存性去火毒）五十只，人中白五分，梅片一分。

共为细末，吹入喉内立安。

因方山豆饮

治咽喉病。

元参一两，桔梗四钱，牛子三钱，射干三钱，豆根三钱，甘草钱半。

水煎服。

---

① 班猫：疑为"斑蝥"，下同。
② 云连：黄连。
③ 该句出自《素问·阴阳别论》。

食自死六畜肉中毒

黄柏末二钱，头垢一钱。
热汤调服立解。

解诸兽肉毒

犀角浓磨汁，饮之立安。

食狗肉不消，心下坚胀，口干发热妄语

用杏仁二两，去皮，研水，煮芦根汁饮之，利下恶物为效。

食牛羊肉中毒

煮甘草汁，服一升即安。

食诸鱼中毒

饮冬瓜汁最良。又紫苏煮汁饮之即解。又鲜鱼皮煅灰，和水服之。

食诸菜中毒

猪骨煅灰，和水饮之。

食杂瓜果过多腹胀气急

肉桂心泡水饮之。

食诸菜中毒

发狂烦闷吐下，生葛磨汁饮之。

解 毒 丸

治饮食中毒，救人于必死回生。
板蓝根一两，贯仲二钱，青黛三钱，绿豆一两，黑豆五钱，甘草五钱。
水煎服。

猫　伤

取薄荷叶捣烂敷，又虎骨为末敷之。

鼠　伤

取猫毛煅灰，入麝香少许，津唾敷之。

蜈蚣百足伤

用乌鸡血及鸡屎敷之。又人头垢敷之，不痛不痒。又独蒜头敷之，良。

诸虫毒伤

青黛、雄黄等分末，水服二钱。并敷。

竹木刺入肉中不出

用干羊屎煅灰，和猪脂涂之。

鱼骨刺入肉中不出

用吴萸末敷，骨当烂出。

铁打竹木刺入肉中不出

用老鼠脑敷之立出。

误吞金银铜铁

春砂仁煎水饮之。又坚炭末，米饮调服。又多食胡桃，其铜自烂。

小儿误吞铜钱

多食肥猪肉，及葵菜汁冷饮，即出。

误　吞　针

用蚕豆煮熟，同韭菜食之。一方用豌豆。

误吞竹木枪喉不下

用旧锯烧红，淬酒煮服。一法用铁斧头磨水饮之。

误吞头发绕喉

用乱发灰一钱调服。一法用旧木梳炭为末，酒调服。

误吞蜞蟟①入腹

久必食人肝血，腹痛不可忍，能令人死。

用田中干泥一小块，死鱼仔三四条，巴豆三粒去油，入猪脂油，捣为小丸，如绿豆大。用田中冷水吞下十丸，须臾大便泻下，即愈。多食蜜糖，蜞蟟化为水。

玉屑无忧散

治诸骨骾不下及缠喉风。

寒水石三钱，硼砂（煅）三钱，元参五钱，贯仲五钱，春砂仁三钱，滑石五钱，豆根五钱，云连五钱，荆芥穗三钱，甘草三钱，赤茯五钱。

共为细末，每用一钱，抄入口，以新吸水下。

凡诸骨骾喉，诸方不效，危在旦夕，以黑狗一只，用绳扎紧，倒悬高处。令狗涎自下，以物载之，即将狗涎灌入患人口内，其骨立下。

火药及汤火泡伤

生猪膏、生扁柏叶同捣极烂，敷伤处。

汤火油泡伤

生石膏末，以桐油开，搽患处三四次，两日愈。

又方，用狗膏搽患处凉快，不愈再搽，痊愈。

木 耳 散

治溃烂诸疮，效不可言。

木耳一两，焙干研末，白砂糖一两，以温水浸如糊，敷患处。

---

① 蜞蟟：蚂蟥。

疮科仙方活命饮

山甲（炒）一钱，皂角刺一钱，归尾二钱，甘草节二钱，忍冬五钱，赤芍三钱，乳香一钱，没药一钱，花粉三钱，防风二钱，浙贝三钱，白芷一钱，陈皮一钱。

酒水各半，同煎服。